U0268726

2020 年

国家医疗服务与质量安全报告
口腔医学分册

国家口腔医学质控中心　编著

编写工作组名单

顾　问：郭燕红　马旭东　高嗣法

主　编：郭传瑸

副主编：张　伟　江久汇

编　委：（按姓氏笔画排序）

马晨麟　王慧明　牛玉梅　刘　娟　刘静明　江久汇

孙宏晨　杨　征　杨　健　吴汉江　何家才　沈曙铭

张　伟　张洪杰　陈　江　范　红　季　平　周　洪

周延民　周曾同　赵　今　胡勤刚　徐　江　徐　普

郭传瑸　陶人川　黄永清　黄桂林　葛少华　董福生

程　勇　程　斌

编写组工作人员：

宋　颖　韩　旭　尹　畅

人民卫生出版社
·北京·

图书在版编目（CIP）数据

2020 年国家医疗服务与质量安全报告 . 口腔医学分册 /
国家口腔医学质控中心编著 . —北京：人民卫生出版社，
2022.7

ISBN 978-7-117-33300-9

Ⅰ. ①2… Ⅱ. ①国… Ⅲ. ①医疗卫生服务 —质量管
理 —安全管理 —研究报告 —中国 — 2020 ②口腔科学 —诊疗
—质量管理 —安全管理 —研究报告 —中国 — 2020 Ⅳ.
①R197.1 ②R78

中国版本图书馆 CIP 数据核字（2022）第 110370 号

| 人卫智网 | www.ipmph.com | 医学教育、学术、考试、健康，
购书智慧智能综合服务平台 |
| 人卫官网 | www.pmph.com | 人卫官方资讯发布平台 |

2020 年国家医疗服务与质量安全报告
口腔医学分册
2020 Nian Guojia Yiliaofuwu yu Zhiliang'anquan Baogao
Kouqiangyixue Fence

编　　著：国家口腔医学质控中心
出版发行：人民卫生出版社（中继线 010-59780011）
地　　址：北京市朝阳区潘家园南里 19 号
邮　　编：100021
E - mail：pmph @ pmph.com
购书热线：010-59787592　010-59787584　010-65264830
印　　刷：廊坊一二〇六印刷厂
经　　销：新华书店
开　　本：889×1194　1/16　印张：22
字　　数：620 千字
版　　次：2022 年 7 月第 1 版
印　　次：2022 年 8 月第 1 次印刷
标准书号：ISBN 978-7-117-33300-9
定　　价：279.00 元

打击盗版举报电话：010-59787491　E-mail：WQ @ pmph.com
质量问题联系电话：010-59787234　E-mail：zhiliang @ pmph.com
数字融合服务电话：4001118166　E-mail：zengzhi @ pmph.com

序

医疗质量是医疗机构的生命线,是医疗管理永恒的主题。随着我国经济社会由高速发展进入高质量发展阶段,医疗质量的重要性更加凸显。在党中央、国务院的领导下,国家卫生健康委近年来制定发布了一系列政策措施,促进医疗质量安全管理水平的科学化、规范化、精细化程度不断提高。其中,由国家卫生健康委医政医管局组织编撰的年度《国家医疗服务与质量安全报告》从医疗机构、专科、单病种和医疗技术等不同层面进行科学分析,客观反映了我国医疗质量安全基本情况,为各级卫生行政部门和各级各类医疗机构制定医疗质量管理政策措施,持续改进医疗质量提供了循证依据。

随着经济社会发展和生活条件的改善,人民群众对口腔医学服务的需求大幅提高,提供口腔医学服务的医疗机构迅速增多,特别是口腔门诊部、口腔诊所等小型医疗机构和社会办医疗机构数量庞大,加之口腔医疗服务小病房、大门诊、有创操作多等特点,机构间的医疗服务质量参差不齐,发展不平衡、不充分的问题较为明显,加强医疗质量管理与控制的必要性十分突出。

为加强口腔医学专业医疗质量管理,提高管理科学化、精细化水平,国家口腔医学质控中心通过研究制订相关医疗质量指标、诊疗规范和管理模式,努力提高机构间医疗质量、诊疗能力和管理水平的同质化程度,并在参与编写年度《国家医疗服务与质量安全报告》的基础上,于2019年、2020年分别出版了《2018年国家医疗服务与质量安全报告 口腔医学分册》《2019年国家医疗服务与质量安全报告 口腔医学分册》。

国家口腔医学质控中心在前期工作的基础上,继续组织撰写了《2020年国家医疗服务与质量安全报告口腔医学分册》。本书聚焦全国口腔医学专业质量管理现状,数据抽样调查范围扩展至1.2万余家医疗机构,并优化了数据统计分析方法,提高了分析结果的科学性、准确性、客观性,为有关机构和人员了解我国医疗服务与质量安全水平提供了重要参考。

《国家医疗服务与质量安全报告 口腔医学分册》作为《国家医疗服务与质量安全报告》的组成部分,对于各级卫生健康行政部门和各级各类医疗机构了解全国和区域口腔医学医疗质量安全水平,针对医疗质量安全短板,明确医疗质量安全改进方向,促进医疗质量持续提升,具有重要指导意义。希望国家口腔医学质控中心再接再厉,为推动口腔医学专业高质量发展做出更大贡献。

国家卫生健康委员会医政医管局

2022年8月

前　言

为加强口腔医学专业医疗质量管理,进一步完善适合我国国情的医疗质量管理与控制体系,实现口腔医学专业医疗质量和医疗服务水平的持续改进,2016 年 7 月国家卫生与计划生育委员会(现国家卫生健康委员会)批准成立国家口腔医学质量管理与控制中心(简称国家口腔医学质控中心),开展口腔医学专业医疗质量控制相关工作。这是我国口腔医学医疗质量管理工作的一个里程碑。

截至 2020 年底,在国家卫生健康委医政医管局的统一领导和支持下,国家口腔医学质控中心积极联络内蒙古自治区、河南、甘肃等省卫健委及有关单位负责人,推动新的省级质控中心的正式确立,目前在全国范围内已经有 32 个省级质控中心,187 个地市级质控中心,以及 774 家口腔医学医疗质量哨点医院。形成除了港澳台地区之外,仅有西藏自治区还未成立省级质控中心的良好局面。目前,正在积极筹备西藏自治区省级质控中心的正式成立。

从 2016 年起,在国家卫生健康委的部署和支持下,国家口腔医学质控中心连续五年参与《国家医疗服务与质量安全报告》口腔专业部分的编写,纳入数据统计的各级口腔医疗机构逐年增加。2016 年纳入 41 家,2017 年 197 家,2018 年 2 453 家,2019 年 2 472 家,2020 年的报告涉及了全国范围内 31 个省区市(港澳台地区数据未统计)和新疆生产建设兵团的共 12 292 家医疗机构。经过严格筛选,最终确立了 2 670 家医疗机构纳入口腔门诊相关质控分析,913 家医疗机构纳入口腔住院相关质控指标分析。这其中还包括 563 家由国家口腔医学质控中心确认并上报国家卫生健康委备案的口腔医学质量安全报告数据上报哨点医院。这是迄今为止,我国开展口腔医学专业医疗质量控制指标调查范围最为广泛、数据量最大的一次。

在国家卫生健康委医政医管局的鼓励和支持下,在整理出版了 2018 年、2019 年的数据报告的基础上,今年我们将 2020 年的数据报告整理成册,以口腔医学分册的形式,委托人民卫生出版社正式出版发行,呈现给全国口腔医学工作者、口腔医疗质量管理和控制人员、各级部门卫生行业的管理人员以及对口腔疾病和口腔医政管理有兴趣的人士。本书主要包括一个全国层面的口腔医学医疗质量报告,31 个省区市及新疆生产建设兵团的 2020 年度质量安全报告,新增全国层面的口腔专科医疗机构质控报告和口腔专科医疗机构与综合性医疗机构质控数据比较。

本报告所涉及的数据指标包括口腔住院、口腔门诊、管理类指标以及口腔颌面外科的单病种指标共 238 个指标,其中新增了牙体牙髓亚专业根管治疗术中单技术的 5 个质控指标。相关指标也以定义集的形式附录在后。

从大量的数据可以看出,我国口腔医学医疗质量和服务能力在不同地区、不同所有制形式、不同级别、专科与综合医疗机构之间的差异很大,提升医疗质量和医疗服务水平,促进医疗质量同质化和持续改进任重而道远。

在报告编写过程中,本书得到了国家卫生健康委员会、各省级口腔医学质控中心、各级各类口腔医疗机构的大力支持,在此,国家口腔医学质控中心向参与工作的单位以及付出辛苦劳动的各位领导、专家和全体工作人员表示衷心的感谢!

　　由于数据采集和编写经验不足,恳请大家批评指正并提出宝贵意见和建议,我们仍将继续努力,尽力完善。

国家口腔医学质控中心

郭传瑸　张　伟

2022 年 8 月

目　　录

第一章

国家医疗质控报告口腔专业部分

一、抽样数据处理过程

(一)数据基本情况

本次抽样调查涉及全国 31 个省区市(香港特别行政区、澳门特别行政区、台湾省数据未统计)和新疆生产建设兵团的共 12 292 家医疗机构,是迄今为止我国开展口腔医学专业医疗质量控制指标调查范围最为广泛、数据量最大的一次。

根据口腔医学"大门诊、小病房"的特点以及只有部分口腔相关医疗机构设有口腔住院病床的实际情况,将门诊数据和住院数据按照不同医疗机构总量分别统计分析。经过严格筛选,最终全国 31 个省区市(香港特别行政区、澳门特别行政区、台湾省数据未统计)和新疆生产建设兵团的 2 670 家医疗机构纳入 2019 年医疗服务与质量安全数据口腔专业相关质控指标分析,其中 2 670 家医疗机构纳入 2019 年医疗服务与质量安全数据口腔门诊相关质控指标分析,913 家医疗机构纳入口腔住院相关质控指标分析(表1-1)。全书图表中的图题、表题、表头涉及"各省区市和新疆生产建设兵团"简称为"各省区市"。新疆生产建设兵团数据列入省际数据比较中。

此外,为了更加客观地分析口腔专业质控指标数据,增强数据之间的可比性,参照口腔专科医疗机构牙椅数和床位数的设置标准对所有医疗机构进行重新分类。在分析口腔门诊相关质控指标数据时,根据实际开放牙椅数,牙椅 60 台及以上的医疗机构比照三级进行分析;牙椅 20~59 台的医疗机构比照二级进行分析;牙椅 3~19 台的医疗机构比照二级以下进行分析。在分析口腔住院相关质控指标数据时,根据实际开放床位数,床位 50 张及以上的医疗机构比照三级进行分析;床位 15~49 张的医疗机构比照二级进行分析;床位 1~14 张的医疗机构比照二级以下进行分析。

表 1-1   2019 年医疗服务与质量安全数据最终纳入口腔相关质控指标统计的不同医疗机构数量   单位:家

质控指标	三级		二级		二级以下		合计
	公立	民营	公立	民营	公立	民营	
门诊	94	12	367	83	1 885	229	2 670
住院	51	—	293	10	525	34	913

(二)数据主要排除标准

根据数据完整性和准确性对 12 292 家医疗机构(哨点医疗机构 748 家、非哨点医疗机构 11 544 家)进行筛选,逐步剔除:

1. 医疗机构未确认信息(未在系统里激活)   剔除医疗机构 4 814 家,其中哨点医疗机构 53 家、非哨点医疗机构 4 761 家。

2. **医疗机构未确认有口腔专业**　剔除医疗机构 2 501 家,其中哨点医疗机构 14 家、非哨点医疗机构 2 487 家。

3. **248 个统计项目中,所有项目医疗机构均填写"0""/"(未开展或无法统计)或未填写**　剔除医疗机构 65 家,其中哨点医疗机构 3 家、非哨点医疗机构 62 家。

4. **医疗机构数据重复填报**　剔除医疗机构 6 家,其中哨点医疗机构 1 家、非哨点医疗机构 5 家。

5. **医疗机构填报门急诊实际开放牙椅数 ≤2 或未填写**　剔除医疗机构 526 家,其中哨点医疗机构 5 家、非哨点医疗机构 521 家。

6. **医疗机构关键数据缺失、部分数据怀疑有误或数据逻辑不符**　剔除医疗机构 1 710 家,其中哨点医疗机构 109 家、非哨点医疗机构 1 601 家。

(1)医疗机构年门急诊人次、10 个门诊重点病种人次、9 个门诊重点技术人次未填写或填报值总和<12。

(2)10 个门诊重点病种人次大于年门急诊人次,9 个门诊重点技术人次大于年门急诊人次。

(3)以上海交通大学医学院附属第九人民医院和郑州大学第一附属医院为参考,三级综合医疗机构填报牙椅数大于 350,二级综合医疗机构填报牙椅数大于 200;以北京大学口腔医院为参考,口腔专科医疗机构填报牙椅数大于 650。

(4)门诊实际开诊日数(口腔医学相关)未填写或填报值>365。

经过以上步骤,12 292 家医疗机构中,共剔除医疗机构 9 622 家(哨点医疗机构 185 家、非哨点医疗机构 9 437 家),最终确认 2 670 家医疗机构(哨点医疗机构 563 家、非哨点医疗机构 2 107 家)纳入统计分析,医疗机构未纳入统计分析原因及数量情况见表 1-2。

表 1-2　9 622 家医疗机构未纳入统计分析的原因以及哨点、非哨点医疗机构数量　　　　　单位:家

序号	未纳入统计分析原因	哨点	非哨点	合计
1	医疗机构未确认信息	53	4 761	4 814
2	医疗机构未确认有口腔专业	14	2 487	2 501
3	248 个统计项目中所有项目均填写"0""/"或未填写	3	62	65
4	医疗机构数据重复填报	1	5	6
5	医疗机构填报门急诊实际开放牙椅数 ≤2 或未填写	5	521	526
6	年门急诊人次未填写或填报值<12	3	142	145
7	10 个门诊重点病种人次未填写或填报值总和<12	7	165	172
8	9 个门诊重点技术人次未填写或填报值总和<12	2	49	51
9	10 个门诊重点病种人次大于年门急诊人次	66	1 046	1 112
10	9 个门诊重点技术人次大于年门急诊人次	29	159	188
11	三级综合医疗机构填报牙椅数大于 350,二级综合医疗机构填报牙椅数大于 200(以上海交通大学医学院附属第九人民医院和郑州大学第一附属医院为参考);口腔专科医疗机构填报牙椅数大于 650(以北京大学口腔医院为参考)	—	7	7
12	门诊实际开诊日数(口腔医学相关)未填写或填报值>365	2	33	35
	合计	185	9 437	9 622

（三）门诊和住院分类标准

2 670 家医疗机构的数据均纳入口腔门诊相关质控指标分析,利用数据完整性和准确性对 2 670 家医疗机构(哨点医疗机构 563 家、非哨点医疗机构 2 107 家)住院类数据进行筛选,以下情况不纳入住院统计:

1. **医疗机构未确认有口腔病房**　剔除医疗机构 1 523 家,其中哨点医疗机构 195 家、非哨点医疗机构 1 328 家。

2. **年出院患者人数、年入院人次(口腔医学相关)、出院患者手术人数医疗机构未填写、填写"/"或填报值<12**　剔除医疗机构 155 家,其中哨点医疗机构 25 家、非哨点医疗机构 130 家。

3. **编制床位数(口腔医学相关)医疗机构未填写、填写"0"或"/"**　剔除医疗机构 16 家,其中哨点医疗机构 1 家、非哨点医疗机构 15 家。

4. **年出院患者占用总床日数(口腔医学相关)、年实际占用总床日数(口腔医学相关)医疗机构未填写、填写"/"或填报值<12**　剔除医疗机构 63 家,其中哨点医疗机构 2 家、非哨点医疗机构 61 家。

经过以上步骤,2 670 家医疗机构中,共剔除医疗机构 1 757 家(哨点医疗机构 223 家、非哨点医疗机构 1 534 家),最终确认 913 家医疗机构(哨点医疗机构 340 家、非哨点医疗机构 573 家)纳入住院统计分析,医疗机构未纳入住院统计分析原因及数量情况见表 1-3。

表 1-3　1 757 家医疗机构未纳入住院统计分析的原因以及哨点、非哨点医疗机构数量　　　　单位:家

序号	未纳入住院统计分析原因	哨点	非哨点	合计
1	医疗机构未确认有口腔病房	195	1 328	1 523
2	年出院患者人数医疗机构未填写、填写"/"或填报值<12	17	85	102
3	年入院人次(口腔医学相关)医疗机构未填写、填写"/"或填报值<12	2	7	9
4	出院患者手术人数医疗机构未填写、填写"/"或填报值<12	6	38	44
5	编制床位数(口腔医学相关)医疗机构未填写、填写"0"或"/"	1	15	16
6	年出院患者占用总床日数(口腔医学相关)医疗机构未填写、填写"/"或填报值<12	2	43	45
7	年实际占用总床日数(口腔医学相关)医疗机构未填写、填写"/"或填报值<12	—	18	18
	合计	223	1 534	1 757

（四）部分异常数据调整、剔除

对于部分明显异常的数据,经与医疗机构核查后,调整 38 家医疗机构的部分数据。对于部分缺项但可以利用其他已填写项目计算的数据,按照相应公式计算补充,例如对于实际开放床位数或实际开放总床日数未填写的医疗机构,按照计算公式"实际开放总床日数 = 实际开放床位数 ×365"予以调整。

此外,由于不同质控指标不同医疗机构填报的完整程度不同,为利用更多有效数据,在统计分析某项质控指标时,将该项数据不完整或明显异常的医疗机构数据予以剔除。

二、数据纳入统计情况

全国 31 个省区市(香港特别行政区、澳门特别行政区、台湾省数据未统计)和新疆生产建设兵团的 2 670 家医疗机构纳入 2019 年医疗服务与质量安全数据口腔门诊相关质控指标分析;913 家医疗机构纳入口腔住院相关质控指标分析(见表 1-1)。各省区市和新疆生产建设兵团纳入口腔门诊、口腔住院相关质控指标统计医疗机构数量分布如图 1-1 和图 1-2 所示。

图 1-1　2019 年各省区市纳入口腔门诊相关质控指标统计医疗机构数量

图 1-2　2019 年各省区市纳入口腔住院相关质控指标统计医疗机构数量

三、口腔门诊工作量统计

（一）重点病种工作量统计

在全国 31 个省区市（香港特别行政区、澳门特别行政区、台湾省数据未统计）和新疆生产建设兵团的 2 670 家医疗机构中，2019 年门诊共治疗 10 个重点病种患者 30 468 001 人次。按照平均就诊人次排序，排名前 5 位的病种依次为慢性根尖周炎、慢性牙周炎、下颌阻生第三磨牙、急性牙髓炎、牙列缺损（表 1-4）。各省区市和新疆生产建设兵团 10 个重点病种平均就诊人次构成情况如图 1-3 和图 1-4 所示，其中慢性根尖周炎患者构成比最高的是青海省，慢性牙周炎患者构成比最高的是北京市，下颌阻生第三磨牙患者构成比最高的是江苏省，急性牙髓炎患者构成比最高的是西藏自治区，牙列缺损患者构成比最高的是重庆市（图 1-5~ 图 1-14）。

表 1-4　2019 年口腔门诊 10 个重点病种在每家医疗机构的年平均就诊人次比较

重点病种	三级		二级		二级以下		平均值
	公立	民营	公立	民营	公立	民营	
慢性根尖周炎	14 032.30	6 447.92	4 019.13	1 479.35	1 495.74	727.61	2 239.81
慢性牙周炎	23 930.73	8 152.17	3 214.46	1 776.71	980.74	588.68	2 119.09
下颌阻生第三磨牙	18 154.32	8 543.33	3 169.38	1 289.65	962.78	541.11	1 879.39
急性牙髓炎	7 373.86	4 350.42	2 947.80	1 182.29	1 307.24	605.50	1 695.93
牙列缺损	15 189.02	4 800.75	2 502.78	1 574.72	848.46	507.81	1 591.85
错𬌗畸形	15 158.39	8 786.17	1 935.18	743.37	270.49	153.52	1 066.39
牙列缺失	1 608.23	1 420.83	632.75	573.20	203.48	145.77	323.95

续表

重点病种	三级		二级		二级以下		平均值
	公立	民营	公立	民营	公立	民营	
颞下颌关节紊乱病	2 181.43	176.58	414.80	62.43	111.88	52.77	220.06
口腔扁平苔藓	2 359.53	90.92	238.79	14.67	54.49	19.93	156.93
年轻恒牙牙外伤	763.39	149.08	190.23	84.36	80.64	53.29	117.82
合计	100 751.21	42 918.17	19 265.30	8 780.77	6 315.92	3 396.00	11 411.24

图 1-3　2019 年口腔门诊 10 个重点病种平均就诊人次构成情况省际比较

图 1-4　2019 年口腔门诊 10 个重点病种患者人次构成比省际比较

图 1-5 2019 年慢性根尖周炎人次占口腔门诊 10 个重点病种患者人次比例省际比较

图 1-6 2019 年慢性牙周炎人次占口腔门诊 10 个重点病种患者人次比例省际比较

图 1-7 2019 年下颌阻生第三磨牙人次占口腔门诊 10 个重点病种患者人次比例省际比较

图 1-8 2019 年急性牙髓炎人次占口腔门诊 10 个重点病种患者人次比例省际比较

图 1-9 2019 年牙列缺损人次占口腔门诊 10 个重点病种患者人次比例省际比较

图 1-10　2019 年错𬌗畸形人次占口腔门诊 10 个重点病种患者人次比例省际比较

图 1-11　2019 年牙列缺失人次占口腔门诊 10 个重点病种患者人次比例省际比较

图 1-12　2019 年颞下颌关节紊乱病人次占口腔门诊 10 个重点病种患者人次比例省际比较

图 1-13　2019 年口腔扁平苔藓人次占口腔门诊 10 个重点病种患者人次比例省际比较

图 1-14　2019 年年轻恒牙牙外伤人次占口腔门诊 10 个重点病种患者人次比例省际比较

(二)重点技术工作量统计

在全国 31 个省区市(香港特别行政区、澳门特别行政区、台湾省数据未统计)和新疆生产建设兵团的 2 670 家医疗机构中,2019 年门诊 9 个重点技术患者服务总量 32 078 397 人次。按照平均就诊人次排序,排名前 5 位的技术依次为根管治疗术、阻生牙拔除术、错𬌗畸形矫治术、牙周洁治术、烤瓷冠修复技术(表 1-5)。各省区市 9 个重点技术平均就诊人次构成情况如图 1-15 和图 1-16 所示,其中根管治疗术构成比最高的是西藏自治区,阻生牙拔除术构成比最高的是广东省,错𬌗畸形矫治术构成比最高的是青海省,牙周洁治术构成比最高的是辽宁省,烤瓷冠修复技术构成比最高的是浙江省(图 1-17~ 图 1-25)。

表 1-5　2019 年口腔门诊 9 个重点技术在每家医疗机构的年平均就诊人次比较

重点技术	三级		二级		二级以下		平均值
	公立	民营	公立	民营	公立	民营	
根管治疗术	25 584.55	9 127.25	7 661.35	3 521.88	2 487.20	1 216.04	3 964.55
阻生牙拔除术	15 383.87	11 761.00	3 241.25	1 386.37	925.79	490.98	1 778.79
错𬌗畸形矫治术	27 636.02	14 760.75	2 802.48	1 526.20	378.01	370.46	1 770.59
牙周洁治术	17 661.83	12 257.08	2 777.88	2 760.75	758.61	737.05	1 743.33
烤瓷冠修复技术	6 893.47	32 235.67	1 919.92	1 290.88	621.71	380.48	1 163.16
慢性牙周炎系统治疗	10 177.29	4 169.67	1 112.22	631.46	201.64	188.92	708.11
可摘局部义齿修复技术	4 391.19	9 622.92	921.05	518.69	334.74	201.43	594.17
全口义齿修复技术	1 141.47	1 212.33	228.32	195.89	82.26	56.66	146.04
种植体植入术	1 755.71	1 787.17	245.44	402.59	34.04	64.20	145.64
合计	110 625.40	96 933.83	20 909.91	12 234.71	5 824.01	3 706.22	12 014.38

图 1-15　2019 年口腔门诊 9 个重点技术在每家医疗机构的年平均就诊人次构成情况省际比较

图 1-16　2019 年口腔门诊 9 个重点技术患者人次构成比省际比较

图 1-17　2019 年根管治疗术人次占口腔门诊 9 个重点技术患者人次比例省际比较

图 1-18　2019 年阻生牙拔除术人次占口腔门诊 9 个重点技术患者人次比例省际比较

图 1-19　2019 年错𬌗畸形矫治术人次占口腔门诊 9 个重点技术患者人次比例省际比较

图 1-20　2019 年牙周洁治术人次占口腔门诊 9 个重点技术患者人次比例省际比较

图 1-21　2019 年烤瓷冠修复技术人次占口腔门诊 9 个重点技术患者人次比例省际比较

图 1-22　2019 年慢性牙周炎系统治疗人次占口腔门诊 9 个重点技术患者人次比例省际比较

图 1-23　2019 年可摘局部义齿修复技术人次占口腔门诊 9 个重点技术患者人次比例省际比较

图 1-24　2019 年全口义齿修复技术人次占口腔门诊 9 个重点技术患者人次比例省际比较

图 1-25　2019 年种植体植入术人次占口腔门诊 9 个重点技术患者人次比例省际比较

（三）患者安全类数据统计

在全国 31 个省区市（香港特别行政区、澳门特别行政区、台湾省数据未统计）和新疆生产建设兵团的 2 670 家医疗机构中，2019 年门诊患者 84 113 292 人次，门诊 7 类常见并发症共发生 97 602 例次，总体发生率为 0.12%。按照平均发生数量排序，排名前 5 位的并发症依次为：口腔软组织损伤、门诊手术并发症、根管内器械分离（根管治疗断针）、种植体脱落、治疗牙位错误（表 1-6）。口腔门诊 7 类常见并发症构成比如图 1-26 所示。

表 1-6　2019 年口腔门诊 7 类常见并发症在每家医疗机构的年平均发生人次比较

常见并发症	三级		二级		二级以下		平均值
	公立	民营	公立	民营	公立	民营	
口腔软组织损伤	20.62	6.83	23.02	2.06	21.62	3.51	19.55
门诊手术并发症	36.47	14.75	12.78	3.41	7.47	4.00	8.83
根管内器械分离（根管治疗断针）	27.53	15.50	11.71	5.10	4.53	3.49	6.30
种植体脱落	19.28	15.33	2.60	4.02	0.39	1.00	1.59
治疗牙位错误	0.07	0.25	0.18	0.14	0.19	0.15	0.18
误吞或误吸异物	0.33	1.33	0.08	0.05	0.03	0.03	0.06
拔牙错误	0.21	0.25	0.07	0.05	0.03	0.03	0.04
合计	104.51	54.25	50.44	14.83	34.26	12.21	36.56

图 1-26　2019 年口腔门诊 7 类常见并发症构成比

（四）口腔门诊部分单病种相关指标

在全国 31 个省区市（香港特别行政区、澳门特别行政区、台湾省数据未统计）和新疆生产建设兵团的 2 670 家医疗机构中，口腔门诊根管治疗 5 项单病种相关指标如表 1-7 所示，其中根管治疗患牙术前拍摄 X 线根尖片的百分比为 87.23%，根管再治疗患牙术前拍摄 X 线根尖片的百分比为 91.32%，橡皮障隔离术在根管治疗中的使用率为 26.73%，根管治疗患牙根管充填临床合格率为 90.20%，根管再治疗患牙根管充填临床合格率为 88.67%。

表 1-7　2019 年口腔门诊部分单病种相关指标在不同医疗机构中的平均值比较

质控指标	三级		二级		二级以下		平均值
	公立	民营	公立	民营	公立	民营	
根管治疗患牙术前拍摄 X 线根尖片的百分比 /%	89.72	88.26	92.30	86.28	83.15	87.13	87.23
根管再治疗患牙术前拍摄 X 线根尖片的百分比 /%	90.06	99.12	93.48	86.76	90.60	89.26	91.32
橡皮障隔离术在根管治疗中的使用率 /%	41.44	65.55	31.57	41.93	13.85	26.14	26.73
根管治疗患牙根管充填临床合格率 /%	94.15	89.18	93.92	88.73	86.67	88.37	90.20
根管再治疗患牙根管充填临床合格率 /%	93.89	58.43	92.33	91.72	85.07	78.37	88.67

四、口腔住院医疗质量数据统计

(一) 住院死亡类数据统计

在全国 31 个省区市 (香港特别行政区、澳门特别行政区、台湾省数据未统计) 和新疆生产建设兵团的 913 家医疗机构中,2019 年出院患者总数 494 405 人,住院患者死亡 79 例,总体住院死亡率为 0.16‰,其中 17 例发生在三级公立医疗机构 (7 例发生在口腔颌面部间隙感染患者,6 例发生在舌癌患者,1 例发生在上颌骨骨折患者,1 例发生在牙颌面畸形患者,1 例发生在先天性唇裂患者,1 例发生在腮腺良性肿瘤患者),39 例发生在二级公立医疗机构,2 例发生在二级民营医疗机构,20 例发生在二级以下公立医疗机构,1 例发生在二级以下民营医疗机构。非医嘱离院患者 11 724 例,非医嘱离院率为 2.37% (表 1-8)。

表 1-8　2019 年口腔住院死亡类指标在不同医疗机构中的年平均值 (或年发生率) 比较

质控指标	三级	二级		二级以下		平均值
	公立	公立	民营	公立	民营	
年平均出院患者 / 人	2 619.86	740.59	413.80	258.80	111.50	541.52
住院死亡率 /‰	0.13	0.18	0.48	0.15	0.26	0.16
非医嘱离院率 /%	1.73	2.67	1.47	2.50	4.17	2.37
年平均出院患者手术 / 人	2 205.84	596.85	226.50	150.29	70.85	406.30
手术患者住院死亡率 /‰	0.09	0.11	0.00	0.08	0.00	0.09
手术患者非医嘱离院率 /%	0.85	1.85	1.02	2.12	0.42	1.59
住院择期手术患者死亡率 /‰	0.06	0.10	0.00	0.04	0.00	0.08

(二) 住院重返类数据统计

在全国 31 个省区市 (香港特别行政区、澳门特别行政区、台湾省数据未统计) 和新疆生产建设兵团的 913 家医疗机构中,2019 年出院患者总数 494 405 人,住院患者出院后 31 天内非预期再住院患者 1 827 人 (其中,口腔颌面部间隙感染 41 人、舌癌 34 人、牙颌面畸形 21 人、腮腺良性肿瘤 17 人、先天性唇裂 11 人、上颌骨骨折 7 人),住院患者出院后 31 天内非预期再住院率 0.37%。2019 年出院手术患者总数 370 948 人,术后 31 天内非计划重返手术室再次手术 721 人 (其中,口腔颌面部肿瘤切除整复术 104 人、舌癌扩大切除术 + 颈淋巴清扫术 86 人、游离腓骨复合组织瓣移植术 68 人、腮腺肿物切除 + 面神经解剖术 15 人、唇裂修复术 4 人、牙颌面畸形矫正术:上颌 Le Fort I 型截骨术 + 双侧下颌升支劈开截骨术 3 人),术后 31 天内非计划重返手术室再次手术率 0.19% (表 1-9)。住院患者出院后 31 天内非预期再住院构成比及术后 31 天内非计划重返手术室再次手术构成比如图 1-27 和图 1-28 所示。

表 1-9　2019 年口腔住院重返类指标在不同医疗机构中的年平均值 (或年发生率) 比较

质控指标	三级	二级		二级以下		平均值
	公立	公立	民营	公立	民营	
平均住院患者出院后 31 天内非预期再住院患者 / 人	8.61	2.32	1.60	1.31	0.12	2.00
住院患者出院后 31 天内非预期再住院率 /%	0.33	0.31	0.39	0.51	0.11	0.37
住院患者出院当天非预期再住院率 /%	0.01	0.01	0.02	0.03	0.00	0.01
住院患者出院 2~15 天内非预期再住院率 /%	0.15	0.14	0.29	0.06	0.03	0.12

续表

质控指标	三级	二级		二级以下		平均值
	公立	公立	民营	公立	民营	
住院患者出院 16~31 天内非预期再住院率 /%	0.17	0.16	0.07	0.42	0.08	0.23
平均术后 31 天内非计划重返手术室再次手术 / 人	7.90	0.85	0.10	0.12	0.12	0.79
术后 31 天内非计划重返手术室再次手术率 /%	0.36	0.14	0.04	0.08	0.17	0.19
术后 48 小时内非计划重返手术室再次手术率 /%	0.21	0.06	0.00	0.05	0.00	0.10
术后 3~31 天内非计划重返手术室再次手术率 /%	0.15	0.08	0.04	0.04	0.17	0.09

图 1-27　2019 年口腔住院患者
出院后 31 天内非预期再住院构成比

图 1-28　2019 年口腔住院手术患者术后
31 天内非计划重返手术室再次手术构成比

（三）患者安全类数据统计

在全国 31 个省区市（香港特别行政区、澳门特别行政区、台湾省数据未统计）和新疆生产建设兵团的 913 家医疗机构中，2019 年出院患者总数 494 405 人，住院患者 8 类常见并发症共发生 5 060 例，总体发生率为 1.02%，按照平均发生数量排序，排名前 5 位的并发症依次为：手术并发症、各系统术后并发症（唾液腺瘘、下牙槽神经损伤、面神经损伤）、植入物的并发症（不包括脓毒血症）、输注输血反应、住院患者发生压疮（图 1-29）。2019 年出院患者手术总例数 393 709 例，手术患者 9 类常见并发症共发生 2 819 例，总体发生率为 0.72%，按照平均发生数量排序，排名前 5 位的并发症依次为：手术后出血或血肿、与手术 / 操作相关感染、手术后生理 / 代谢紊乱、手术后呼吸道并发症、手术伤口裂开（图 1-30）。

图 1-29　2019 年口腔住院患者 8 类常见并发症构成比

图 1-30 2019 年口腔住院手术患者 9 类常见并发症构成比

（四）重点病种数据统计

在全国 31 个省区市（香港特别行政区、澳门特别行政区、台湾省数据未统计）和新疆生产建设兵团的 913 家医疗机构中，2019 年住院共治疗 6 个重点病种患者 92 408 例；按照平均出院患者例数排序，排名前 3 位的病种依次为：腮腺良性肿瘤、口腔颌面部间隙感染、上颌骨骨折；舌癌平均住院日最长，先天性唇裂平均住院日最短；舌癌平均住院费用最高，口腔颌面部间隙感染平均住院费用最低（表 1-10~表 1-12，图 1-31~图 1-50）。

表 1-10 2019 年口腔住院 3 项质控指标在不同医疗机构 6 个重点病种中的年平均值比较

质控指标	医疗机构级别	腮腺良性肿瘤	口腔颌面部间隙感染	上颌骨骨折	舌癌	牙颌面畸形	先天性唇裂
平均出院患者例数	三级	142.73	59.59	44.39	88.33	110.45	55.61
	二级	51.98	44.11	23.68	12.03	6.01	10.90
	二级以下	13.88	14.91	5.70	1.96	1.24	1.29
	平均值	33.72	27.10	13.83	10.13	8.92	7.52
平均住院日 / 天	三级	8.18	9.89	9.98	13.39	8.85	7.08
	二级	8.78	9.09	11.17	14.52	8.62	6.48
	二级以下	7.92	8.03	10.35	12.76	7.75	5.11
	平均值	8.42	8.83	10.75	13.76	8.71	6.59
平均住院费用 / 元	三级	16 130.75	13 082.53	31 343.35	52 471.84	46 471.25	10 852.28
	二级	12 455.65	8 249.75	23 812.23	30 061.11	20 788.83	7 952.95
	二级以下	9 734.23	5 540.27	16 179.90	30 047.48	9 997.46	7 134.97
	平均值	12 645.30	7 934.28	23 241.09	41 012.02	37 657.47	9 066.04

表 1-11 2019 年各省区市口腔住院 6 个重点病种的年平均住院日比较

单位：天

各省区市	腮腺良性肿瘤	口腔颌面部间隙感染	上颌骨骨折	舌癌	牙颌面畸形	先天性唇裂
安徽	9.20	7.84	10.74	14.93	9.44	7.90
北京	6.24	6.07	7.67	11.73	9.62	7.73
重庆	10.19	6.97	13.73	14.27	8.43	7.65
福建	7.48	7.82	10.17	13.61	10.58	4.33

续表

各省区市	腮腺良性肿瘤	口腔颌面部间隙感染	上颌骨骨折	舌癌	牙颌面畸形	先天性唇裂
甘肃	7.89	9.67	9.00	14.47	5.78	7.35
广东	8.50	7.53	10.60	14.22	7.94	4.09
广西	9.08	8.19	11.13	16.13	9.36	5.29
贵州	8.78	8.15	11.06	15.79	9.83	7.71
海南	9.52	10.83	10.77	18.88	12.00	6.54
河北	9.31	9.91	12.04	16.97	9.69	8.06
河南	8.46	9.13	10.69	10.13	9.96	7.76
黑龙江	7.85	11.72	10.29	14.61	9.83	5.72
湖北	9.99	8.04	14.31	14.71	9.43	6.23
湖南	10.78	7.38	12.40	11.94	8.92	4.58
吉林	6.46	8.27	8.31	12.07	9.30	6.02
江苏	8.37	9.32	9.59	14.08	8.04	7.66
江西	8.55	7.72	11.12	13.84	7.20	5.44
辽宁	8.84	7.26	12.07	12.42	7.98	6.66
内蒙古	8.83	9.27	12.03	16.52	10.60	8.50
宁夏	9.57	8.79	12.17	16.93	9.91	6.49
青海	10.20	11.69	13.52	16.32	10.76	9.13
山东	8.32	8.98	10.34	13.98	8.71	6.03
山西	9.78	9.86	12.55	18.21	12.62	9.69
陕西	9.63	9.47	10.42	14.33	9.46	8.52
上海	7.22	15.35	7.23	14.27	7.10	5.86
四川	8.33	11.61	11.50	12.75	8.01	6.85
天津	8.51	7.56	12.81	16.22	11.01	9.00
西藏	—	7.00	—		—	5.00
新疆	9.42	9.23	11.66	18.78	9.03	7.63
新疆兵团	9.42	7.66	9.85	12.67	8.09	5.00
云南	7.92	8.34	10.68	11.47	7.82	6.22
浙江	7.07	9.06	8.69	12.62	8.00	5.63

表 1-12　2019 年各省区市口腔住院 6 个重点病种的年平均住院费用比较　　　　　单位:元

各省区市	腮腺良性肿瘤	口腔颌面部间隙感染	上颌骨骨折	舌癌	牙颌面畸形	先天性唇裂
安徽	9 791.93	5 329.17	19 758.83	17 889.58	12 639.28	6 955.25
北京	10 815.87	8 016.01	18 900.38	35 670.36	46 812.42	10 618.40
重庆	15 368.65	6 106.59	23 923.81	21 019.83	48 049.50	8 313.56
福建	12 682.61	7 295.33	23 680.16	36 357.07	38 753.86	7 076.37
甘肃	15 866.60	7 801.80	49 946.69	34 402.68	19 854.28	10 476.14
广东	13 618.71	8 036.02	27 012.52	48 989.36	46 170.64	10 575.83

续表

各省区市	腮腺良性肿瘤	口腔颌面部间隙感染	上颌骨骨折	舌癌	牙颌面畸形	先天性唇裂
广西	9 733.52	7 612.95	17 306.11	26 413.93	11 392.60	8 322.05
贵州	8 977.87	5 467.34	21 650.42	25 783.48	28 384.72	6 329.82
海南	13 040.24	9 661.25	32 309.09	53 748.26	31 270.14	6 367.92
河北	12 587.82	7 907.72	18 403.21	26 768.68	7 352.47	6 898.73
河南	9 409.24	7 415.99	17 251.12	24 155.75	21 443.57	4 659.50
黑龙江	12 642.11	10 800.84	28 931.01	29 789.55	44 580.85	4 744.12
湖北	14 894.01	6 378.19	30 940.15	40 799.54	32 830.19	8 391.22
湖南	15 770.92	5 032.78	25 666.20	77 819.15	24 713.21	9 330.68
吉林	10 145.66	6 791.66	29 015.90	22 906.51	43 988.85	5 838.56
江苏	11 631.03	8 203.50	16 990.92	32 676.21	41 803.54	8 151.70
江西	13 370.85	5 686.24	27 316.13	33 358.28	12 626.82	4 639.53
辽宁	11 734.54	7 830.17	22 329.86	23 319.42	25 595.40	7 656.29
内蒙古	9 945.62	16 335.23	18 289.95	20 193.98	9 727.05	7 514.76
宁夏	11 773.74	6 725.88	29 952.26	34 273.95	16 831.32	7 379.33
青海	10 646.96	15 301.58	40 784.24	14 778.49	20 833.35	6 474.69
山东	13 590.25	9 000.20	21 362.52	36 032.07	37 175.99	9 590.67
山西	11 699.95	7 214.21	17 368.05	28 410.77	15 360.05	6 578.29
陕西	10 801.90	8 156.59	16 448.63	20 181.16	29 959.78	10 075.22
上海	24 762.68	20 021.20	40 451.51	91 600.67	73 569.75	15 940.23
四川	15 783.49	12 920.65	27 438.54	42 619.18	50 196.30	15 852.61
天津	15 843.58	6 369.16	55 746.47	38 923.08	35 754.28	12 322.16
西藏	—	1 700.00	—	—	—	3 200.00
新疆	13 937.48	8 179.54	27 249.41	44 355.88	24 313.52	8 754.03
新疆兵团	3 918.84	4 438.88	15 766.58	31 423.40	11 069.13	7 628.20
云南	7 998.66	6 291.89	16 631.35	12 125.09	14 049.56	7 723.05
浙江	12 459.79	11 224.02	20 061.24	28 590.06	23 007.12	7 935.01

图 1-31 2019 年口腔住院 6 个重点病种平均出院患者例数构成情况省际比较

图 1-32　2019 年口腔住院 6 个重点病种患者人次构成比省际比较

图 1-33　2019 年腮腺良性肿瘤人次占口腔住院 6 个重点病种患者人次比例省际比较

图 1-34　2019 年口腔颌面部间隙感染人次占口腔住院 6 个重点病种患者人次比例省际比较

图1-35　2019年上颌骨骨折人次占口腔住院6个重点病种患者人次比例省际比较

图1-36　2019年舌癌人次占口腔住院6个重点病种患者人次比例省际比较

图1-37　2019年牙颌面畸形人次占口腔住院6个重点病种患者人次比例省际比较

图1-38　2019年先天性唇裂人次占口腔住院6个重点病种患者人次比例省际比较

图1-39　2019年腮腺良性肿瘤平均住院日省际比较

图 1-40 2019 年口腔颌面部间隙感染平均住院日省际比较

图 1-41 2019 年上颌骨骨折平均住院日省际比较

图 1-42 2019 年舌癌平均住院日省际比较

图 1-43 2019 年牙颌面畸形平均住院日省际比较

图 1-44　2019 年先天性唇裂平均住院日省际比较

图 1-45　2019 年腮腺良性肿瘤平均住院费用省际比较

图 1-46　2019 年口腔颌面部间隙感染平均住院费用省际比较

图 1-47　2019 年上颌骨骨折平均住院费用省际比较

图 1-48　2019 年舌癌平均住院费用省际比较

图 1-49　2019 年牙颌面畸形平均住院费用省际比较

图 1-50　2019 年先天性唇裂平均住院费用省际比较

（五）重点手术及操作数据统计

在全国 31 个省区市（香港特别行政区、澳门特别行政区、台湾省数据未统计）和新疆生产建设兵团的 913 家医疗机构中，2019 年住院共治疗 7 个重点手术及操作患者 63 351 例。按照平均手术例数排序，排名前 3 位的重点手术及操作依次为：腮腺肿物切除＋面神经解剖术、口腔颌面部肿瘤切除整复术、唇裂修复术。游离腓骨复合组织瓣移植术平均住院日最长，唇裂修复术平均住院日最短；游离腓骨复合组织瓣移植术平均住院费用最高，唇裂修复术平均住院费用最低（表 1-13~ 表 1-15，图 1-51~ 图 1-73）。

表 1-13　2019 年口腔住院 3 项质控指标在不同医疗机构 7 个重点手术及操作中的年平均值比较

质控指标	医疗机构级别	腮腺肿物切除＋面神经解剖术	口腔颌面部肿瘤切除整复术	唇裂修复术	舌癌扩大切除术＋颈淋巴清扫术	牙颌面畸形矫正术：上颌 Le Fort Ⅰ型截骨术＋双侧下颌升支劈开截骨术	游离腓骨复合组织瓣移植术	放射性粒子组织间植入术
平均手术例数	三级	173.47	117.12	50.88	66.08	53.14	33.08	8.29
	二级	56.72	13.44	10.36	7.86	2.19	1.55	0.49
	二级以下	13.18	1.54	1.35	0.93	0.21	0.11	0.01
	平均值	36.58	11.94	7.11	6.87	3.83	2.43	0.63
平均住院日/天	三级	9.29	12.98	7.44	15.30	9.57	17.91	6.36
	二级	9.19	12.79	6.91	17.40	9.27	20.99	10.76
	二级以下	8.25	10.39	5.23	14.97	8.35	16.56	8.33
	平均值	9.01	12.70	6.93	16.07	9.48	18.52	7.52
平均住院费用/元	三级	17 783.87	48 860.10	12 189.74	66 954.06	63 519.86	72 243.01	31 892.16
	二级	13 531.72	26 306.47	8 287.02	40 939.03	32 519.54	65 360.59	32 100.79
	二级以下	10 283.11	16 227.75	7 435.34	26 877.25	19 639.62	35 545.02	27 502.74
	平均值	13 947.87	37 897.76	9 749.82	53 801.47	56 528.24	69 750.42	31 900.38

表 1-14　2019 年各省区市口腔住院 7 个重点手术及操作的年平均住院日比较　　　　　　　　单位：天

各省区市	腮腺肿物切除＋面神经解剖术	口腔颌面部肿瘤切除整复术	唇裂修复术	舌癌扩大切除术＋颈淋巴清扫术	牙颌面畸形矫正术：上颌 Le Fort Ⅰ型截骨术＋双侧下颌升支劈开截骨术	游离腓骨复合组织瓣移植术	放射性粒子组织间植入术
安徽	9.80	14.55	7.78	16.81	10.11	20.08	9.13
北京	6.38	13.81	7.69	13.78	10.27	15.81	4.90
重庆	11.25	19.07	8.84	18.27	9.00	23.36	13.00
福建	8.57	12.02	5.09	13.47	10.51	19.19	5.00
甘肃	8.92	10.10	6.15	13.63	6.00	18.72	10.00
广东	9.59	15.21	4.39	19.24	8.37	23.06	6.10
广西	10.10	11.94	5.93	23.34	25.00	23.63	—
贵州	9.32	16.08	7.83	18.45	12.58	24.06	—
海南	8.54	25.37	6.02	23.13	—	26.58	—
河北	9.12	23.74	8.79	18.84	12.50	23.42	8.63
河南	9.39	11.99	7.53	14.24	11.71	21.87	6.54
黑龙江	8.15	15.65	5.79	13.43	9.90	19.75	—
湖北	10.51	15.42	7.80	17.32	10.74	19.40	14.22
湖南	10.97	10.18	4.04	13.40	6.86	10.05	6.34
吉林	8.00	23.15	9.75	16.82	9.02	24.80	3.00
江苏	8.70	17.53	7.41	16.28	9.29	20.62	9.56

续表

各省区市	腮腺肿物切除+面神经解剖术	口腔颌面部肿瘤切除整复术	唇裂修复术	舌癌扩大切除术+颈淋巴清扫术	牙颌面畸形矫正术：上颌 Le Fort I 型截骨术+双侧下颌升支劈开截骨术	游离腓骨复合组织瓣移植术	放射性粒子组织间植入术
江西	8.63	10.73	6.41	16.69	13.67	21.75	21.00
辽宁	9.04	12.27	7.16	12.74	19.48	23.46	10.43
内蒙古	9.03	17.96	8.50	21.00	10.00	—	5.25
宁夏	9.58	16.67	7.67	10.00	—	12.27	—
青海	11.41	19.43	9.54	20.56	—	13.00	17.00
山东	8.31	14.09	6.25	14.97	10.02	16.64	5.55
山西	9.69	23.21	11.11	19.10	13.30	27.98	—
陕西	9.79	15.15	8.76	15.41	11.44	13.00	—
上海	7.77	10.53	6.04	16.83	7.10	20.75	—
四川	8.70	12.70	7.28	16.70	9.22	14.07	—
天津	9.03	37.00	10.00	17.14	12.00	47.00	—
西藏	—	—	5.00	—	—	—	—
新疆	17.05	11.84	8.81	20.67	12.01	14.76	12.50
新疆兵团	10.62	15.86	5.00	15.25	19.00	—	—
云南	8.37	10.66	6.27	10.92	10.34	12.87	—
浙江	7.67	7.31	6.94	14.32	9.88	18.97	—

表 1-15　2019 年各省区市口腔住院 7 个重点手术及操作的年平均住院费用比较　　　　单位：元

各省区市	腮腺肿物切除+面神经解剖术	口腔颌面部肿瘤切除整复术	唇裂修复术	舌癌扩大切除术+颈淋巴清扫术	牙颌面畸形矫正术：上颌 Le Fort I 型截骨术+双侧下颌升支劈开截骨术	游离腓骨复合组织瓣移植术	放射性粒子组织间植入术
安徽	10 322.80	21 725.51	7 370.19	29 860.68	40 699.61	54 593.58	34 029.13
北京	11 573.43	55 511.38	11 361.05	45 610.81	54 693.93	64 165.29	25 719.41
重庆	16 877.19	31 800.16	9 930.26	33 081.88	68 237.52	60 246.52	30 553.00
福建	14 983.85	52 610.44	7 597.86	33 112.39	74 817.00	79 712.89	36 472.00
甘肃	18 112.64	23 742.59	10 585.15	40 668.84	32 283.87	51 497.28	42 461.77
广东	17 436.36	44 037.99	10 707.84	59 039.88	45 649.38	92 548.42	31 963.81
广西	11 238.04	21 254.62	9 141.29	47 890.54	79 934.32	53 490.20	—
贵州	10 269.96	29 610.18	7 095.80	44 155.40	46 352.22	83 344.61	—
海南	13 994.31	67 880.21	7 602.12	63 662.29	—	88 761.60	—
河北	12 630.57	45 393.29	6 905.18	29 996.67	33 971.48	49 795.25	28 816.00
河南	10 485.51	31 493.54	5 323.66	38 673.86	44 087.68	68 753.92	29 582.90
黑龙江	13 900.83	44 115.91	4 764.92	29 376.80	44 447.86	76 146.33	—
湖北	17 819.02	55 645.70	10 663.02	67 964.38	57 552.28	102 479.85	38 392.83
湖南	15 658.98	75 264.24	8 988.33	86 357.64	55 341.52	83 617.40	23 414.34

续表

各省区市	腮腺肿物切除＋面神经解剖术	口腔颌面部肿瘤切除整复术	唇裂修复术	舌癌扩大切除术＋颈淋巴清扫术	牙颌面畸形矫正术：上颌 Le Fort Ⅰ型截骨术＋双侧下颌升支劈开截骨术	游离腓骨复合组织瓣移植术	放射性粒子组织间植入术
吉林	12 482.96	68 712.63	8 864.23	35 230.89	64 532.17	96 092.21	21 000.00
江苏	12 447.60	50 495.65	8 564.92	42 103.41	60 276.99	76 105.08	30 951.49
江西	13 414.78	20 623.49	5 132.73	43 335.24	37 732.17	54 299.50	44 774.00
辽宁	13 163.27	24 388.82	10 270.63	27 701.82	58 406.44	82 126.97	31 647.83
内蒙古	13 935.22	41 029.56	7 514.76	29 105.56	24 560.00	—	20 448.50
宁夏	10 180.28	61 424.70	7 274.26	12 500.00	—	19 230.05	—
青海	10 641.68	35 558.58	6 814.93	32 812.85	—	17 351.00	31 714.00
山东	14 325.40	51 207.44	9 739.46	45 883.04	48 849.23	81 079.78	43 841.43
山西	12 010.57	38 873.23	5 863.62	37 038.88	30 941.00	46 044.18	—
陕西	10 823.45	19 786.30	10 139.25	26 047.22	53 410.53	10 524.04	—
上海	26 262.91	43 656.37	16 788.82	108 257.73	78 471.18	131 510.83	—
四川	15 804.02	49 459.68	17 853.90	65 614.43	75 306.96	92 737.11	—
天津	16 697.09	55 694.34	15 079.81	55 508.69	47 058.88	73 910.94	—
西藏	—	—	3 200.00	—	—	—	—
新疆	18 776.94	39 873.90	8 584.35	48 056.16	38 400.42	44 475.96	38 073.89
新疆兵团	15 614.02	25 943.85	7 628.20	31 468.43	61 849.58	—	—
云南	8 139.43	13 449.95	9 356.63	11 970.75	22 063.97	16 350.63	—
浙江	12 875.82	16 403.95	8 329.07	34 799.54	47 886.96	75 390.78	—

- ■ 腮腺肿物切除+面神经解剖术
- ■ 口腔颌面部肿瘤切除整复术
- ■ 唇裂修复术
- ■ 舌癌扩大切除术+颈淋巴清扫术
- ■ 牙颌面畸形矫正术：上颌 Le Fort Ⅰ型截骨术+双侧下颌升支劈开截骨术
- ■ 游离腓骨复合组织瓣移植术
- ■ 放射性粒子组织间植入术

图 1-51　2019 年口腔住院 7 个重点手术及操作平均手术例数构成情况省际比较

■ 腮腺肿物切除+面神经解剖术

■ 口腔颌面部肿瘤切除整复术

■ 唇裂修复术

■ 舌癌扩大切除术+颈淋巴清扫术

■ 牙颌面畸形矫正术:上颌 Le Fort Ⅰ 型截骨术+双侧下颌升支劈开截骨术

■ 游离腓骨复合组织瓣移植术

■ 放射性粒子组织间植入术

图 1-52 2019 年口腔住院 7 个重点手术及操作患者人次构成比省际比较

图 1-53 2019 年腮腺肿物切除 + 面神经解剖术人次占口腔住院
7 个重点手术及操作患者人次比例省际比较

图 1-54 2019 年口腔颌面部肿瘤切除整复术人次占口腔住院 7 个重点手术及
操作患者人次比例省际比较

图 1-55 2019 年唇裂修复术人次占口腔住院 7 个重点手术及操作患者人次比例省际比较

图 1-56 2019 年舌癌扩大切除术 + 颈淋巴清扫术人次占口腔住院 7 个重点手术及
操作患者人次比例省际比较

图 1-57 2019 年牙颌面畸形矫正术：上颌 Le Fort Ⅰ型截骨术 +
双侧下颌升支劈开截骨术人次占口腔住院 7 个重点手术及操作患者人次比例省际比较

图 1-58 2019 年游离腓骨复合组织瓣移植术人次占口腔住院 7 个重点手术及操作患者人次比例省际比较

图 1-59 2019 年放射性粒子组织间植入术人次占口腔住院 7 个重点手术及操作患者人次比例省际比较

图 1-60 2019 年腮腺肿物切除 + 面神经解剖术平均住院日省际比较

图 1-61 2019 年口腔颌面部肿瘤切除整复术平均住院日省际比较

图 1-62　2019 年唇裂修复术平均住院日省际比较

图 1-63　2019 年舌癌扩大切除术 + 颈淋巴清扫术平均住院日省际比较

图 1-64　2019 年牙颌面畸形矫正术：上颌 Le Fort Ⅰ型截骨术 +
双侧下颌升支劈开截骨术平均住院日省际比较

图 1-65　2019 年游离腓骨复合组织瓣移植术平均住院日省际比较

图 1-66　2019 年放射性粒子组织间植入术平均住院日省际比较

图 1-67　2019 年腮腺肿物切除 + 面神经解剖术平均住院费用省际比较

图 1-68　2019 年口腔颌面部肿瘤切除整复术平均住院费用省际比较

图 1-69　2019 年唇裂修复术平均住院费用省际比较

图 1-70　2019 年舌癌扩大切除术 + 颈淋巴清扫术平均住院费用省际比较

图 1-71　2019 年牙颌面畸形矫正术：上颌 Le Fort Ⅰ型截骨术 + 双侧下颌升支劈开
截骨术平均住院费用省际比较

图 1-72　2019 年游离腓骨复合组织瓣移植术平均住院费用省际比较

图 1-73　2019 年放射性粒子组织间植入术平均住院费用省际比较

（六）口腔住院部分单病种相关指标

在全国 31 个省区市（香港特别行政区、澳门特别行政区、台湾省数据未统计）和新疆生产建设兵团的 913 家医疗机构中，口腔住院 5 大类 12 项单病种相关指标如表 1-16 所示。

1. **腮腺浅叶良性肿瘤相关指标**　腮腺浅叶良性肿瘤术前术后诊断符合率为 93.65%，腮腺浅叶良性肿瘤术后面神经麻痹发生率为 9.22%，腮腺浅叶良性肿瘤术后唾液腺瘘发生率为 5.47%。

2. **口腔鳞状细胞癌相关指标**　T3/T4 期初发口腔鳞状细胞癌病例构成比为 39.30%，游离 / 带蒂组织瓣技术在初发口腔鳞状细胞癌手术治疗中的应用率为 51.97%，游离 / 带蒂组织瓣移植成功率为 95.67%。

3. **下颌骨骨折相关指标**　下颌骨骨折（不含髁突骨折）术后伤口感染发生率为 1.61%，下颌骨骨折（不含髁突骨折）术后咬合紊乱发生率为 3.05%。

4. **先天性唇腭裂相关指标**　先天性唇裂术后伤口延期愈合发生率为 1.59%，先天性腭裂术后伤口裂开及穿孔发生率为 2.24%。

5. **骨性Ⅲ类错𬌗畸形相关指标**　骨性Ⅲ类错𬌗畸形术后伤口感染发生率为 0.23%，骨性Ⅲ类错𬌗畸形术后咬合关系与术前设计符合率为 91.31%。

表 1-16　2019 年口腔住院部分单病种相关指标在不同医疗机构中的平均值比较

单病种	质控指标	三级 公立	二级 公立	二级 民营	二级以下 公立	二级以下 民营	平均值
腮腺浅叶良性肿瘤	腮腺浅叶良性肿瘤术前术后诊断符合率 /%	93.41	93.21	88.89	95.05	88.03	93.65
	腮腺浅叶良性肿瘤术后面神经麻痹发生率 /%	11.66	8.30	17.50	8.64	2.56	9.22
	腮腺浅叶良性肿瘤术后唾液腺瘘发生率 /%	6.68	5.18	3.75	4.92	1.03	5.47
口腔鳞状细胞癌	T3/T4 期初发口腔鳞状细胞癌病例构成比 /%	41.17	37.82	18.18	36.45	36.36	39.30
	游离 / 带蒂组织瓣技术在初发口腔鳞状细胞癌手术治疗中的应用率 /%	59.40	46.17	9.52	36.35	27.27	51.97
	游离 / 带蒂组织瓣移植成功率 /%	97.32	91.55	100.00	95.17	75.00	95.67
下颌骨骨折（不含髁突骨折）	下颌骨骨折（不含髁突骨折）术后伤口感染发生率 /%	0.94	1.82	0.00	1.71	2.60	1.61
	下颌骨骨折（不含髁突骨折）术后咬合紊乱发生率 /%	1.30	3.96	5.17	2.47	2.60	3.05
先天性唇腭裂	先天性唇裂术后伤口延期愈合发生率 /%	0.52	2.14	—	3.72	0.00	1.59
	先天性腭裂术后伤口裂开及穿孔发生率 /%	0.72	3.16	0.00	5.12	0.00	2.24
骨性Ⅲ类错𬌗畸形	骨性Ⅲ类错𬌗畸形术后伤口感染发生率 /%	0.28	1.21	—	0.00	—	0.23
	骨性Ⅲ类错𬌗畸形术后咬合关系与术前设计符合率 /%	90.91	94.26	—	92.31	—	91.31

（七）口腔住院临床路径数据统计

在全国 31 个省区市（香港特别行政区、澳门特别行政区、台湾省数据未统计）和新疆生产建设兵团的 908 家医疗机构 490 760 例出院患者中，2019 年口腔住院临床路径入径率 25.31%，完成路径比率 90.67%，完成路径出院比率 22.95%（表 1-17）。

表 1-17　2019 年口腔住院临床路径在不同医疗机构中的实施情况比较

质控指标	三级	二级		二级以下		平均值
	公立	公立	民营	公立	民营	
临床路径入径率 /%	19.68	30.64	12.59	23.01	18.52	25.31
完成路径比率 /%	92.59	89.52	98.66	91.19	97.01	90.67
完成路径出院比率 /%	18.22	27.43	12.42	20.98	17.96	22.95

五、口腔医疗机构运行管理类数据统计

（一）资源配置数据统计

1. **医疗机构开放床位数统计**　在全国 31 个省区市（香港特别行政区、澳门特别行政区、台湾省数据未统计）和新疆生产建设兵团的 913 家医疗机构中，2019 年口腔住院实际开放床位（包括加床）平均为 16.63 张。其中三级公立为 81.18 张，二级公立为 23.93 张，二级民营为 21.40 张，二级以下公立为 6.88 张，二级以下民营为 6.09 张。

2. **医疗机构实际开放牙椅数统计**　在全国 31 个省区市（香港特别行政区、澳门特别行政区、台湾省数据未统计）和新疆生产建设兵团的 2 670 家医疗机构中，2019 年口腔门急诊实际开放牙椅数平均为 16.40 台。其中三级公立为 147.49 台，三级民营为 113.33 台，二级公立为 29.24 台，二级民营为 26.59 台，二级以下公立为 7.40 台，二级以下民营为 7.34 台。

3. **人力配置数据统计**　在全国 31 个省区市（香港特别行政区、澳门特别行政区、台湾省数据未统计）和新疆生产建设兵团的 2 649 家医疗机构中，2019 年卫生技术人员占全院员工总数的 85.58%（表 1-18）。

表 1-18　2019 年人力配置指标在不同医疗机构中的平均值比较

质控指标	三级		二级		二级以下		平均值
	公立	民营	公立	民营	公立	民营	
全院员工数平均值 / 人	381.28	318.58	52.01	65.95	12.27	16.00	34.05
卫生技术人员数平均值 / 人	312.22	234.00	46.79	48.20	11.48	12.84	29.14
卫生技术人员占全院员工比 /%	81.89	73.45	89.97	73.09	93.52	80.21	85.58

4. **优质护理单元数据统计**　在全国 31 个省区市（香港特别行政区、澳门特别行政区、台湾省数据未统计）和新疆生产建设兵团的 1 366 家医疗机构中，2019 年全院护理单元总数 3 462 个，全院优质护理单元总数 2 606 个，占全院护理单元总数的 75.27%。

（二）工作负荷数据统计

1. **门急诊人次数据统计**　在全国 31 个省区市（香港特别行政区、澳门特别行政区、台湾省数据未统计）和新疆生产建设兵团的 2 670 家医疗机构中，2019 年门急诊患者共 86 504 722 人次，平均 31 503.11 人次，其中年急诊人次占门急诊人次 2.76%。年门诊手术例数占门诊人次 9.05%（表 1-19）。

2. **入院人次数据统计**　在全国 31 个省区市（香港特别行政区、澳门特别行政区、台湾省数据未统计）和新疆生产建设兵团的 913 家医疗机构中，2019 年入院患者总数 467 699 人次，平均 512.27 人次，占门急诊总人次 0.84%（表 1-20）。

表 1-19　2019 年门急诊工作负荷指标在不同医疗机构中的年平均值比较

质控指标	三级		二级		二级以下		平均值
	公立	民营	公立	民营	公立	民营	
年门诊人次平均值	300 238.04	307 733.83	53 476.69	32 011.80	14 681.45	9 784.52	31 503.11
年急诊人次平均值	5 665.21	743.17	1 782.15	652.36	581.95	195.68	895.67
年门急诊人次平均值	305 903.26	308 477.00	55 258.84	32 664.16	15 263.40	9 980.20	32 398.77
年急诊人次占门急诊人次比例 /%	1.85	0.24	3.23	2.00	3.81	1.96	2.76
年门诊手术例数平均值	28 985.85	20 084.17	4 276.29	2 163.40	1 446.16	737.72	2 850.03
年门诊手术例数占门诊人次比例 /%	9.65	6.53	8.00	6.76	9.85	7.54	9.05

表 1-20　2019 年入院工作负荷指标在不同医疗机构中的年平均值比较

质控指标	三级	二级		二级以下		平均值
	公立	公立	民营	公立	民营	
年入院人次平均值	2 674.88	746.15	413.30	199.47	111.82	512.27
门急诊住院率 /%	0.76	1.11	2.35	0.65	0.20	0.84

（三）工作效率数据统计

在全国 31 个省区市（香港特别行政区、澳门特别行政区、台湾省数据未统计）和新疆生产建设兵团的 2 620 家医疗机构中，2019 年门急诊每椅位日均接诊 5.63 人次。在全国 31 个省区市（香港特别行政区、澳门特别行政区、台湾省数据未统计）和新疆生产建设兵团的 881 家医疗机构中，2019 年出院患者平均住院日 7.60 天，床位使用率 66.15%，床位周转次数 32.12 次，平均病床工作日 241.46 天（表 1-21，图 1-74，图 1-75）。

表 1-21　2019 年工作效率指标在不同医疗机构中的年平均值比较

质控指标	三级		二级		二级以下		平均值
	公立	民营	公立	民营	公立	民营	
每椅位日均接诊人次	5.96	7.59	5.46	3.56	5.77	3.92	5.63
出院患者平均住院日 / 天	8.38	—	7.70	5.71	6.64	5.32	7.60
床位使用率 /%	77.17	—	67.06	37.51	55.81	28.10	66.15
床位周转次数	33.25	—	32.80	23.97	30.76	18.77	32.12
平均病床工作日 / 天	281.66	—	244.76	136.92	203.72	102.55	241.46

图 1-74　2019 年抽样医疗机构门急诊每椅位日均接诊人次省际比较

图 1-75　2019 年抽样医疗机构出院患者平均住院日省际比较

（四）患者负担数据统计

在全国 31 个省区市（香港特别行政区、澳门特别行政区、台湾省数据未统计）和新疆生产建设兵团的 2 518 家医疗机构中，2019 年每门急诊人次费用 443.89 元，其中药费 18.50 元，药占比 4.17%。在全国 31 个省区市（香港特别行政区、澳门特别行政区、台湾省数据未统计）和新疆生产建设兵团的 871 家医疗机构中，2019 年每住院人次费用 11 012.14 元，其中药费 2 045.83 元，药占比 18.58%（表 1-22，图 1-76，图 1-77）。

表 1-22　2019 年患者负担指标在不同医疗机构中的平均值比较

质控指标	三级		二级		二级以下		平均值
	公立	民营	公立	民营	公立	民营	
每门急诊人次费用 / 元	564.47	591.54	419.18	540.93	314.69	418.24	443.89
其中的药费 / 元	12.41	12.71	19.86	11.12	24.77	21.85	18.50
门急诊药占比 /%	2.20	2.15	4.74	2.05	7.87	5.23	4.17
每住院人次费用 / 元	17 219.01	—	10 147.63	5 686.66	6 404.27	6 158.00	11 012.14
其中的药费 / 元	2 733.47	—	1 762.80	763.00	1 857.86	1 190.19	2 045.83
住院药占比 /%	15.87	—	17.37	13.42	29.01	19.33	18.58

图 1-76　2019 年抽样医疗机构每门急诊人次费用省际比较

图 1-77　2019 年抽样医疗机构每住院人次费用省际比较

六、2018—2019 年同样本医疗机构口腔质控数据比较

为了增强 2018 年和 2019 年数据的可比性,对 2 年数据进行筛选,保留同一医疗机构数据,最终全国 31 个省区市(香港特别行政区、澳门特别行政区、台湾省数据未统计)和新疆生产建设兵团的 1 520 家医疗机构纳入 2018—2019 年医疗服务与质量安全数据口腔门诊相关质控指标的比较分析;592 家医疗机构纳入 2018—2019 年医疗服务与质量安全数据口腔住院相关质控指标的比较分析。

(一)口腔门诊治疗相关指标比较

1. **门诊重点病种相关指标比较**　与 2018 年相比,2019 年 1 520 家医疗机构口腔门诊 10 个重点病种中,下颌阻生第三磨牙、牙列缺损、慢性根尖周炎 3 个重点病种平均就诊人次明显上升(图 1-78);各重点病种就诊人次占比没有明显变化(图 1-79)。

图 1-78　2018—2019 年 1 520 家医疗机构口腔门诊 10 个重点病种平均就诊人次比较

图 1-79　2018—2019 年 1 520 家医疗机构口腔门诊 10 个重点病种服务量构成比比较

2. **门诊重点技术相关指标比较**　与 2018 年相比,2019 年 1 520 家医疗机构口腔门诊 9 个重点技术中,9 个重点技术平均就诊人次均有上升(图 1-80),其中错𬌗畸形矫治术就诊人次占比明显上升(图 1-81)。

图 1-80　2018—2019 年 1 520 家医疗机构口腔门诊 9 个重点技术平均就诊人次比较

图 1-81　2018—2019 年 1 520 家医疗机构口腔门诊 9 个重点技术服务量构成比比较

3. **门诊患者安全类指标比较**　与 2018 年相比,2019 年 1 520 家医疗机构年门诊人次平均值由 39 017.58 人次上升至 41 406.18 人次,口腔门诊 7 类常见并发症平均发生人次由 48.97 人次下降至 48.05 人次(表 1-23),7 类常见并发症发生率由 0.13% 下降至 0.12%。

表 1-23　1 520 家医疗机构口腔门诊常见并发症在不同年份中的年平均发生人次比较

分类	质控指标	2019 年	2018 年	增量	变化趋势
门诊患者安全类指标	口腔软组织损伤	26.18	29.45	−3.27	↓
	门诊手术并发症	11.18	9.60	1.59	↑
	根管内器械分离(根管治疗断针)	8.20	7.10	1.10	↑
	种植体脱落	2.22	2.00	0.22	↑
	治疗牙位错误	0.15	0.60	−0.45	↓
	误吞或误吸异物	0.06	0.11	−0.05	↓
	拔牙错误	0.05	0.12	−0.06	↓
	合计	48.05	48.97	−0.92	↓

（二）口腔住院诊疗数据比较

1. **住院死亡类、重返类指标比较** 与 2018 年相比，2019 年 592 家医疗机构口腔住院患者住院死亡率、非医嘱离院率、住院患者出院后 31 天内非预期再住院率、术后 31 天内非计划重返手术室再次手术率下降（表 1-24）。

表 1-24 592 家医疗机构住院死亡类、重返类指标在不同年份中的年平均值（年发生率）比较

分类	质控指标	2019 年	2018 年	增量	增长比例 /%	变化趋势
住院死亡类指标	年平均出院患者 / 人	652.08	577.20	74.88	12.97	↑
	住院死亡率 /‰	0.13	0.20	−0.07	—	↓
	非医嘱离院率 /%	2.28	2.89	−0.61	—	↓
	年平均出院患者手术 / 人	489.59	471.27	18.32	3.89	↑
	手术患者住院死亡率 /‰	0.08	0.11	−0.04	—	↓
	手术患者非医嘱离院率 /%	1.44	1.88	−0.44	—	↓
	住院择期手术患者死亡率 /‰	0.06	0.06	0.00	—	—
重返类指标	住院患者出院后 31 天内非预期再住院率 /‰	2.86	3.75	−0.89	—	↓
	其中出院当天非预期再住院率 /‰	0.17	0.22	−0.05	—	↓
	其中出院 2~15 天内非预期再住院率 /‰	1.28	1.65	−0.37	—	↓
	其中出院 16~31 天内非预期再住院率 /‰	1.41	1.89	−0.48	—	↓
	术后 31 天内非计划重返手术室再次手术率 /‰	2.11	2.32	−0.21	—	↓
	其中术后 48 小时内非计划重返手术室再次手术率 /‰	1.11	1.18	−0.07	—	↓
	其中术后 3~31 天内非计划重返手术室再次手术率 /‰	1.00	1.14	−0.14	—	↓

2. **住院患者安全类指标比较** 与 2018 年相比，2019 年 592 家医疗机构出院患者人数平均值由 577.20 人次上升至 652.08 人次，口腔住院患者 8 类常见并发症平均发生人次由 7.01 人次上升至 7.22 人次，口腔住院患者 8 类常见并发症发生率由 1.21% 下降至 1.11%。与 2018 年相比，2019 年 592 家医疗机构出院手术患者人数平均值由 471.27 人次上升至 489.59 人次，口腔住院手术患者 9 类常见并发症平均发生人次由 3.72 人次上升至 3.98 人次，口腔住院手术患者 9 类常见并发症发生率由 0.79% 上升至 0.81%（表 1-25）。

表 1-25 592 家医疗机构口腔住院及手术患者常见并发症在不同年份中的年平均发生人次比较

分类		质控指标	2019 年	2018 年	增量	变化趋势
患者安全类指标	住院患者 8 类常见并发症	手术并发症	4.54	4.63	−0.09	↓
		各系统术后并发症例数（唾液腺瘘、下牙槽神经损伤、面神经损伤）	1.69	1.36	0.33	↑
		植入物的并发症（不包括脓毒血症）	0.32	0.41	−0.09	↓
		输注、输血反应	0.18	0.20	−0.02	↓
		住院患者发生压疮	0.19	0.11	0.08	↑
		移植的并发症（骨移植失败、皮肤移植失败）	0.16	0.13	0.03	↑
		麻醉并发症	0.13	0.15	−0.02	↓
		手术患者猝死（手术后 24 小时内死亡）	0.01	0.01	0.00	—
		合计	7.22	7.01	0.21	↑

续表

分类		质控指标	2019 年	2018 年	增量	变化趋势
患者安全类指标	手术患者9类常见并发症	手术后出血或血肿	1.23	1.17	0.06	↑
		与手术/操作相关感染	1.10	1.05	0.05	↑
		手术后呼吸道并发症	0.46	0.51	−0.05	↓
		手术伤口裂开	0.43	0.43	0.00	——
		手术后生理/代谢紊乱	0.40	0.30	0.10	↑
		手术后深静脉血栓	0.23	0.15	0.07	↑
		手术后肺栓塞	0.05	0.05	0.00	——
		手术后败血症	0.06	0.05	0.01	↑
		手术过程中异物遗留	0.02	0.00	0.02	↑
		合计	3.98	3.72	0.26	↑

3. **住院重点病种相关指标比较** 与 2018 年相比,2019 年 592 家医疗机构口腔住院 6 个重点病种中,除上颌骨骨折、牙颌面畸形外,其余 4 个重点病种平均出院患者例数均有上升(图 1-82);上颌骨骨折、牙颌面畸形患者例数占比下降(图 1-83);除牙颌面畸形、上颌骨骨折外,其余 4 个重点病种平均住院日均有下降(图 1-84);除上颌骨骨折外,其余 5 个重点病种平均住院费用均有上升(图 1-85)。

图 1-82　2018—2019 年 592 家医疗机构口腔住院 6 个重点病种平均出院患者例数比较

图 1-83　2018—2019 年 592 家医疗机构口腔住院 6 个重点病种服务量构成比比较

图 1-84　2018—2019 年 592 家医疗机构口腔住院 6 个重点病种平均住院日比较

图 1-85　2018—2019 年 592 家医疗机构口腔住院 6 个重点病种平均住院费用比较

4. **住院重点手术及操作相关指标比较**　与 2018 年相比,2019 年 592 家医疗机构口腔住院 7 个重点手术及操作中,除放射性粒子组织间植入术外,其余 6 个重点手术及操作平均手术例数均有上升(图 1-86);各重点手术及操作患者例数占比没有明显变化(图 1-87);7 个重点手术及操作平均住院日均有下降(图 1-88);舌癌扩大切除术 + 颈淋巴清扫术、口腔颌面部肿瘤切除整复术、腮腺肿物切除 + 面神经解剖术、唇裂修复术平均住院费用上升,游离腓骨复合组织瓣移植术、牙颌面畸形矫正术:上颌 Le Fort Ⅰ 型截骨术 + 双侧下颌升支劈开截骨术、放射性粒子组织间植入术平均住院费用下降(图 1-89)。

图 1-86　2018—2019 年 592 家医疗机构口腔住院 7 个重点手术及操作平均手术例数比较

图 1-87　2018—2019 年 592 家医疗机构口腔 7 个住院重点手术及操作服务量构成比比较

图 1-88　2018—2019 年 592 家医疗机构口腔住院 7 个重点手术及操作平均住院日比较

图 1-89　2018—2019 年 592 家医疗机构口腔住院 7 个重点手术及操作平均住院费用比较

5. 口腔住院部分单病种相关指标比较　与 2018 年相比,2019 年 592 家医疗机构口腔住院 5 大类 12 项单病种相关指标中,腮腺浅叶良性肿瘤术前术后诊断符合率、下颌骨骨折(不含髁突骨折)术后伤口感染发生率、先天性唇裂术后伤口延期愈合发生率、骨性Ⅲ类错𬌗畸形术后伤口感染发生率、骨性Ⅲ类错𬌗畸形术后咬合关系与术前设计符合率 5 个指标下降,腮腺浅叶良性肿瘤术后面神经麻痹发生率、腮腺浅叶良性肿瘤术后唾液腺瘘发生率、T3/T4 期初发口腔鳞状细胞癌病例构成比、游离 / 带蒂组织瓣技术在初发口腔鳞状细胞癌手术治疗中的应用率、游离 / 带蒂组织瓣移植成功率、下颌骨骨折(不含髁突骨折)术后咬合紊乱发生率、先天性腭裂术后伤口裂开及穿孔发生率 7 个指标上升(表 1-26)。

表 1-26　592 家医疗机构口腔住院部分单病种相关指标在不同年份中的发生率(或构成比)比较

单病种	质控指标	2019 年	2018 年	增量	变化趋势
腮腺浅叶良性肿瘤	腮腺浅叶良性肿瘤术前术后诊断符合率 /%	93.59	94.73	−1.14	↓
	腮腺浅叶良性肿瘤术后面神经麻痹发生率 /%	7.94	7.68	0.26	↑
	腮腺浅叶良性肿瘤术后唾液腺瘘发生率 /%	4.47	3.66	0.81	↑
口腔鳞状细胞癌	T3/T4 期初发口腔鳞状细胞癌病例构成比 /%	39.63	35.41	4.22	↑
	游离 / 带蒂组织瓣技术在初发口腔鳞状细胞癌手术治疗中的应用率 /%	51.00	47.44	3.56	↑
	游离 / 带蒂组织瓣移植成功率 /%	95.88	95.35	0.53	↑
下颌骨骨折(不含髁突骨折)	下颌骨骨折(不含髁突骨折)术后伤口感染发生率 /%	1.46	2.30	−0.84	↓
	下颌骨骨折(不含髁突骨折)术后咬合紊乱发生率 /%	3.22	3.00	0.22	↑
先天性唇腭裂	先天性唇裂术后伤口延期愈合发生率 /%	1.31	1.98	−0.67	↓
	先天性腭裂术后伤口裂开及穿孔发生率 /%	2.13	1.49	0.64	↑
骨性Ⅲ类错𬌗畸形	骨性Ⅲ类错𬌗畸形术后伤口感染发生率 /%	0.17	0.34	−0.17	↓
	骨性Ⅲ类错𬌗畸形术后咬合关系与术前设计符合率 /%	91.49	91.91	−0.42	↓

6. 口腔住院临床路径相关指标比较　与 2018 年相比,2019 年 592 家医疗机构口腔住院临床路径入径率、完成路径出院比率上升,完成路径比率下降(表 1-27)。

表 1-27　592 家医疗机构不同年份口腔住院临床路径相关指标比较

质控指标	2019 年	2018 年	增量	变化趋势
临床路径入径率 /%	25.89	23.42	2.47	↑
完成路径比率 /%	90.05	91.63	−1.58	↓
完成路径出院比率 /%	23.31	21.46	1.85	↑

(三)医院运行管理类指标比较

与 2018 年相比,2019 年口腔门诊 1 520 家(含住院 592 家)医疗机构中,实际开放牙椅(口腔综合治疗台)数、全院开展优质护理单元比例上升,实际开放床位(包括加床数据)、卫生技术人员占全院员工比下降;年门急诊人次、年门诊手术例数上升,年急诊人次占门急诊人次比例下降,年门诊手术例数占门诊人次比例上升;门急诊每椅位日均接诊人次、出院患者平均住院日、床位使用率、床位周转次数、平均病床工作日上升;每门急诊人次费用上升,门急诊药占比下降,每住院人次费用下降,住院药占比上升(表 1-28)。

表 1-28　门诊 1 520 家(含住院 592 家)医疗机构运行管理类指标在不同年份中的平均值比较

分类	质控指标	2019 年	2018 年	增量	增长比例 /%	变化趋势
资源配置	实际开放床位(包括加床数据)平均值 / 床	19.09	20.81	-1.72	-8.23	↓
	实际开放牙椅(口腔综合治疗台)数平均值 / 台	21.06	20.97	0.09	0.43	↑
	全院员工总数平均值 / 人	45.70	44.23	1.47	3.33	↑
	卫生技术人员数平均值 / 人	39.06	37.95	1.11	2.92	↑
	卫生技术人员占全院员工比 /%	85.47	85.81	-0.34	—	↓
	全院护理单元设置个数平均值	2.65	2.85	-0.20	-7.03	↓
	全院开展优质护理单元个数平均值	2.05	2.16	-0.11	-4.90	↓
	全院开展优质护理单元比例 /%	77.49	75.75	1.74	—	↑
工作负荷	年门诊人次平均值	41 406.18	39 017.58	2 388.60	6.12	↑
	年急诊人次平均值	1 235.45	1 376.79	-141.34	-10.27	↓
	年门急诊人次平均值	42 641.63	40 394.37	2 247.26	5.56	↑
	年急诊人次占门急诊人次比例 /%	2.90	3.41	-0.51	—	↓
	年门诊手术例数平均值	3 730.53	2 899.37	831.16	28.67	↑
	年门诊手术例数占门诊人次比例 /%	9.01	7.43	1.58	—	↑
工作效率	门急诊每椅位日均接诊人次	5.80	5.54	0.26	4.79	↑
	出院患者平均住院日 / 天	7.71	7.68	0.03	0.42	↑
	床位使用率 /%	68.71	63.64	5.07	—	↑
	床位周转次数	32.97	30.26	2.71	8.94	↑
	平均病床工作日 / 天	250.78	232.27	18.51	7.97	↑
患者负担	每门急诊人次费用 / 元	474.71	410.04	64.67	15.77	↑
	其中的药费 / 元	17.70	20.92	-3.22	-15.37	↓
	门急诊药占比 /%	3.73	5.10	-1.37	—	↓
	每住院人次费用 / 元	11 346.42	11 663.28	-316.84	-2.72	↓
	其中的药费 / 元	2 121.00	1 962.51	158.49	8.08	↑
	住院药占比 /%	18.69	16.83	1.86	—	↑

一、安　徽　省

（一）口腔门诊工作量统计

1. 2019 年重点病种工作量统计　在安徽省的 71 家医疗机构中，2019 年门诊共治疗 10 个重点病种患者 844 278 人次，按照平均就诊人次排序，排名前 5 位的病种依次为：慢性根尖周炎、下颌阻生第三磨牙、慢性牙周炎、急性牙髓炎、牙列缺损（表 2-1，图 2-1）。

表 2-1　2019 年安徽省口腔门诊 10 个重点病种在不同医疗机构中的年平均就诊人次比较

重点病种	三级	二级		二级以下		平均值（71 家）
	公立（2 家）	公立（9 家）	民营（3 家）	公立（50 家）	民营（7 家）	
慢性根尖周炎	23 337.00	3 222.56	326.67	1 884.98	263.43	2 433.10
下颌阻生第三磨牙	24 806.00	3 041.22	996.33	1 315.26	306.43	2 082.82
慢性牙周炎	27 971.50	2 231.33	857.33	1 244.56	310.57	2 014.07
急性牙髓炎	10 016.00	2 653.33	440.33	1 841.12	370.43	1 970.17
牙列缺损	10 311.00	2 112.67	2 048.33	1 201.14	247.71	1 515.10
错𬌗畸形	21 887.00	1 613.78	114.33	385.22	41.86	1 101.34
颞下颌关节紊乱病	1 955.50	342.33	170.00	210.46	42.29	258.04
牙列缺失	220.50	295.33	121.33	235.32	107.29	225.07
年轻恒牙牙外伤	1 453.00	219.00	76.67	136.34	33.43	171.24
口腔扁平苔藓	946.00	204.22	7.00	93.64	15.43	120.30
合计	122 903.50	15 935.78	5 158.33	8 548.04	1 738.86	11 891.24

注：根据门急诊实际开放牙椅数，参照口腔专科医疗机构门急诊牙椅数标准对所有医疗机构进行重新分类，其中牙椅 60 台以上比照三级分析，牙椅 20~59 台比照二级分析，牙椅 3~19 台比照二级以下分析。

图 2-1 2019 年安徽省口腔门诊 10 个重点病种患者人次构成比

2. 2019 年重点技术工作量统计 在安徽省的 71 家医疗机构中, 2019 年门诊 9 个重点技术患者服务总量 900 795 人次, 按照平均就诊人次排序, 排名前 5 位的技术依次为: 根管治疗术、阻生牙拔除术、错𬌗畸形矫治术、牙周洁治术、烤瓷冠修复技术 (表 2-2, 图 2-2)。

表 2-2 2019 年安徽省口腔门诊 9 个重点技术在不同医疗机构中的年平均就诊人次比较

| 重点技术 | 三级 | 二级 | | 二级以下 | | 平均值 |
	公立 (2 家)	公立 (9 家)	民营 (3 家)	公立 (50 家)	民营 (7 家)	(71 家)
根管治疗术	45 408.50	5 560.89	1 787.67	3 011.02	669.57	4 246.00
阻生牙拔除术	19 535.00	3 341.11	908.33	1 414.56	247.00	2 032.70
错𬌗畸形矫治术	37 608.00	2 304.22	180.67	434.78	44.71	1 669.69
牙周洁治术	19 341.00	1 884.56	1 122.33	1 099.30	348.00	1 639.59
烤瓷冠修复技术	9 652.50	1 516.89	752.00	1 037.16	252.57	1 251.25
慢性牙周炎系统治疗	18 987.00	1 315.78	83.33	224.06	11.86	864.11
可摘局部义齿修复技术	5 036.50	1 082.00	1 290.33	503.62	106.43	698.70
全口义齿修复技术	585.00	237.00	578.00	112.36	44.00	154.41
种植体植入术	1 446.00	349.89	327.33	43.14	15.14	130.79
合计	157 599.50	17 592.33	7 030.00	7 880.00	1 739.29	12 687.25

注: 根据门急诊实际开放牙椅数, 参照口腔专科医疗机构门急诊牙椅数标准对所有医疗机构进行重新分类, 其中牙椅 60 台以上比照三级分析, 牙椅 20~59 台比照二级分析, 牙椅 3~19 台比照二级以下分析。

图 2-2　2019 年安徽省口腔门诊 9 个重点技术患者人次构成比

3. **患者安全类数据统计**　在安徽省的 71 家医疗机构中,2019 年门诊患者 2 230 363 人次,门诊 7 类常见并发症共发生 3 611 例次,总体发生率为 0.16%。按照平均发生数量排序,排名前 5 位的并发症依次为:门诊手术并发症、口腔软组织损伤、根管内器械分离(根管治疗断针)、种植体脱落、治疗牙位错误(表 2-3)。口腔门诊 7 类常见并发症构成比如图 2-3 所示。

表 2-3　2019 年安徽省口腔门诊 7 类常见并发症在每家医疗机构的年平均发生人次比较

| 常见并发症 | 三级 | 二级 | | 二级以下 | | 平均值 |
	公立(2 家)	公立(9 家)	民营(3 家)	公立(50 家)	民营(7 家)	(71 家)
门诊手术并发症	71.00	12.56	1.67	31.76	3.57	26.38
口腔软组织损伤	8.00	13.11	0.00	19.48	1.14	15.72
根管内器械分离(根管治疗断针)	7.00	18.11	6.67	6.04	2.29	7.25
种植体脱落	18.50	1.56	7.67	0.44	0.29	1.38
治疗牙位错误	0.00	0.00	1.67	0.00	0.00	0.07
误吞或误吸异物	0.50	0.00	0.33	0.02	0.00	0.04
拔牙错误	0.00	0.11	0.00	0.00	0.00	0.01
合计	105.00	45.44	18.00	57.74	7.29	50.86

图 2-3　2019 年安徽省口腔门诊 7 类常见并发症构成比

4. 口腔门诊部分单病种相关指标　在安徽省的 71 家医疗机构中,口腔门诊根管治疗 5 项单病种相关指标如表 2-4 所示。

表 2-4　2019 年安徽省口腔门诊部分单病种相关指标在不同医疗机构中的平均值比较

| 质控指标 | 三级 | 二级 | | 二级以下 | | 平均值 |
	公立 (2 家)	公立 (9 家)	民营 (3 家)	公立 (50 家)	民营 (7 家)	(71 家)
根管治疗患牙术前拍摄 X 线根尖片的百分比 /%	98.66	95.68	100.00	78.11	69.31	83.46
根管再治疗患牙术前拍摄 X 线根尖片的百分比 /%	99.62	98.45	100.00	87.02	97.82	95.75
橡皮障隔离术在根管治疗中的使用率 /%	53.82	46.44	28.74	15.55	2.00	25.09
根管治疗患牙根管充填临床合格率 /%	98.39	95.60	89.10	80.65	79.70	86.12
根管再治疗患牙根管充填临床合格率 /%	90.34	92.72	95.23	65.82	74.55	73.37

(二) 口腔住院医疗质量数据统计

1. 2019 年重点病种数据统计　在安徽省的 43 家医疗机构中,2019 年住院共治疗 6 个重点病种患者 3 861 例。按照平均出院患者例数排序,排名前 3 位的病种依次为:腮腺良性肿瘤、口腔颌面部间隙感染、上颌骨骨折。其中舌癌平均住院日最长,口腔颌面部间隙感染平均住院日最短。上颌骨骨折平均住院费用最高,口腔颌面部间隙感染平均住院费用最低(表 2-5)。

表 2-5　2019 年安徽省口腔住院 6 个重点病种的 3 项质控指标年平均值比较

重点病种	平均出院患者例数	平均住院日 / 天	平均住院费用 / 元
腮腺良性肿瘤	28.49	9.20	9 791.93
口腔颌面部间隙感染	27.44	7.84	5 329.17
上颌骨骨折	13.09	10.74	19 758.83
舌癌	10.05	14.93	17 889.58
牙颌面畸形	9.93	9.44	12 639.28
先天性唇裂	0.79	7.90	6 955.25

2. 2019 年重点手术及操作数据统计　在安徽省的 43 家医疗机构中,2019 年住院共治疗 7 个重点手术及操作患者 2 356 例。按照平均手术例数排序,排名前 3 位的手术及操作依次为:腮腺肿物切除 + 面神经解剖术、口腔颌面部肿瘤切除整复术、舌癌扩大切除术 + 颈淋巴清扫术。其中游离腓骨复合组织瓣移植术平均住院日最长,唇裂修复术平均住院日最短。游离腓骨复合组织瓣移植术平均住院费用最高,唇裂修复术平均住院费用最低(表 2-6)。

表 2-6　2019 年安徽省口腔住院 7 个重点手术及操作的 3 项质控指标年平均值比较

重点手术及操作	平均手术例数	平均住院日 / 天	平均住院费用 / 元
腮腺肿物切除 + 面神经解剖术	35.47	9.80	10 322.80
口腔颌面部肿瘤切除整复术	10.60	14.55	21 725.51
舌癌扩大切除术 + 颈淋巴清扫术	5.77	16.81	29 860.68
牙颌面畸形矫正术:上颌 Le Fort Ⅰ型截骨术 + 双侧下颌升支劈开截骨术	1.28	10.11	40 699.61

续表

重点手术及操作	平均手术例数	平均住院日/天	平均住院费用/元
游离腓骨复合组织瓣移植术	1.12	20.08	54 593.58
唇裂修复术	0.37	7.78	7 370.19
放射性粒子组织间植入术	0.19	9.13	34 029.13

3. 口腔住院部分单病种相关指标　在安徽省的 43 家医疗机构中,口腔住院 5 大类 12 项单病种相关指标如表 2-7 所示。

表 2-7　2019 年安徽省口腔住院部分单病种相关指标在不同医疗机构中的发生率(或构成比)比较

单病种	质控指标	平均值
腮腺浅叶良性肿瘤	腮腺浅叶良性肿瘤术前术后诊断符合率 /%	93.83
	腮腺浅叶良性肿瘤术后面神经麻痹发生率 /%	3.02
	腮腺浅叶良性肿瘤术后唾液腺瘘发生率 /%	1.71
口腔鳞状细胞癌	T3/T4 期初发口腔鳞状细胞癌病例构成比 /%	32.40
	游离 / 带蒂组织瓣技术在初发口腔鳞状细胞癌手术治疗中的应用率 /%	55.20
	游离 / 带蒂组织瓣移植成功率 /%	74.78
下颌骨骨折 (不含髁突骨折)	下颌骨骨折(不含髁突骨折)术后伤口感染发生率 /%	0.99
	下颌骨骨折(不含髁突骨折)术后咬合紊乱发生率 /%	10.84
先天性唇腭裂	先天性唇裂术后伤口延期愈合发生率 /%	0.00
	先天性腭裂术后伤口裂开及穿孔发生率 /%	2.86
骨性Ⅲ类错𬌗畸形	骨性Ⅲ类错𬌗畸形术后伤口感染发生率 /%	0.00
	骨性Ⅲ类错𬌗畸形术后咬合关系与术前设计符合率 /%	85.71

(三) 2018—2019 年医疗质量数据比较

1. 口腔门诊医疗质量数据比较(表 2-8,表 2-9)

表 2-8　安徽省 36 家医疗机构口腔门诊重点病种、重点技术在不同年份中的年服务量构成比比较

分类	质控指标	2019 年 /%	2018 年 /%	增量 /%	变化趋势
门诊重点病种	慢性根尖周炎	20.61	21.02	−0.41	↓
	慢性牙周炎	17.97	23.17	−5.20	↓
	下颌阻生第三磨牙	19.15	15.67	3.48	↑
	急性牙髓炎	15.48	14.72	0.76	↑
	牙列缺损	11.12	11.48	−0.36	↓
	错𬌗畸形	9.90	7.29	2.61	↑
	颞下颌关节紊乱病	2.17	1.77	0.40	↑
	牙列缺失	1.22	2.23	−1.01	↓
	年轻恒牙牙外伤	1.33	1.69	−0.36	↓
	口腔扁平苔藓	1.05	0.96	0.09	↑

续表

分类	质控指标	2019 年 /%	2018 年 /%	增量 /%	变化趋势
门诊重点技术	根管治疗术	32.15	33.97	−1.82	↓
	阻生牙拔除术	16.22	19.02	−2.80	↓
	牙周洁治术	13.14	17.34	−4.20	↓
	错𬌗畸形矫治术	14.66	4.17	10.49	↑
	烤瓷冠修复技术	9.00	10.00	−1.00	↓
	慢性牙周炎系统治疗	8.28	7.07	1.21	↑
	可摘局部义齿修复技术	4.62	5.79	−1.17	↓
	种植体植入术	1.10	1.28	−0.18	↓
	全口义齿修复技术	0.83	1.36	−0.53	↓

表 2-9　安徽省 36 家医疗机构口腔门诊常见并发症在不同年份中的年平均发生人次比较

分类	质控指标	2019 年	2018 年	增量	变化趋势
门诊患者安全类指标	门诊手术并发症	34.53	9.39	25.14	↑
	口腔软组织损伤	12.08	9.14	2.94	↑
	根管内器械分离（根管治疗断针）	11.06	8.61	2.45	↑
	种植体脱落	2.25	1.25	1.00	↑
	治疗牙位错误	0.14	2.36	−2.22	↓
	拔牙错误	0.03	0.08	−0.05	↓
	误吞或误吸异物	0.03	0.00	0.03	↑
	合计	60.11	30.83	29.28	↑

2. 口腔住院医疗质量数据比较（表 2-10，表 2-11）

表 2-10　安徽省 21 家医疗机构口腔住院重点病种、重点手术及操作在不同年份中的年服务量构成比比较

分类	质控指标	2019 年 /%	2018 年 /%	增量 /%	变化趋势
住院重点病种	腮腺良性肿瘤	31.85	35.43	−3.58	↓
	口腔颌面部间隙感染	25.77	38.24	−12.47	↓
	舌癌	13.20	12.68	0.52	↑
	上颌骨骨折	13.68	10.75	2.93	↑
	牙颌面畸形	14.47	1.74	12.73	↑
	先天性唇裂	1.04	1.16	−0.12	↓
住院重点手术及操作	腮腺肿物切除 + 面神经解剖术	60.73	52.89	7.84	↑
	口腔颌面部肿瘤切除整复术	22.25	16.55	5.70	↑
	舌癌扩大切除术 + 颈淋巴清扫术	11.75	16.24	−4.49	↓
	唇裂修复术	0.70	10.25	−9.55	↓
	游离腓骨复合组织瓣移植术	2.39	3.25	−0.86	↓
	牙颌面畸形矫正术：上颌 Le Fort Ⅰ型截骨术 + 双侧下颌升支劈开截骨术	1.79	0.51	1.28	↑
	放射性粒子组织间植入术	0.40	0.30	0.10	↑

表 2-11　安徽省 21 家医疗机构口腔住院部分单病种相关指标在不同年份中的发生率（或构成比）比较

单病种	质控指标	2019 年	2018 年	增量	变化趋势
腮腺浅叶良性肿瘤	腮腺浅叶良性肿瘤术前术后诊断符合率 /%	93.14	88.13	5.01	↑
	腮腺浅叶良性肿瘤术后面神经麻痹发生率 /%	3.66	15.87	−12.21	↓
	腮腺浅叶良性肿瘤术后唾液腺瘘发生率 /%	1.83	4.98	−3.15	↓
口腔鳞状细胞癌	T3/T4 期初发口腔鳞状细胞癌病例构成比 /%	32.84	29.44	3.40	↑
	游离 / 带蒂组织瓣技术在初发口腔鳞状细胞癌手术治疗中的应用率 /%	59.33	57.34	1.99	↑
	游离 / 带蒂组织瓣移植成功率 /%	73.99	90.35	−16.36	↓
下颌骨骨折（不含髁突骨折）	下颌骨骨折（不含髁突骨折）术后伤口感染发生率 /%	0.95	1.92	−0.97	↓
	下颌骨骨折（不含髁突骨折）术后咬合紊乱发生率 /%	13.02	5.29	7.73	↑
先天性唇腭裂	先天性唇裂术后伤口延期愈合发生率 /%	0.00	7.69	−7.69	↓
	先天性腭裂术后伤口裂开及穿孔发生率 /%	2.99	0.00	2.99	↑
骨性 Ⅲ 类错𬌗畸形	骨性 Ⅲ 类错𬌗畸形术后伤口感染发生率 /%	0.00	0.00	0.00	—
	骨性 Ⅲ 类错𬌗畸形术后咬合关系与术前设计符合率 /%	83.33	0.00	83.33	↑

二、北　京　市

（一）口腔门诊工作量统计

1. 2019 年重点病种工作量统计　在北京市的 66 家医疗机构中，2019 年门诊共治疗 10 个重点病种患者 2 153 400 人次，按照平均就诊人次排序，排名前 5 位的病种依次为：慢性牙周炎、牙列缺损、慢性根尖周炎、下颌阻生第三磨牙、急性牙髓炎（表 2-12，图 2-4）。

表 2-12　2019 年北京市口腔门诊 10 个重点病种在不同医疗机构中的年平均就诊人次比较

重点病种	三级		二级		二级以下		平均值（66 家）
	公立（5 家）	民营（1 家）	公立（16 家）	民营（4 家）	公立（35 家）	民营（5 家）	
慢性牙周炎	86 977.60	16 399.00	6 854.81	9 077.50	2 734.54	3 214.40	10 743.26
牙列缺损	45 022.60	3 186.00	3 406.63	2 469.25	1 412.69	897.00	5 251.68
慢性根尖周炎	26 072.60	6 001.00	5 539.56	3 726.50	2 303.97	1 682.20	4 984.14
下颌阻生第三磨牙	35 764.60	4 059.00	5 258.06	2 980.50	1 312.23	710.20	4 975.94
急性牙髓炎	11 863.60	859.00	3 574.19	1 024.50	1 548.57	764.60	2 719.47
错𬌗畸形	26 149.60	3 562.00	1 562.13	648.00	232.17	763.00	2 633.89

续表

重点病种	三级		二级		二级以下		平均值 (66家)
	公立 (5家)	民营 (1家)	公立 (16家)	民营 (4家)	公立 (35家)	民营 (5家)	
牙列缺失	4 051.00	252.00	423.88	352.50	152.97	156.80	527.83
口腔扁平苔藓	4 441.40	4.00	270.88	15.75	43.86	0.00	426.41
颞下颌关节紊乱病	1 276.80	2.00	326.75	27.50	64.91	43.60	215.36
年轻恒牙牙外伤	614.60	0.00	178.06	483.25	49.63	52.20	149.29
合计	242 234.40	34 324.00	27 394.94	20 805.25	9 855.54	8 284.00	32 627.27

注：根据门急诊实际开放牙椅数，参照口腔专科医疗机构门急诊牙椅数标准对所有医疗机构进行重新分类，其中牙椅60台以上比照三级分析，牙椅20~59台比照二级分析，牙椅3~19台比照二级以下分析。

图 2-4　2019 年北京市口腔门诊 10 个重点病种患者人次构成比

2. 2019 年重点技术工作量统计　在北京市的 66 家医疗机构中，2019 年门诊 9 个重点技术患者服务总量 2 340 598 人次，按照平均就诊人次排序，排名前 5 位的技术依次为：根管治疗术、牙周洁治术、阻生牙拔除术、错𬌗畸形矫治术、慢性牙周炎系统治疗（表 2-13，图 2-5）。

表 2-13　2019 年北京市口腔门诊 9 个重点技术在不同医疗机构中的年平均就诊人次比较

重点技术	三级		二级		二级以下		平均值 (66家)
	公立 (5家)	民营 (1家)	公立 (16家)	民营 (4家)	公立 (35家)	民营 (5家)	
根管治疗术	37 682.80	11 767.00	11 323.00	11 643.50	5 002.34	2 848.20	9 352.21
牙周洁治术	45 548.60	17 908.00	4 688.06	4 263.50	1 776.89	2 595.40	6 255.79
阻生牙拔除术	44 536.40	5 245.00	5 788.94	2 512.25	1 238.54	979.80	5 740.11
错𬌗畸形矫治术	52 305.20	13 495.00	2 226.13	955.00	324.80	4 070.60	5 245.15
慢性牙周炎系统治疗	34 804.60	16 399.00	3 121.19	2 992.75	404.09	1 915.20	4 182.59
烤瓷冠修复技术	11 363.20	4 948.00	2 541.31	2 471.00	749.06	374.80	2 127.27
可摘局部义齿修复技术	10 691.80	1 122.00	1 630.63	1 513.00	651.94	521.60	1 699.23

续表

重点技术	三级		二级		二级以下		平均值 (66家)
	公立 (5家)	民营 (1家)	公立 (16家)	民营 (4家)	公立 (35家)	民营 (5家)	
种植体植入术	4 133.40	757.00	260.06	244.00	50.51	341.00	455.06
全口义齿修复技术	3 410.00	73.00	249.56	185.75	131.91	66.60	406.20
合计	244 476.00	71 714.00	31 828.88	26 780.75	10 330.09	13 713.20	35 463.61

注：根据门急诊实际开放牙椅数，参照口腔专科医疗机构门急诊牙椅数标准对所有医疗机构进行重新分类，其中牙椅60台以上比照三级分析，牙椅20~59台比照二级分析，牙椅3~19台比照二级以下分析。

图 2-5　2019 年北京市口腔门诊 9 个重点技术患者人次构成比

3. 患者安全类数据统计　在北京市的 66 家医疗机构中，2019 年门诊患者 5 156 125 人次，门诊 7 类常见并发症共发生 3 551 例次，总体发生率为 0.07%。按照平均发生数量排序，排名前 5 位的并发症依次为：口腔软组织损伤、门诊手术并发症、根管内器械分离（根管治疗断针）、种植体脱落、误吞或误吸异物（表 2-14）。口腔门诊 7 类常见并发症构成比如图 2-6 所示。

表 2-14　2019 年北京市口腔门诊 7 类常见并发症在每家医疗机构的年平均发生人次比较

常见并发症	三级		二级		二级以下		平均值 (66家)
	公立 (5家)	民营 (1家)	公立 (16家)	民营 (4家)	公立 (35家)	民营 (5家)	
口腔软组织损伤	4.00	1.00	123.75	1.00	3.31	0.40	32.17
门诊手术并发症	30.80	0.00	11.19	4.75	13.89	4.60	13.05
根管内器械分离（根管治疗断针）	4.40	5.00	7.75	3.50	5.97	1.00	5.74
种植体脱落	7.00	0.00	3.81	1.50	0.91	8.00	2.64
误吞或误吸异物	0.80	1.00	0.13	0.00	0.03	0.60	0.17
拔牙错误	0.00	0.00	0.00	0.00	0.00	0.40	0.03
治疗牙位错误	0.20	0.00	0.00	0.00	0.00	0.00	0.02
合计	47.20	7.00	146.63	10.75	24.11	15.00	53.80

图 2-6　2019 年北京市口腔门诊 7 类常见并发症构成比

4. **口腔门诊部分单病种相关指标**　在北京市的 66 家医疗机构中,口腔门诊根管治疗 5 项单病种相关指标如表 2-15 所示。

表 2-15　2019 年北京市口腔门诊部分单病种相关指标在不同医疗机构中的平均值比较

质控指标	三级		二级		二级以下		平均值 (66 家)
	公立 (5 家)	民营 (1 家)	公立 (16 家)	民营 (4 家)	公立 (35 家)	民营 (5 家)	
根管治疗患牙术前拍摄 X 线根尖片的百分比 /%	98.74	99.22	98.11	64.29	95.43	92.85	94.95
根管再治疗患牙术前拍摄 X 线根尖片的百分比 /%	99.38	100.00	95.92	18.78	98.24	94.75	96.84
橡皮障隔离术在根管治疗中的使用率 /%	75.10	33.97	39.93	19.01	4.38	48.32	28.60
根管治疗患牙根管充填临床合格率 /%	95.34	97.41	96.89	65.93	91.51	97.00	92.85
根管再治疗患牙根管充填临床合格率 /%	96.42	95.00	89.67	98.78	98.26	80.43	94.57

(二)口腔住院医疗质量数据统计

1. **2019 年重点病种数据统计**　在北京市的 15 家医疗机构中,2019 年住院共治疗 6 个重点病种患者 3 476 例。按照平均出院患者例数排序,排名前 3 位的病种依次为:牙颌面畸形、腮腺良性肿瘤、先天性唇裂。其中舌癌平均住院日最长,口腔颌面部间隙感染平均住院日最短。牙颌面畸形平均住院费用最高,口腔颌面部间隙感染平均住院费用最低(表 2-16)。

表 2-16　2019 年北京市口腔住院 6 个重点病种的 3 项质控指标年平均值比较

重点病种	平均出院患者例数	平均住院日 / 天	平均住院费用 / 元
牙颌面畸形	70.53	9.62	46 812.42
腮腺良性肿瘤	60.33	6.24	10 815.87
先天性唇裂	49.00	7.73	10 618.40
舌癌	34.13	11.73	35 670.36
口腔颌面部间隙感染	9.33	6.07	8 016.01
上颌骨骨折	8.40	7.67	18 900.38

2. **2019 年重点手术及操作数据统计** 在北京市的 15 家医疗机构中,2019 年住院共治疗 7 个重点手术及操作患者 4 617 例。按照平均手术例数排序,排名前 3 位的手术及操作依次为:口腔颌面部肿瘤切除整复术、腮腺肿物切除 + 面神经解剖术、牙颌面畸形矫正术:上颌 Le Fort Ⅰ 型截骨术 + 双侧下颌升支劈开截骨术。其中游离腓骨复合组织瓣移植术平均住院日最长,放射性粒子组织间植入术平均住院日最短。游离腓骨复合组织瓣移植术平均住院费用最高,唇裂修复术平均住院费用最低(表 2-17)。

表 2-17 2019 年北京市口腔住院 7 个重点手术及操作的 3 项质控指标年平均值比较

重点手术及操作	平均手术例数	平均住院日 / 天	平均住院费用 / 元
口腔颌面部肿瘤切除整复术	81.80	13.81	55 511.38
腮腺肿物切除 + 面神经解剖术	58.67	6.38	11 573.43
牙颌面畸形矫正术:上颌 Le Fort Ⅰ 型截骨术 + 双侧下颌升支劈开截骨术	52.40	10.27	54 693.93
游离腓骨复合组织瓣移植术	38.93	15.81	64 165.29
唇裂修复术	36.40	7.69	11 361.05
舌癌扩大切除术 + 颈淋巴清扫术	27.00	13.78	45 610.81
放射性粒子组织间植入术	12.60	4.90	25 719.41

3. **口腔住院部分单病种相关指标** 在北京市的 15 家医疗机构中,口腔住院 5 大类 12 项单病种相关指标如表 2-18 所示。

表 2-18 2019 年北京市口腔住院部分单病种相关指标在不同医疗机构中的发生率(或构成比)比较

单病种	质控指标	平均值
腮腺浅叶良性肿瘤	腮腺浅叶良性肿瘤术前术后诊断符合率 /%	97.63
	腮腺浅叶良性肿瘤术后面神经麻痹发生率 /%	7.89
	腮腺浅叶良性肿瘤术后唾液腺瘘发生率 /%	0.00
口腔鳞状细胞癌	T3/T4 期初发口腔鳞状细胞癌病例构成比 /%	33.88
	游离 / 带蒂组织瓣技术在初发口腔鳞状细胞癌手术治疗中的应用率 /%	52.06
	游离 / 带蒂组织瓣移植成功率 /%	90.34
下颌骨骨折(不含髁突骨折)	下颌骨骨折(不含髁突骨折)术后伤口感染发生率 /%	2.72
	下颌骨骨折(不含髁突骨折)术后咬合紊乱发生率 /%	0.68
先天性唇腭裂	先天性唇裂术后伤口延期愈合发生率 /%	0.60
	先天性腭裂术后伤口裂开及穿孔发生率 /%	0.15
骨性Ⅲ类错𬌗畸形	骨性Ⅲ类错𬌗畸形术后伤口感染发生率 /%	0.00
	骨性Ⅲ类错𬌗畸形术后咬合关系与术前设计符合率 /%	100.00

（三）2018—2019 年医疗质量数据比较

1. 口腔门诊医疗质量数据比较（表 2-19，表 2-20）

表 2-19 北京市 39 家医疗机构口腔门诊重点病种、重点技术在不同年份中的年服务量构成比比较

分类	质控指标	2019 年 /%	2018 年 /%	增量 /%	变化趋势
门诊重点病种	慢性牙周炎	34.07	37.10	−3.03	↓
	牙列缺损	16.53	16.59	−0.06	↓
	下颌阻生第三磨牙	15.14	13.70	1.44	↑
	慢性根尖周炎	14.59	12.70	1.89	↑
	错𬌗畸形	8.36	8.91	−0.55	↓
	急性牙髓炎	7.16	5.98	1.18	↑
	口腔扁平苔藓	1.45	2.04	−0.59	↓
	牙列缺失	1.55	1.84	−0.29	↓
	颞下颌关节紊乱病	0.68	0.80	−0.12	↓
	年轻恒牙牙外伤	0.46	0.33	0.13	↑
门诊重点技术	根管治疗术	24.78	26.54	−1.76	↓
	牙周洁治术	17.74	20.64	−2.90	↓
	阻生牙拔除术	16.82	16.57	0.25	↑
	错𬌗畸形矫治术	15.35	9.63	5.72	↑
	慢性牙周炎系统治疗	12.45	11.89	0.56	↑
	烤瓷冠修复技术	5.76	5.39	0.37	↑
	可摘局部义齿修复技术	4.69	5.11	−0.42	↓
	种植体植入术	1.31	2.79	−1.48	↓
	全口义齿修复技术	1.10	1.45	−0.35	↓

表 2-20 北京市 39 家医疗机构口腔门诊常见并发症在不同年份中的年平均发生人次比较

分类	质控指标	2019 年	2018 年	增量	变化趋势
门诊患者安全类指标	口腔软组织损伤	29.13	12.36	16.77	↑
	门诊手术并发症	13.67	13.18	0.49	↑
	根管内器械分离（根管治疗断针）	7.79	7.33	0.46	↑
	种植体脱落	3.00	1.92	1.08	↑
	拔牙错误	0.03	0.54	−0.51	↓
	误吞或误吸异物	0.15	0.21	−0.06	↓
	治疗牙位错误	0.03	0.05	−0.02	↓
	合计	53.79	35.59	18.20	↑

2. 口腔住院医疗质量数据比较（表 2-21，表 2-22）

表 2-21 北京市 13 家医疗机构口腔住院重点病种、重点手术及操作在不同年份中的年服务量构成比比较

分类	质控指标	2019 年 /%	2018 年 /%	增量 /%	变化趋势
住院重点病种	牙颌面畸形	30.54	29.46	1.08	↑
	腮腺良性肿瘤	26.10	27.28	−1.18	↓
	先天性唇裂	21.22	22.60	−1.38	↓
	舌癌	14.78	14.06	0.72	↑
	口腔颌面部间隙感染	4.04	4.01	0.03	↑
	上颌骨骨折	3.32	2.59	0.73	↑
住院重点手术及操作	口腔颌面部肿瘤切除整复术	26.62	21.58	5.03	↑
	腮腺肿物切除 + 面神经解剖术	18.94	24.04	−5.10	↓
	牙颌面畸形矫正术：上颌 Le Fort Ⅰ 型截骨术 + 双侧下颌升支劈开截骨术	17.05	17.23	−0.18	↓
	唇裂修复术	11.84	13.95	−2.11	↓
	游离腓骨复合组织瓣移植术	12.67	9.34	3.33	↑
	舌癌扩大切除术 + 颈淋巴清扫术	8.79	8.21	0.58	↑
	放射性粒子组织间植入术	4.10	5.66	−1.56	↓

表 2-22 北京市 13 家医疗机构口腔住院部分单病种相关指标在不同年份中的发生率（或构成比）比较

单病种	质控指标	2019 年	2018 年	增量	变化趋势
腮腺浅叶良性肿瘤	腮腺浅叶良性肿瘤术前术后诊断符合率 /%	97.61	98.12	−0.51	↓
	腮腺浅叶良性肿瘤术后面神经麻痹发生率 /%	7.92	3.11	4.81	↑
	腮腺浅叶良性肿瘤术后唾液腺瘘发生率 /%	0.00	2.82	−2.82	↓
口腔鳞状细胞癌	T3/T4 期初发口腔鳞状细胞癌病例构成比 /%	33.88	24.58	9.30	↑
	游离 / 带蒂组织瓣技术在初发口腔鳞状细胞癌手术治疗中的应用率 /%	52.06	46.08	5.98	↑
	游离 / 带蒂组织瓣移植成功率 /%	90.34	91.79	−1.45	↓
下颌骨骨折（不含髁突骨折）	下颌骨骨折（不含髁突骨折）术后伤口感染发生率 /%	2.72	3.47	−0.75	↓
	下颌骨骨折（不含髁突骨折）术后咬合紊乱发生率 /%	0.68	0.00	0.68	↑
先天性唇腭裂	先天性唇裂术后伤口延期愈合发生率 /%	0.60	0.60	0.00	—
	先天性腭裂术后伤口裂开及穿孔发生率 /%	0.15	0.95	−0.80	↓
骨性Ⅲ类错𬌗畸形	骨性Ⅲ类错𬌗畸形术后伤口感染发生率 /%	0.00	0.43	−0.43	↓
	骨性Ⅲ类错𬌗畸形术后咬合关系与术前设计符合率 /%	100.00	100.00	0.00	—

三、重 庆 市

(一)口腔门诊工作量统计

1. **2019 年重点病种工作量统计**　在重庆市的 77 家医疗机构中,2019 年门诊共治疗 10 个重点病种患者 859 963 人次,按照平均就诊人次排序,排名前 5 位的病种依次为:下颌阻生第三磨牙、慢性牙周炎、牙列缺损、慢性根尖周炎、急性牙髓炎(表 2-23,图 2-7)。

表 2-23　2019 年重庆市口腔门诊 10 个重点病种在不同医疗机构中的年平均就诊人次比较

重点病种	三级	二级		二级以下		平均值
	公立(1 家)	公立(7 家)	民营(6 家)	公立(49 家)	民营(14 家)	(77 家)
下颌阻生第三磨牙	56 246.00	6 155.71	514.67	1 237.96	662.57	2 238.44
慢性牙周炎	73 360.00	2 908.57	1 225.17	1 000.00	300.36	2 003.58
牙列缺损	60 952.00	4 958.00	843.83	933.20	503.64	1 993.49
慢性根尖周炎	31 303.00	4 158.00	386.00	1 397.90	388.64	1 774.84
急性牙髓炎	2 304.00	2 827.57	363.17	1 467.20	368.00	1 315.86
错𬌗畸形	31 374.00	1 615.14	1 004.00	372.04	125.36	892.06
牙列缺失	2 679.00	2 505.71	277.83	249.69	130.71	466.90
颞下颌关节紊乱病	8 968.00	355.14	4.17	97.71	45.50	219.53
口腔扁平苔藓	7 989.00	364.86	3.17	56.63	26.07	177.95
年轻恒牙牙外伤	1 340.00	174.57	15.33	74.24	21.86	85.69
合计	276 515.00	26 023.29	4 637.33	6 886.59	2 572.71	11 168.35

注:根据门急诊实际开放牙椅数,参照口腔专科医疗机构门急诊牙椅数标准对所有医疗机构进行重新分类,其中牙椅 60 台以上比照三级分析,牙椅 20~59 台比照二级分析,牙椅 3~19 台比照二级以下分析。

图 2-7　2019 年重庆市口腔门诊 10 个重点病种患者人次构成比

2. **2019 年重点技术工作量统计**　在重庆市的 77 家医疗机构中,2019 年门诊 9 个重点技术患者服务总量 874 370 人次,按照平均就诊人次排序,排名前 5 位的技术依次为:根管治疗术、阻生牙拔除术、牙周洁治术、错𬌗畸形矫治术、烤瓷冠修复技术(表2-24,图2-8)。

表2-24　2019年重庆市口腔门诊9个重点技术在不同医疗机构中的年平均就诊人次比较

| 重点技术 | 三级 | 二级 | | 二级以下 | | 平均值 |
	公立(1家)	公立(7家)	民营(6家)	公立(49家)	民营(14家)	(77家)
根管治疗术	54 226.00	7 577.71	1 011.17	2 800.14	993.21	3 434.40
阻生牙拔除术	36 005.00	6 096.71	547.33	1 303.14	761.57	2 032.23
牙周洁治术	60 101.00	2 581.43	2 821.67	939.84	921.79	2 000.75
错𬌗畸形矫治术	25 437.00	4 836.86	1 068.33	785.45	296.57	1 407.06
烤瓷冠修复技术	17 579.00	3 042.71	416.17	614.61	442.07	1 008.83
慢性牙周炎系统治疗	25 666.00	855.71	757.50	217.67	116.50	629.84
可摘局部义齿修复技术	5 412.00	1 508.57	202.67	489.90	214.29	573.94
种植体植入术	5 323.00	244.14	418.83	48.35	107.21	174.22
全口义齿修复技术	715.00	269.14	48.33	72.37	58.29	94.17
合计	230 464.00	27 013.00	7 292.00	7 271.47	3 911.50	11 355.45

注:根据门急诊实际开放牙椅数,参照口腔专科医疗机构门急诊牙椅数标准对所有医疗机构进行重新分类,其中牙椅60台以上比照三级分析,牙椅20~59台比照二级分析,牙椅3~19台比照二级以下分析。

图2-8　2019年重庆市口腔门诊9个重点技术患者人次构成比

3. **患者安全类数据统计**　在重庆市的77家医疗机构中,2019年门诊患者2 604 568人次,门诊7类常见并发症共发生2 030例次,总体发生率为0.08%。按照平均发生数量排序,排名前5位的并发症依次为:口腔软组织损伤、门诊手术并发症、根管内器械分离(根管治疗断针)、种植体脱落、误吞或误吸异物(表2-25)。口腔门诊7类常见并发症构成比如图2-9所示。

表2-25　2019年重庆市口腔门诊7类常见并发症在每家医疗机构的年平均发生人次比较

| 常见并发症 | 三级 | 二级 | | 二级以下 | | 平均值 |
	公立(1家)	公立(7家)	民营(6家)	公立(49家)	民营(14家)	(77家)
口腔软组织损伤	35.00	3.29	1.83	14.82	2.14	10.71
门诊手术并发症	0.00	5.86	2.83	10.76	3.86	8.30
根管内器械分离(根管治疗断针)	46.00	3.29	2.50	4.67	3.57	4.71

续表

| 常见并发症 | 三级 | 二级 | | 二级以下 | | 平均值 |
	公立(1家)	公立(7家)	民营(6家)	公立(49家)	民营(14家)	(77家)
种植体脱落	86.00	1.43	4.67	0.67	1.86	2.38
误吞或误吸异物	1.00	0.14	0.17	0.16	0.00	0.14
拔牙错误	1.00	0.00	0.33	0.06	0.00	0.08
治疗牙位错误	1.00	0.00	0.33	0.00	0.00	0.04
合计	170.00	14.00	12.67	31.14	11.43	26.36

图 2-9　2019 年重庆市口腔门诊 7 类常见并发症构成比

4. 口腔门诊部分单病种相关指标　在重庆市的 77 家医疗机构中,口腔门诊根管治疗 5 项单病种相关指标如表 2-26 所示。

表 2-26　2019 年重庆市口腔门诊部分单病种相关指标在不同医疗机构中的平均值比较

| 质控指标 | 三级 | 二级 | | 二级以下 | | 平均值 |
	公立(1家)	公立(7家)	民营(6家)	公立(49家)	民营(14家)	(77家)
根管治疗患牙术前拍摄 X 线根尖片的百分比 /%	77.73	99.58	90.16	77.61	98.83	84.11
根管再治疗患牙术前拍摄 X 线根尖片的百分比 /%	94.06	99.50	99.49	75.26	97.71	88.37
橡皮障隔离术在根管治疗中的使用率 /%	5.07	16.11	53.35	9.63	22.87	11.06
根管治疗患牙根管充填临床合格率 /%	100.00	98.40	96.93	71.38	91.30	85.51
根管再治疗患牙根管充填临床合格率 /%	100.00	98.22	98.86	50.74	99.08	74.94

(二)口腔住院医疗质量数据统计

1. 2019 年重点病种数据统计　在重庆市的 16 家医疗机构中,2019 年住院共治疗 6 个重点病种患者 1 769 例。按照平均出院患者例数排序,排名前 3 位的病种依次为:口腔颌面部间隙感染、腮腺良性肿瘤、先天性唇裂。其中舌癌平均住院日最长，口腔颌面部间隙感染平均住院日最短。牙颌面畸形平均住院费用最高，口腔颌面部间隙感染平均住院费用最低（表 2-27）。

表 2-27　2019 年重庆市口腔住院 6 个重点病种的 3 项质控指标年平均值比较

重点病种	平均出院患者例数	平均住院日 / 天	平均住院费用 / 元
口腔颌面部间隙感染	41.94	6.97	6 106.59
腮腺良性肿瘤	26.44	10.19	15 368.65
先天性唇裂	13.69	7.65	8 313.56
上颌骨骨折	11.19	13.73	23 923.81
舌癌	9.25	14.27	21 019.83
牙颌面畸形	8.06	8.43	48 049.50

2. 2019 年重点手术及操作数据统计　在重庆市的 16 家医疗机构中，2019 年住院共治疗 7 个重点手术及操作患者 943 例。按照平均手术例数排序，排名前 3 位的手术及操作依次为腮腺肿物切除 + 面神经解剖术、唇裂修复术、口腔颌面部肿瘤切除整复术。其中游离腓骨复合组织瓣移植术平均住院日最长，唇裂修复术平均住院日最短。牙颌面畸形矫正术：上颌 Le Fort Ⅰ型截骨术 + 双侧下颌升支劈开截骨术平均住院费用最高，唇裂修复术平均住院费用最低（表 2-28）。

表 2-28　2019 年重庆市口腔住院 7 个重点手术及操作的 3 项质控指标年平均值比较

重点手术及操作	平均手术例数	平均住院日 / 天	平均住院费用 / 元
腮腺肿物切除 + 面神经解剖术	26.63	11.25	16 877.19
唇裂修复术	12.50	8.84	9 930.26
口腔颌面部肿瘤切除整复术	8.94	19.07	31 800.16
舌癌扩大切除术 + 颈淋巴清扫术	5.31	18.27	33 081.88
牙颌面畸形矫正术：上颌 Le Fort Ⅰ型截骨术 + 双侧下颌升支劈开截骨术	4.00	9.00	68 237.52
游离腓骨复合组织瓣移植术	1.31	23.36	60 246.52
放射性粒子组织间植入术	0.25	13.00	30 553.00

3. 口腔住院部分单病种相关指标　在重庆市的 16 家医疗机构中，口腔住院 5 大类 12 项单病种相关指标如表 2-29 所示。

表 2-29　2019 年重庆市口腔住院部分单病种相关指标在不同医疗机构中的发生率（或构成比）比较

单病种	质控指标	平均值
腮腺浅叶良性肿瘤	腮腺浅叶良性肿瘤术前术后诊断符合率 /%	98.73
	腮腺浅叶良性肿瘤术后面神经麻痹发生率 /%	12.81
	腮腺浅叶良性肿瘤术后唾液腺瘘发生率 /%	3.00
口腔鳞状细胞癌	T3/T4 期初发口腔鳞状细胞癌病例构成比 /%	46.98
	游离 / 带蒂组织瓣技术在初发口腔鳞状细胞癌手术治疗中的应用率 /%	45.37
	游离 / 带蒂组织瓣移植成功率 /%	96.24
下颌骨骨折	下颌骨骨折（不含髁突骨折）术后伤口感染发生率 /%	1.85
（不含髁突骨折）	下颌骨骨折（不含髁突骨折）术后咬合紊乱发生率 /%	1.85

续表

单病种	质控指标	平均值
先天性唇腭裂	先天性唇裂术后伤口延期愈合发生率 /%	1.90
	先天性腭裂术后伤口裂开及穿孔发生率 /%	2.90
骨性Ⅲ类错𬌗畸形	骨性Ⅲ类错𬌗畸形术后伤口感染发生率 /%	—
	骨性Ⅲ类错𬌗畸形术后咬合关系与术前设计符合率 /%	—

(三) 2018—2019 年医疗质量数据比较

1. 口腔门诊医疗质量数据比较(表 2-30,表 2-31)

表 2-30 重庆市 42 家医疗机构口腔门诊重点病种、重点技术在不同年份中的年服务量构成比比较

分类	质控指标	2019 年 /%	2018 年 /%	增量 /%	变化趋势
门诊重点病种	牙列缺损	19.44	19.08	0.36	↑
	慢性牙周炎	19.65	18.05	1.60	↑
	下颌阻生第三磨牙	20.52	16.17	4.35	↑
	慢性根尖周炎	14.13	12.60	1.53	↑
	错𬌗畸形	9.09	14.28	−5.19	↓
	急性牙髓炎	8.04	10.85	−2.81	↓
	牙列缺失	4.19	2.97	1.22	↑
	颞下颌关节紊乱病	2.18	2.09	0.08	↑
	口腔扁平苔藓	1.97	2.27	−0.30	↓
	年轻恒牙牙外伤	0.79	1.62	−0.83	↓
门诊重点技术	根管治疗术	27.98	37.03	−9.05	↓
	牙周洁治术	19.20	17.35	1.85	↑
	阻生牙拔除术	17.33	17.72	−0.39	↓
	错𬌗畸形矫治术	14.00	7.49	6.51	↑
	烤瓷冠修复技术	8.37	8.34	0.03	↑
	慢性牙周炎系统治疗	6.20	5.28	0.92	↑
	可摘局部义齿修复技术	4.64	4.38	0.26	↑
	种植体植入术	1.61	1.81	−0.20	↓
	全口义齿修复技术	0.67	0.61	0.06	↑

表 2-31 重庆市 42 家医疗机构口腔门诊常见并发症在不同年份中的年平均发生人次比较

分类	质控指标	2019 年	2018 年	增量	变化趋势
门诊患者安全类指标	门诊手术并发症	11.19	14.00	−2.81	↓
	口腔软组织损伤	18.86	4.88	13.98	↑
	根管内器械分离(根管治疗断针)	6.48	4.74	1.74	↑
	种植体脱落	3.62	1.86	1.76	↑
	误吞或误吸异物	0.24	0.21	0.03	↑
	治疗牙位错误	0.02	0.36	−0.34	↓
	拔牙错误	0.10	0.12	−0.02	↓
	合计	40.50	26.17	14.33	↑

2. 口腔住院医疗质量数据比较（表2-32，表2-33）

表2-32　重庆市12家医疗机构口腔住院重点病种、重点手术及操作在不同年份中的年服务量构成比比较

分类	质控指标	2019 年 /%	2018 年 /%	增量 /%	变化趋势
住院重点病种	口腔颌面部间隙感染	31.37	30.66	0.71	↑
	腮腺良性肿瘤	26.84	16.28	10.56	↑
	牙颌面畸形	9.34	29.82	−20.48	↓
	上颌骨骨折	14.23	13.84	0.39	↑
	舌癌	11.33	8.49	2.84	↑
	先天性唇裂	6.89	0.92	5.97	↑
住院重点手术及操作	腮腺肿物切除＋面神经解剖术	54.02	52.90	1.12	↑
	舌癌扩大切除术＋颈淋巴清扫术	10.84	16.99	−6.15	↓
	口腔颌面部肿瘤切除整复术	11.01	15.05	−4.04	↓
	牙颌面畸形矫正术：上颌 LeFort Ⅰ 型截骨术＋双侧下颌升支劈开截骨术	10.66	9.46	1.20	↑
	唇裂修复术	9.09	3.87	5.22	↑
	游离腓骨复合组织瓣移植术	3.67	1.29	2.38	↑
	放射性粒子组织间植入术	0.70	0.43	0.27	↑

表2-33　重庆市12家医疗机构口腔住院部分单病种相关指标在不同年份中的发生率（或构成比）比较

单病种	质控指标	2019 年	2018 年	增量	变化趋势
腮腺浅叶良性肿瘤	腮腺浅叶良性肿瘤术前术后诊断符合率 /%	98.25	95.38	2.87	↑
	腮腺浅叶良性肿瘤术后面神经麻痹发生率 /%	17.67	5.05	12.62	↑
	腮腺浅叶良性肿瘤术后唾液腺瘘发生率 /%	4.14	6.42	−2.28	↓
口腔鳞状细胞癌	T3/T4 期初发口腔鳞状细胞癌病例构成比 /%	50.00	48.54	1.46	↑
	游离／带蒂组织瓣技术在初发口腔鳞状细胞癌手术治疗中的应用率 /%	40.61	45.25	−4.64	↓
	游离／带蒂组织瓣移植成功率 /%	94.79	95.87	−1.08	↓
下颌骨骨折（不含髁突骨折）	下颌骨骨折（不含髁突骨折）术后伤口感染发生率 /%	2.24	3.05	−0.81	↓
	下颌骨骨折（不含髁突骨折）术后咬合紊乱发生率 /%	2.24	2.44	−0.20	↓
先天性唇腭裂	先天性唇裂术后伤口延期愈合发生率 /%	3.85	0.00	3.85	↑
	先天性腭裂术后伤口裂开及穿孔发生率 /%	3.13	4.00	−0.87	↓
骨性Ⅲ类错𬌗畸形	骨性Ⅲ类错𬌗畸形术后伤口感染发生率 /%	—	0.00	—	—
	骨性Ⅲ类错𬌗畸形术后咬合关系与术前设计符合率 /%	—	100.00	—	—

四、福　建　省

（一）口腔门诊工作量统计

1. **2019 年重点病种工作量统计**　在福建省的 84 家医疗机构中,2019 年门诊共治疗 10 个重点病种患者 663 117 人次,按照平均就诊人次排序,排名前 5 位的病种依次为:慢性根尖周炎、慢性牙周炎、牙列缺损、下颌阻生第三磨牙、急性牙髓炎(表 2-34,图 2-10)。

表 2-34　2019 年福建省口腔门诊 10 个重点病种在不同医疗机构中的年平均就诊人次比较

重点病种	三级	二级		二级以下		平均值
	公立(2 家)	公立(11 家)	民营(3 家)	公立(60 家)	民营(8 家)	(84 家)
慢性根尖周炎	23 459.00	2 921.27	171.33	1 109.22	287.75	1 766.92
慢性牙周炎	19 022.50	2 890.09	1 289.00	823.18	159.75	1 480.62
牙列缺损	23 050.00	2 085.91	1 287.67	487.67	163.88	1 231.89
下颌阻生第三磨牙	13 117.00	2 289.36	67.67	793.02	370.00	1 216.20
急性牙髓炎	6 231.00	1 688.91	547.00	941.58	164.25	1 077.26
错𬌗畸形	6 990.00	1 659.45	214.00	321.05	114.13	631.57
颞下颌关节紊乱病	4 381.50	296.73	4.33	51.78	21.13	182.33
牙列缺失	948.50	221.73	119.33	91.22	118.13	132.29
年轻恒牙牙外伤	1 015.00	148.09	14.00	73.50	25.88	99.02
口腔扁平苔藓	1 300.50	174.82	0.67	30.33	6.25	76.14
合计	99 515.00	14 376.36	3 715.00	4 722.55	1 431.13	7 894.25

注:根据门急诊实际开放牙椅数,参照口腔专科医疗机构门急诊牙椅数标准对所有医疗机构进行重新分类,其中牙椅 60 台以上比照三级分析,牙椅 20~59 台比照二级分析,牙椅 3~19 台比照二级以下分析。

图 2-10　2019 年福建省口腔门诊 10 个重点病种患者人次构成比

2. **2019 年重点技术工作量统计**　在福建省的 84 家医疗机构中,2019 年门诊 9 个重点技术患者服务总量 870 439 人次,按照平均就诊人次排序,排名前 5 位的技术依次为:根管治疗术、错𬌗畸形矫治术、阻生牙拔除术、牙周洁治术、烤瓷冠修复技术(表 2-35,图 2-11)。

表 2-35　2019 年福建省口腔门诊 9 个重点技术在不同医疗机构中的年平均就诊人次比较

| 重点技术 | 三级 | 二级 | | 二级以下 | | 平均值(84 家) |
	公立(2 家)	公立(11 家)	民营(3 家)	公立(60 家)	民营(8 家)	
根管治疗术	45 496.50	4 987.73	1 660.33	2 013.60	666.88	3 297.50
错𬌗畸形矫治术	50 732.00	2 505.18	267.33	348.45	96.38	1 803.58
阻生牙拔除术	20 265.50	3 035.09	660.00	939.00	422.38	1 614.48
牙周洁治术	21 904.50	2 561.18	2 753.67	840.02	337.00	1 587.38
烤瓷冠修复技术	8 177.00	2 282.18	1 838.00	493.28	94.25	920.51
慢性牙周炎系统治疗	13 144.00	1 717.45	618.33	177.08	78.63	693.92
可摘局部义齿修复技术	1 676.00	496.36	220.67	181.97	52.25	247.74
种植体植入术	3 592.00	219.27	121.33	26.25	43.00	141.42
全口义齿修复技术	206.00	86.00	79.33	45.20	47.88	55.85
合计	165 193.50	17 890.45	8 219.00	5 064.85	1 838.63	10 362.37

注:根据门急诊实际开放牙椅数,参照口腔专科医疗机构门急诊牙椅数标准对所有医疗机构进行重新分类,其中牙椅 60 台以上比照三级分析,牙椅 20~59 台比照二级分析,牙椅 3~19 台比照二级以下分析。

图 2-11　2019 年福建省口腔门诊 9 个重点技术患者人次构成比

3. **患者安全类数据统计**　在福建省的 84 家医疗机构中,2019 年门诊患者 2 066 591 人次,门诊 7 类常见并发症共发生 3 134 例次,总体发生率为 0.15%。按照平均发生数量排序,排名前 5 位的并发症依次为:口腔软组织损伤、门诊手术并发症、根管内器械分离(根管治疗断针)、种植体脱落、治疗牙位错误(表 2-36)。口腔门诊 7 类常见并发症构成比如图 2-12 所示。

表 2-36　2019 年福建省口腔门诊 7 类常见并发症在每家医疗机构的年平均发生人次比较

常见并发症	三级	二级		二级以下		平均值
	公立 （2 家）	公立 （11 家）	民营 （3 家）	公立 （60 家）	民营 （8 家）	（84 家）
口腔软组织损伤	4.00	52.27	0.33	21.00	5.38	22.46
门诊手术并发症	2.50	16.91	0.00	8.37	3.13	8.55
根管内器械分离（根管治疗断针）	5.00	7.45	0.67	4.35	2.50	4.46
种植体脱落	19.50	5.27	1.67	0.35	0.38	1.50
治疗牙位错误	0.00	1.82	0.00	0.03	0.00	0.26
误吞或误吸异物	1.00	0.00	0.00	0.02	0.00	0.04
拔牙错误	0.00	0.18	0.00	0.02	0.00	0.04
合计	32.00	83.91	2.67	34.13	11.38	37.31

图 2-12　2019 年福建省口腔门诊 7 类常见并发症构成比

4. 口腔门诊部分单病种相关指标　在福建省的 84 家医疗机构中，口腔门诊根管治疗 5 项单病种相关指标如表 2-37 所示。

表 2-37　2019 年福建省口腔门诊部分单病种相关指标在不同医疗机构中的平均值比较

质控指标	三级	二级		二级以下		平均值
	公立 （2 家）	公立 （11 家）	民营 （3 家）	公立 （60 家）	民营 （8 家）	（84 家）
根管治疗患牙术前拍摄 X 线根尖片的百分比 /%	100.00	99.55	94.36	88.23	98.43	93.40
根管再治疗患牙术前拍摄 X 线根尖片的百分比 /%	100.00	99.98	90.93	88.32	83.44	95.37
橡皮障隔离术在根管治疗中的使用率 /%	15.62	63.72	78.62	17.38	92.37	32.12
根管治疗患牙根管充填临床合格率 /%	99.56	97.57	98.74	92.66	98.04	95.42
根管再治疗患牙根管充填临床合格率 /%	99.57	90.94	98.19	79.67	91.82	90.76

（二）口腔住院医疗质量数据统计

1. **2019 年重点病种数据统计** 在福建省的 24 家医疗机构中,2019 年住院共治疗 6 个重点病种患者 2 338 例。按照平均出院患者例数排序,排名前 3 位的病种依次为:腮腺良性肿瘤、口腔颌面部间隙感染、上颌骨骨折。其中舌癌平均住院日最长,先天性唇裂平均住院日最短。牙颌面畸形平均住院费用最高,先天性唇裂平均住院费用最低(表 2-38)。

表 2-38 2019 年福建省口腔住院 6 个重点病种的 3 项质控指标年平均值比较

重点病种	平均出院患者例数	平均住院日 / 天	平均住院费用 / 元
腮腺良性肿瘤	39.67	7.48	12 682.61
口腔颌面部间隙感染	20.46	7.82	7 295.33
上颌骨骨折	14.79	10.17	23 680.16
舌癌	14.54	13.61	36 357.07
先天性唇裂	4.17	4.33	7 076.37
牙颌面畸形	3.79	10.58	38 753.86

2. **2019 年重点手术及操作数据统计** 在福建省的 24 家医疗机构中,2019 年住院共治疗 7 个重点手术及操作患者 2 023 例。按照平均手术例数排序,排名前 3 位的手术及操作依次为腮腺肿物切除 + 面神经解剖术、口腔颌面部肿瘤切除整复术、舌癌扩大切除术 + 颈淋巴清扫术。其中游离腓骨复合组织瓣移植术平均住院日最长,放射性粒子组织间植入术平均住院日最短。游离腓骨复合组织瓣移植术平均住院费用最高,唇裂修复术平均住院费用最低(表 2-39)。

表 2-39 2019 年福建省口腔住院 7 个重点手术及操作的 3 项质控指标年平均值比较

重点手术及操作	平均手术例数	平均住院日 / 天	平均住院费用 / 元
腮腺肿物切除 + 面神经解剖术	45.58	8.57	14 983.85
口腔颌面部肿瘤切除整复术	14.50	12.02	52 610.44
舌癌扩大切除术 + 颈淋巴清扫术	11.75	13.47	33 112.39
游离腓骨复合组织瓣移植术	6.83	19.19	79 712.89
唇裂修复术	4.46	5.09	7 597.86
牙颌面畸形矫正术:上颌 Le Fort Ⅰ型截骨术 + 双侧下颌升支劈开截骨术	1.13	10.51	74 817.00
放射性粒子组织间植入术	0.04	5.00	36 472.00

3. **口腔住院部分单病种相关指标** 在福建省的 24 家医疗机构中,口腔住院 5 大类 12 项单病种相关指标如表 2-40 所示。

表 2-40 2019 年福建省口腔住院部分单病种相关指标在不同医疗机构中的发生率(或构成比)比较

单病种	质控指标	平均值
腮腺浅叶良性肿瘤	腮腺浅叶良性肿瘤术前术后诊断符合率 /%	97.61
	腮腺浅叶良性肿瘤术后面神经麻痹发生率 /%	5.76
	腮腺浅叶良性肿瘤术后唾液腺瘘发生率 /%	4.68

续表

单病种	质控指标	平均值
口腔鳞状细胞癌	T3/T4 期初发口腔鳞状细胞癌病例构成比 /%	44.62
	游离/带蒂组织瓣技术在初发口腔鳞状细胞癌手术治疗中的应用率 /%	55.93
	游离/带蒂组织瓣移植成功率 /%	96.80
下颌骨骨折	下颌骨骨折（不含髁突骨折）术后伤口感染发生率 /%	1.06
（不含髁突骨折）	下颌骨骨折（不含髁突骨折）术后咬合紊乱发生率 /%	1.06
先天性唇腭裂	先天性唇裂术后伤口延期愈合发生率 /%	0.96
	先天性腭裂术后伤口裂开及穿孔发生率 /%	5.02
骨性Ⅲ类错𬌗畸形	骨性Ⅲ类错𬌗畸形术后伤口感染发生率 /%	0.11
	骨性Ⅲ类错𬌗畸形术后咬合关系与术前设计符合率 /%	100.00

（三）2018—2019 年医疗质量数据比较

1. 口腔门诊医疗质量数据比较（表 2-41，表 2-42）

表 2-41　福建省 43 家医疗机构口腔门诊重点病种、重点技术在不同年份中的年服务量构成比比较

分类	质控指标	2019 年 /%	2018 年 /%	增量 /%	变化趋势
门诊重点病种	慢性牙周炎	22.60	19.89	2.71	↑
	慢性根尖周炎	20.27	20.43	−0.16	↓
	下颌阻生第三磨牙	16.96	14.33	2.63	↑
	错𬌗畸形	9.39	16.27	−6.88	↓
	牙列缺损	12.77	11.74	1.03	↑
	急性牙髓炎	12.15	11.62	0.53	↑
	牙列缺失	1.60	2.41	−0.81	↓
	颞下颌关节紊乱病	2.12	1.42	0.70	↑
	口腔扁平苔藓	1.20	0.83	0.37	↑
	年轻恒牙牙外伤	0.94	1.06	−0.12	↓
门诊重点技术	根管治疗术	32.30	32.53	−0.23	↓
	阻生牙拔除术	17.37	18.61	−1.24	↓
	牙周洁治术	15.19	16.88	−1.69	↓
	错𬌗畸形矫治术	14.63	11.26	3.37	↑
	慢性牙周炎系统治疗	8.57	7.75	0.82	↑
	烤瓷冠修复技术	7.59	7.95	−0.36	↓
	可摘局部义齿修复技术	2.38	2.92	−0.54	↓
	种植体植入术	1.46	1.57	−0.11	↓
	全口义齿修复技术	0.50	0.53	−0.03	↓

表 2-42　福建省 43 家医疗机构口腔门诊常见并发症在不同年份中的年平均发生人次比较

分类	质控指标	2019 年	2018 年	增量	变化趋势
门诊患者安全类指标	口腔软组织损伤	39.77	51.23	−11.46	↓
	门诊手术并发症	12.21	8.67	3.54	↑
	根管内器械分离（根管治疗断针）	5.74	4.65	1.09	↑
	种植体脱落	1.51	1.42	0.09	↑
	治疗牙位错误	0.47	0.19	0.28	↑
	误吞或误吸异物	0.02	0.05	−0.03	↓
	拔牙错误	0.07	0.00	0.07	↑
	合计	59.79	66.21	−6.42	↓

2. 口腔住院医疗质量数据比较（表 2-43，表 2-44）

表 2-43　福建省 17 家医疗机构口腔住院重点病种、重点手术及操作在不同年份中的年服务量构成比比较

分类	质控指标	2019 年 /%	2018 年 /%	增量 /%	变化趋势
住院重点病种	腮腺良性肿瘤	41.75	35.48	6.27	↑
	口腔颌面部间隙感染	18.20	16.10	2.10	↑
	舌癌	16.20	12.63	3.57	↑
	上颌骨骨折	14.99	12.73	2.26	↑
	先天性唇裂	4.82	18.71	−13.89	↓
	牙颌面畸形	4.04	4.35	−0.31	↓
住院重点手术及操作	腮腺肿物切除 + 面神经解剖术	52.39	46.88	5.51	↑
	口腔颌面部肿瘤切除整复术	17.95	24.06	−6.11	↓
	舌癌扩大切除术 + 颈淋巴清扫术	14.26	13.22	1.04	↑
	游离腓骨复合组织瓣移植术	8.53	8.42	0.11	↑
	唇裂修复术	5.41	4.11	1.30	↑
	牙颌面畸形矫正术：上颌 Le Fort Ⅰ 型截骨术 + 双侧下颌升支劈开截骨术	1.40	2.56	−1.16	↓
	放射性粒子组织间植入术	0.05	0.75	−0.70	↓

表 2-44　福建省 17 家医疗机构口腔住院部分单病种相关指标在不同年份中的发生率（或构成比）比较

单病种	质控指标	2019 年	2018 年	增量	变化趋势
腮腺浅叶良性肿瘤	腮腺浅叶良性肿瘤术前术后诊断符合率 /%	97.86	97.96	−0.10	↓
	腮腺浅叶良性肿瘤术后面神经麻痹发生率 /%	6.23	4.41	1.82	↑
	腮腺浅叶良性肿瘤术后唾液腺瘘发生率 /%	4.91	3.53	1.38	↑

续表

单病种	质控指标	2019 年	2018 年	增量	变化趋势
口腔鳞状细胞癌	T3/T4 期初发口腔鳞状细胞癌病例构成比 /%	45.00	61.56	−16.56	↓
	游离 / 带蒂组织瓣技术在初发口腔鳞状细胞癌手术治疗中的应用率 /%	55.18	55.06	0.12	↑
	游离 / 带蒂组织瓣移植成功率 /%	96.38	97.98	−1.60	↓
下颌骨骨折（不含髁突骨折）	下颌骨骨折（不含髁突骨折）术后伤口感染发生率 /%	1.11	0.78	0.33	↑
	下颌骨骨折（不含髁突骨折）术后咬合紊乱发生率 /%	1.11	0.78	0.33	↑
先天性唇腭裂	先天性唇裂术后伤口延期愈合发生率 /%	0.99	0.00	0.99	↑
	先天性腭裂术后伤口裂开及穿孔发生率 /%	5.06	0.95	4.11	↑
骨性Ⅲ类错𬌗畸形	骨性Ⅲ类错𬌗畸形术后伤口感染发生率 /%	0.11	0.00	0.11	↑
	骨性Ⅲ类错𬌗畸形术后咬合关系与术前设计符合率 /%	100.00	27.91	72.09	↑

五、甘 肃 省

（一）口腔门诊工作量统计

1. **2019 年重点病种工作量统计** 在甘肃省的 37 家医疗机构中，2019 年门诊共治疗 10 个重点病种患者 213 764 人次，按照平均就诊人次排序，排名前 5 位的病种依次为：慢性根尖周炎、急性牙髓炎、慢性牙周炎、牙列缺损、下颌阻生第三磨牙（表 2-45，图 2-13）。

表 2-45 2019 年甘肃省口腔门诊 10 个重点病种在不同医疗机构中的年平均就诊人次比较

重点病种	三级 公立（1 家）	二级 公立（4 家）	二级以下 公立（31 家）	二级以下 民营（1 家）	平均值（37 家）
慢性根尖周炎	6 782.00	972.75	1 283.84	220.00	1 370.05
急性牙髓炎	2 237.00	956.00	1 062.48	310.00	1 062.38
慢性牙周炎	7 081.00	404.00	951.87	164.00	1 037.00
牙列缺损	3 740.00	1 260.50	796.42	108.00	907.54
下颌阻生第三磨牙	3 829.00	715.75	515.39	82.00	614.89
错𬌗畸形	4 157.00	719.50	159.94	63.00	325.84
牙列缺失	953.00	235.25	185.58	96.00	209.27
年轻恒牙牙外伤	684.00	173.00	82.39	14.00	106.59
颞下颌关节紊乱病	767.00	100.50	70.48	10.00	90.92
口腔扁平苔藓	232.00	44.50	49.61	10.00	52.92
合计	30 462.00	5 581.75	5 158.00	1 077.00	5 777.41

注：根据门急诊实际开放牙椅数，参照口腔专科医疗机构门急诊牙椅数标准对所有医疗机构进行重新分类，其中牙椅 60 台以上比照三级分析，牙椅 20~59 台比照二级分析，牙椅 3~19 台比照二级以下分析。

图 2-13 2019 年甘肃省口腔门诊 10 个重点
病种患者人次构成比

2. **2019 年重点技术工作量统计** 在甘肃省的 37 家医疗机构中,2019 年门诊 9 个重点技术患者服务总量 226 051 人次,按照平均就诊人次排序,排名前 5 位的技术依次为:根管治疗术、错𬌗畸形矫治术、牙周洁治术、阻生牙拔除术、烤瓷冠修复技术(表 2-46,图 2-14)。

表 2-46 2019 年甘肃省口腔门诊 9 个重点技术在不同医疗机构中的年平均就诊人次比较

| 重点技术 | 三级 | 二级 | 二级以下 | | 平均值 |
	公立 (1 家)	公立 (4 家)	公立 (31 家)	民营 (1 家)	(37 家)
根管治疗术	14 908.00	2 040.75	1 988.48	70.00	2 291.46
错𬌗畸形矫治术	21 596.00	1 025.00	330.48	63.00	973.08
牙周洁治术	9 085.00	1 302.25	608.32	96.00	898.59
阻生牙拔除术	6 865.00	504.25	442.61	72.00	612.84
烤瓷冠修复技术	1 552.00	459.00	429.26	400.00	462.03
可摘局部义齿修复技术	2 169.00	539.00	318.77	142.00	387.81
慢性牙周炎系统治疗	3 280.00	293.50	223.45	83.00	309.84
全口义齿修复技术	941.00	114.75	91.13	91.00	116.65
种植体植入术	536.00	101.25	37.90	0.00	57.19
合计	60 932.00	6 379.75	4 470.42	1 017.00	6 109.49

注:根据门急诊实际开放牙椅数,参照口腔专科医疗机构门急诊牙椅数标准对所有医疗机构进行重新分类,其中牙椅 60 台以上比照三级分析,牙椅 20~59 台比照二级分析,牙椅 3~19 台比照二级以下分析。

图 2-14 2019 年甘肃省口腔门诊 9 个重点技术患者人次构成比

3. **患者安全类数据统计** 在甘肃省的 37 家医疗机构中,2019 年门诊患者 668 125 人次,门诊 7 类常见并发症共发生 831 例次,总体发生率为 0.12%。按照平均发生数量排序,排名前 5 位的并发症依次为:门诊手术并发症、根管内器械分离(根管治疗断针)、口腔软组织损伤、种植体脱落、治疗牙位错误(表 2-47)。口腔门诊 7 类常见并发症构成比如图 2-15 所示。

表 2-47 2019 年甘肃省口腔门诊 7 类常见并发症在每家医疗机构的年平均发生人次比较

常见并发症	三级	二级	二级以下		平均值
	公立(1 家)	公立(4 家)	公立(31 家)	民营(1 家)	(37 家)
门诊手术并发症	21.00	0.75	15.42	0.00	13.57
根管内器械分离(根管治疗断针)	19.00	4.00	6.45	0.00	6.35
口腔软组织损伤	0.00	0.50	1.26	7.00	1.30
种植体脱落	5.00	1.00	1.00	0.00	1.08
治疗牙位错误	0.00	0.00	0.10	0.00	0.08
误吞或误吸异物	0.00	0.00	0.10	0.00	0.08
拔牙错误	0.00	0.00	0.00	0.00	0.00
合计	45.00	6.25	24.32	7.00	22.46

图 2-15 2019 年甘肃省口腔门诊 7 类常见并发症构成比

4. 口腔门诊部分单病种相关指标　在甘肃省的 37 家医疗机构中,口腔门诊根管治疗 5 项单病种相关指标如表 2-48 所示。

表 2-48　2019 年甘肃省口腔门诊部分单病种相关指标在不同医疗机构中的平均值比较

| 质控指标 | 三级 | 二级 | 二级以下 | | 平均值 |
	公立(1 家)	公立(4 家)	公立(31 家)	民营(1 家)	(37 家)
根管治疗患牙术前拍摄 X 线根尖片的百分比 /%	95.02	100.00	83.51	100.00	87.01
根管再治疗患牙术前拍摄 X 线根尖片的百分比 /%	99.80	100.00	82.94	—	85.44
橡皮障隔离术在根管治疗中的使用率 /%	52.90	40.70	28.58	100.00	32.91
根管治疗患牙根管充填临床合格率 /%	97.39	95.00	86.45	100.00	88.44
根管再治疗患牙根管充填临床合格率 /%	98.44	95.67	92.33	—	92.76

(二)口腔住院医疗质量数据统计

1. 2019 年重点病种数据统计　在甘肃省的 13 家医疗机构中,2019 年住院共治疗 6 个重点病种患者 1 515 例。按照平均出院患者例数排序,排名前 3 位的病种依次为:口腔颌面部间隙感染、腮腺良性肿瘤、上颌骨骨折。其中舌癌平均住院日最长,牙颌面畸形平均住院日最短。上颌骨骨折平均住院费用最高,口腔颌面部间隙感染平均住院费用最低(表 2-49)。

表 2-49　2019 年甘肃省口腔住院 6 个重点病种的 3 项质控指标年平均值比较

重点病种	平均出院患者例数	平均住院日 / 天	平均住院费用 / 元
口腔颌面部间隙感染	38.31	9.67	7 801.80
腮腺良性肿瘤	33.46	7.89	15 866.60
上颌骨骨折	31.38	9.00	49 946.69
先天性唇裂	9.92	7.35	10 476.14
舌癌	3.00	14.47	34 402.68
牙颌面畸形	0.46	5.78	19 854.28

2. 2019 年重点手术及操作数据统计　在甘肃省的 13 家医疗机构中,2019 年住院共治疗 7 个重点手术及操作患者 786 例。按照平均手术例数排序,排名前 3 位的手术及操作依次为:腮腺肿物切除 + 面神经解剖术、唇裂修复术、口腔颌面部肿瘤切除整复术。其中游离腓骨复合组织瓣移植术平均住院日最长,牙颌面畸形矫正术:上颌 Le Fort Ⅰ 型截骨术 + 双侧下颌升支劈开截骨术平均住院日最短。游离腓骨复合组织瓣移植术平均住院费用最高,唇裂修复术平均住院费用最低(表 2-50)。

表 2-50　2019 年甘肃省口腔住院 7 个重点手术及操作的 3 项质控指标年平均值比较

重点手术及操作	平均手术例数	平均住院日 / 天	平均住院费用 / 元
腮腺肿物切除 + 面神经解剖术	43.92	8.92	18 112.64
唇裂修复术	6.69	6.15	10 585.15
口腔颌面部肿瘤切除整复术	5.31	10.10	23 742.59
舌癌扩大切除术 + 颈淋巴清扫术	3.38	13.63	40 668.84

续表

重点手术及操作	平均手术例数	平均住院日/天	平均住院费用/元
游离腓骨复合组织瓣移植术	0.92	18.72	51 497.28
牙颌面畸形矫正术：上颌 Le Fort Ⅰ型截骨术＋双侧下颌升支劈开截骨术	0.15	6.00	32 283.87
放射性粒子组织间植入术	0.08	10.00	42 461.77

3. **口腔住院部分单病种相关指标**　在甘肃省的 13 家医疗机构中，口腔住院 5 大类 12 项单病种相关指标如表 2-51 所示。

表 2-51　2019 年甘肃省口腔住院部分单病种相关指标在不同医疗机构中的发生率（或构成比）比较

单病种	质控指标	平均值
腮腺浅叶良性肿瘤	腮腺浅叶良性肿瘤术前术后诊断符合率/%	93.47
	腮腺浅叶良性肿瘤术后面神经麻痹发生率/%	3.40
	腮腺浅叶良性肿瘤术后唾液腺瘘发生率/%	2.27
口腔鳞状细胞癌	T3/T4 期初发口腔鳞状细胞癌病例构成比/%	45.92
	游离/带蒂组织瓣技术在初发口腔鳞状细胞癌手术治疗中的应用率/%	35.71
	游离/带蒂组织瓣移植成功率/%	90.91
下颌骨骨折（不含髁突骨折）	下颌骨骨折（不含髁突骨折）术后伤口感染发生率/%	0.00
	下颌骨骨折（不含髁突骨折）术后咬合紊乱发生率/%	1.41
先天性唇腭裂	先天性唇裂术后伤口延期愈合发生率/%	0.00
	先天性腭裂术后伤口裂开及穿孔发生率/%	1.94
骨性Ⅲ类错𬌗畸形	骨性Ⅲ类错𬌗畸形术后伤口感染发生率/%	0.00
	骨性Ⅲ类错𬌗畸形术后咬合关系与术前设计符合率/%	25.00

（三）2018—2019 年医疗质量数据比较

1. **口腔门诊医疗质量数据比较**（表 2-52，表 2-53）

表 2-52　甘肃省 21 家医疗机构口腔门诊重点病种、重点技术在不同年份中的年服务量构成比比较

分类	质控指标	2019 年/%	2018 年/%	增量/%	变化趋势
门诊重点病种	慢性根尖周炎	20.16	20.83	−0.67	↓
	慢性牙周炎	20.88	14.61	6.27	↑
	急性牙髓炎	16.99	14.98	2.01	↑
	错𬌗畸形	6.08	19.54	−13.46	↓
	牙列缺损	15.80	11.17	4.63	↑
	下颌阻生第三磨牙	12.06	10.01	2.05	↑
	牙列缺失	3.66	4.11	−0.45	↓
	颞下颌关节紊乱病	1.97	1.52	0.45	↑
	口腔扁平苔藓	1.01	1.84	−0.83	↓
	年轻恒牙牙外伤	1.38	1.39	−0.01	↓

续表

分类	质控指标	2019 年 /%	2018 年 /%	增量 /%	变化趋势
门诊重点技术	根管治疗术	33.57	35.86	−2.29	↓
	错𬌗畸形矫治术	19.16	17.81	1.35	↑
	牙周洁治术	14.01	12.67	1.34	↑
	阻生牙拔除术	10.79	9.77	1.02	↑
	烤瓷冠修复技术	7.65	9.32	−1.67	↓
	可摘局部义齿修复技术	6.86	5.78	1.08	↑
	慢性牙周炎系统治疗	5.24	6.64	−1.40	↓
	全口义齿修复技术	1.71	1.64	0.07	↑
	种植体植入术	1.01	0.52	0.49	↑

表 2-53　甘肃省 21 家医疗机构口腔门诊常见并发症在不同年份中的年平均发生人次比较

分类	质控指标	2019 年	2018 年	增量	变化趋势
门诊患者安全类指标	门诊手术并发症	19.95	5.71	14.24	↑
	根管内器械分离（根管治疗断针）	9.90	5.29	4.61	↑
	种植体脱落	1.57	0.86	0.71	↑
	口腔软组织损伤	1.24	1.00	0.24	↑
	治疗牙位错误	0.10	0.67	−0.57	↓
	误吞或误吸异物	0.05	0.14	−0.09	↓
	拔牙错误	0.00	0.00	0.00	—
	合计	32.81	13.67	19.14	↑

2. 口腔住院医疗质量数据比较（表 2-54，表 2-55）

表 2-54　甘肃省 7 家医疗机构口腔住院重点病种、重点手术及操作在不同年份中的年服务量构成比比较

分类	质控指标	2019 年 /%	2018 年 /%	增量 /%	变化趋势
住院重点病种	腮腺良性肿瘤	36.15	22.70	13.45	↑
	上颌骨骨折	33.19	19.03	14.16	↑
	口腔颌面部间隙感染	17.44	40.90	−23.46	↓
	先天性唇裂	10.04	7.35	2.69	↑
	舌癌	2.96	4.67	−1.71	↓
	牙颌面畸形	0.21	5.34	−5.13	↓
住院重点手术及操作	腮腺肿物切除＋面神经解剖术	71.67	45.11	26.56	↑
	唇裂修复术	14.16	13.91	0.25	↑
	口腔颌面部肿瘤切除整复术	2.79	24.44	−21.65	↓
	舌癌扩大切除术＋颈淋巴清扫术	9.23	10.53	−1.30	↓
	游离腓骨复合组织瓣移植术	1.93	4.89	−2.96	↓
	牙颌面畸形矫正术：上颌 Le Fort Ⅰ型截骨术＋双侧下颌升支劈开截骨术	0.21	1.13	−0.92	↓
	放射性粒子组织间植入术	0.00	0.00	0.00	—

表 2-55　甘肃省 7 家医疗机构口腔住院部分单病种相关指标在不同年份中的发生率（或构成比）比较

单病种	质控指标	2019 年	2018 年	增量	变化趋势
腮腺浅叶良性肿瘤	腮腺浅叶良性肿瘤术前术后诊断符合率 /%	96.76	89.57	7.19	↑
	腮腺浅叶良性肿瘤术后面神经麻痹发生率 /%	3.56	5.00	−1.44	↓
	腮腺浅叶良性肿瘤术后唾液腺瘘发生率 /%	2.27	6.06	−3.79	↓
口腔鳞状细胞癌	T3/T4 期初发口腔鳞状细胞癌病例构成比 /%	21.95	22.64	−0.69	↓
	游离 / 带蒂组织瓣技术在初发口腔鳞状细胞癌手术治疗中的应用率 /%	80.56	23.08	57.48	↑
	游离 / 带蒂组织瓣移植成功率 /%	90.00	77.78	12.22	↑
下颌骨骨折（不含髁突骨折）	下颌骨骨折（不含髁突骨折）术后伤口感染发生率 /%	0.00	1.75	−1.75	↓
	下颌骨骨折（不含髁突骨折）术后咬合紊乱发生率 /%	3.26	0.61	2.65	↑
先天性唇腭裂	先天性唇裂术后伤口延期愈合发生率 /%	0.00	2.86	−2.86	↓
	先天性腭裂术后伤口裂开及穿孔发生率 /%	2.60	1.79	0.81	↑
骨性Ⅲ类错𬌗畸形	骨性Ⅲ类错𬌗畸形术后伤口感染发生率 /%	0.00	9.09	−9.09	↓
	骨性Ⅲ类错𬌗畸形术后咬合关系与术前设计符合率 /%	100.00	78.79	21.21	↑

六、广　东　省

（一）口腔门诊工作量统计

1. **2019 年重点病种工作量统计**　在广东省的 240 家医疗机构中，2019 年门诊共治疗 10 个重点病种患者 3 581 049 人次，按照平均就诊人次排序，排名前 5 位的病种依次为：慢性根尖周炎、慢性牙周炎、下颌阻生第三磨牙、急性牙髓炎、牙列缺损（表 2-56，图 2-16）。

表 2-56　2019 年广东省口腔门诊 10 个重点病种在不同医疗机构中的年平均就诊人次比较

重点病种	三级		二级		二级以下		平均值（240 家）
	公立（7 家）	民营（1 家）	公立（41 家）	民营（8 家）	公立（163 家）	民营（20 家）	
慢性根尖周炎	17 945.43	488.00	5 464.12	1 348.75	2 001.30	844.20	2 933.42
慢性牙周炎	44 568.57	590.00	3 459.34	1 655.25	1 267.02	616.85	2 860.45
下颌阻生第三磨牙	22 037.86	1 237.00	4 088.88	1 735.13	1 769.93	608.05	2 657.03
急性牙髓炎	7 663.71	238.00	3 585.88	1 248.25	1 745.48	551.30	2 110.13
牙列缺损	22 369.57	4 201.00	2 756.00	1 818.50	1 005.13	456.15	1 922.05
错𬌗畸形	24 946.71	1 217.00	3 319.85	538.75	325.93	381.10	1 570.90
牙列缺失	1 828.57	271.00	387.29	1 449.63	264.19	90.10	355.88

续表

| 重点病种 | 三级 | | 二级 | | 二级以下 | | 平均值 |
	公立 (7家)	民营 (1家)	公立 (41家)	民营 (8家)	公立 (163家)	民营 (20家)	(240家)
颞下颌关节紊乱病	2 500.29	0.00	547.27	74.50	117.65	47.40	252.75
口腔扁平苔藓	1 870.71	0.00	269.32	16.38	51.18	22.95	137.79
年轻恒牙牙外伤	373.57	0.00	262.98	38.13	89.47	33.50	120.65
合计	146 105.00	8 242.00	24 140.93	9 923.25	8 637.28	3 651.60	14 921.04

注:根据门急诊实际开放牙椅数,参照口腔专科医疗机构门急诊牙椅数标准对所有医疗机构进行重新分类,其中牙椅60台以上比照三级分析,牙椅20~59台比照二级分析,牙椅3~19台比照二级以下分析。

图 2-16　2019 年广东省口腔门诊 10 个重点病种患者人次构成比

2. 2019 年重点技术工作量统计　在广东省的 240 家医疗机构中,2019 年门诊 9 个重点技术患者服务总量 3 628 008 人次,按照平均就诊人次排序,排名前 5 位的技术依次为:根管治疗术、阻生牙拔除术、牙周洁治术、错𬌗畸形矫治术、烤瓷冠修复技术(表 2-57,图 2-17)。

表 2-57　2019 年广东省口腔门诊 9 个重点技术在不同医疗机构中的年平均就诊人次比较

| 重点技术 | 三级 | | 二级 | | 二级以下 | | 平均值 |
	公立 (7家)	民营 (1家)	公立 (41家)	民营 (8家)	公立 (163家)	民营 (20家)	(240家)
根管治疗术	24 144.71	726.00	9 499.02	2 916.50	3 431.39	1 280.50	4 864.40
阻生牙拔除术	24 684.29	713.00	4 723.73	1 422.75	1 646.67	549.40	2 741.48
牙周洁治术	28 286.71	2 067.00	3 654.56	2 728.38	1 105.28	876.45	2 372.61
错𬌗畸形矫治术	26 298.29	22 785.00	3 889.90	920.63	410.76	329.20	1 863.59
烤瓷冠修复技术	10 804.57	2 408.00	2 182.68	2 019.88	752.07	507.20	1 318.42
慢性牙周炎系统治疗	24 762.57	417.00	1 266.80	477.75	322.69	209.65	1 192.95
可摘局部义齿修复技术	3 325.86	257.00	788.32	332.50	314.28	77.95	463.77

续表

重点技术	三级		二级		二级以下		平均值 (240 家)
	公立 (7 家)	民营 (1 家)	公立 (41 家)	民营 (8 家)	公立 (163 家)	民营 (20 家)	
种植体植入术	2 843.57	1 807.00	388.37	314.13	46.72	124.00	209.35
全口义齿修复技术	341.00	5.00	133.80	50.25	77.98	31.95	90.13
合计	145 491.57	31 185.00	26 527.20	11 182.75	8 107.85	3 986.30	15 116.70

注：根据门急诊实际开放牙椅数，参照口腔专科医疗机构门急诊牙椅数标准对所有医疗机构进行重新分类，其中牙椅 60 台以上比照三级分析，牙椅 20~59 台比照二级分析，牙椅 3~19 台比照二级以下分析。

图 2-17　2019 年广东省口腔门诊 9 个重点技术患者人次构成比

3. **患者安全类数据统计**　在广东省的 240 家医疗机构中，2019 年门诊患者 8 808 116 人次，门诊 7 类常见并发症共发生 9 578 例次，总体发生率为 0.11%。按照平均发生数量排序，排名前 5 位的并发症依次为：门诊手术并发症、口腔软组织损伤、根管内器械分离（根管治疗断针）、种植体脱落、治疗牙位错误（表 2-58）。口腔门诊 7 类常见并发症构成比如图 2-18 所示。

表 2-58　2019 年广东省口腔门诊 7 类常见并发症在每家医疗机构的年平均发生人次比较

常见并发症	三级		二级		二级以下		平均值 (240 家)
	公立 (7 家)	民营 (1 家)	公立 (41 家)	民营 (8 家)	公立 (163 家)	民营 (20 家)	
门诊手术并发症	104.43	28.00	25.93	4.63	9.37	8.65	14.83
口腔软组织损伤	32.86	0.00	4.27	0.38	16.79	1.95	13.26
根管内器械分离（根管治疗断针）	108.71	1.00	8.63	1.38	5.90	3.60	9.00
种植体脱落	36.86	24.00	3.49	3.38	0.61	1.70	2.44
治疗牙位错误	0.00	0.00	0.24	0.00	0.14	1.25	0.24
误吞或误吸异物	0.86	0.00	0.15	0.00	0.03	0.00	0.07
拔牙错误	0.29	0.00	0.07	0.00	0.02	0.25	0.06
合计	284.00	53.00	42.78	9.75	32.87	17.40	39.91

图 2-18 2019 年广东省口腔门诊 7 类常见并发症构成比

4. 口腔门诊部分单病种相关指标 在广东省的 240 家医疗机构中,口腔门诊根管治疗 5 项单病种相关指标如表 2-59 所示。

表 2-59 2019 年广东省口腔门诊部分单病种相关指标在不同医疗机构中的平均值比较

质控指标	三级		二级		二级以下		平均值 (240 家)
	公立 (7 家)	民营 (1 家)	公立 (41 家)	民营 (8 家)	公立 (163 家)	民营 (20 家)	
根管治疗患牙术前拍摄 X 线根尖片的百分比 /%	93.45	100.00	95.00	100.00	84.63	87.30	89.86
根管再治疗患牙术前拍摄 X 线根尖片的百分比 /%	95.51	100.00	96.62	100.00	89.43	86.38	92.88
橡皮障隔离术在根管治疗中的使用率 /%	68.52	13.42	50.41	36.19	15.75	10.90	36.34
根管治疗患牙根管充填临床合格率 /%	95.08	95.78	92.85	98.66	86.55	93.23	90.35
根管再治疗患牙根管充填临床合格率 /%	95.81	75.00	95.96	99.43	83.58	70.83	90.32

(二)口腔住院医疗质量数据统计

1. 2019 年重点病种数据统计 在广东省的 81 家医疗机构中,2019 年住院共治疗 6 个重点病种患者 7 093 例。按照平均出院患者例数排序,排名前 3 位的病种依次为:腮腺良性肿瘤、口腔颌面部间隙感染、牙颌面畸形。其中舌癌平均住院日最长,先天性唇裂平均住院日最短。舌癌平均住院费用最高,口腔颌面部间隙感染平均住院费用最低(表 2-60)。

表 2-60 2019 年广东省口腔住院 6 个重点病种的 3 项质控指标年平均值比较

重点病种	平均出院患者例数	平均住院日 / 天	平均住院费用 / 元
腮腺良性肿瘤	22.88	8.50	13 618.71
口腔颌面部间隙感染	17.49	7.53	8 036.02
牙颌面畸形	13.32	7.94	46 170.64
舌癌	12.90	14.22	48 989.36
上颌骨骨折	10.51	10.60	27 012.52
先天性唇裂	10.47	4.09	10 575.83

2. **2019 年重点手术及操作数据统计**　在广东省的 81 家医疗机构中,2019 年住院共治疗 7 个重点手术及操作患者 5 175 例。按照平均手术例数排序,排名前 3 位的手术及操作依次为:腮腺肿物切除 + 面神经解剖术、唇裂修复术、牙颌面畸形矫正术:上颌 Le Fort Ⅰ型截骨术 + 双侧下颌升支劈开截骨术。其中游离腓骨复合组织瓣移植术平均住院日最长,唇裂修复术平均住院日最短。游离腓骨复合组织瓣移植术平均住院费用最高,唇裂修复术平均住院费用最低(表 2-61)。

表 2-61　2019 年广东省口腔住院 7 个重点手术及操作的 3 项质控指标年平均值比较

重点手术及操作	平均手术例数	平均住院日 / 天	平均住院费用 / 元
腮腺肿物切除 + 面神经解剖术	26.33	9.59	17 436.36
唇裂修复术	11.56	4.39	10 707.84
牙颌面畸形矫正术:上颌 Le Fort Ⅰ型截骨术 + 双侧下颌升支劈开截骨术	8.23	8.37	45 649.38
舌癌扩大切除术 + 颈淋巴清扫术	7.88	19.24	59 039.88
口腔颌面部肿瘤切除整复术	6.81	15.21	44 037.99
游离腓骨复合组织瓣移植术	2.80	23.06	92 548.42
放射性粒子组织间植入术	0.27	6.10	31 963.81

3. **口腔住院部分单病种相关指标**　在广东省的 81 家医疗机构中,口腔住院 5 大类 12 项单病种相关指标如表 2-62 所示。

表 2-62　2019 年广东省口腔住院部分单病种相关指标在不同医疗机构中的发生率(或构成比)比较

单病种	质控指标	平均值
腮腺浅叶良性肿瘤	腮腺浅叶良性肿瘤术前术后诊断符合率 /%	94.62
	腮腺浅叶良性肿瘤术后面神经麻痹发生率 /%	2.40
	腮腺浅叶良性肿瘤术后唾液腺瘘发生率 /%	2.99
口腔鳞状细胞癌	T3/T4 期初发口腔鳞状细胞癌病例构成比 /%	30.14
	游离 / 带蒂组织瓣技术在初发口腔鳞状细胞癌手术治疗中的应用率 /%	51.68
	游离 / 带蒂组织瓣移植成功率 /%	96.90
下颌骨骨折 (不含髁突骨折)	下颌骨骨折(不含髁突骨折)术后伤口感染发生率 /%	1.69
	下颌骨骨折(不含髁突骨折)术后咬合紊乱发生率 /%	2.89
先天性唇腭裂	先天性唇裂术后伤口延期愈合发生率 /%	0.93
	先天性腭裂术后伤口裂开及穿孔发生率 /%	0.38
骨性Ⅲ类错𬌗畸形	骨性Ⅲ类错𬌗畸形术后伤口感染发生率 /%	0.00
	骨性Ⅲ类错𬌗畸形术后咬合关系与术前设计符合率 /%	96.84

（三）2018—2019 年医疗质量数据比较

1. 口腔门诊医疗质量数据比较（表 2-63，表 2-64）

表 2-63　广东省 151 家医疗机构口腔门诊重点病种、重点技术在不同年份中的年服务量构成比比较

分类	质控指标	2019 年 /%	2018 年 /%	增量 /%	变化趋势
门诊重点病种	慢性牙周炎	21.25	20.56	0.69	↑
	慢性根尖周炎	18.57	18.30	0.27	↑
	下颌阻生第三磨牙	17.84	17.71	0.13	↑
	急性牙髓炎	13.44	15.30	−1.86	↓
	牙列缺损	13.21	12.39	0.82	↑
	错𬌗畸形	9.35	10.24	−0.89	↓
	牙列缺失	2.52	1.88	0.64	↑
	颞下颌关节紊乱病	1.99	1.55	0.44	↑
	口腔扁平苔藓	1.07	1.14	−0.07	↓
	年轻恒牙牙外伤	0.76	0.92	−0.16	↓
门诊重点技术	根管治疗术	32.32	31.82	0.50	↑
	牙周洁治术	16.41	18.58	−2.17	↓
	阻生牙拔除术	18.87	14.86	4.01	↑
	错𬌗畸形矫治术	9.55	10.56	−1.01	↓
	烤瓷冠修复技术	8.87	9.61	−0.74	↓
	慢性牙周炎系统治疗	8.85	8.31	0.54	↑
	可摘局部义齿修复技术	3.06	3.88	−0.82	↓
	种植体植入术	1.45	1.62	−0.17	↓
	全口义齿修复技术	0.61	0.76	−0.15	↓

表 2-64　广东省 151 家医疗机构口腔门诊常见并发症在不同年份中的年平均发生人次比较

分类	质控指标	2019 年	2018 年	增量	变化趋势
门诊患者安全类指标	口腔软组织损伤	15.08	40.91	−25.83	↓
	门诊手术并发症	19.79	9.16	10.63	↑
	根管内器械分离（根管治疗断针）	11.95	5.92	6.03	↑
	种植体脱落	2.95	3.50	−0.55	↓
	治疗牙位错误	0.34	0.17	0.17	↑
	误吞或误吸异物	0.09	0.13	−0.04	↓
	拔牙错误	0.05	0.02	0.03	↑
	合计	50.27	59.81	−9.54	↓

2. 口腔住院医疗质量数据比较(表 2-65,表 2-66)

表 2-65 广东省 54 家医疗机构口腔住院重点病种、重点手术及操作在不同年份中的年服务量构成比比较

分类	质控指标	2019 年 /%	2018 年 /%	增量 /%	变化趋势
住院重点病种	腮腺良性肿瘤	26.25	27.01	−0.76	↓
	口腔颌面部间隙感染	21.75	19.63	2.12	↑
	牙颌面畸形	19.96	18.88	1.08	↑
	舌癌	16.08	17.56	−1.48	↓
	上颌骨骨折	12.41	12.17	0.24	↑
	先天性唇裂	3.55	4.75	−1.20	↓
住院重点手术及操作	腮腺肿物切除 + 面神经解剖术	44.87	44.42	0.45	↑
	牙颌面畸形矫正术:上颌 Le Fort Ⅰ 型截骨术 + 双侧下颌升支劈开截骨术	18.41	11.19	7.22	↑
	舌癌扩大切除术 + 颈淋巴清扫术	13.53	13.05	0.48	↑
	口腔颌面部肿瘤切除整复术	11.24	13.95	−2.71	↓
	唇裂修复术	6.98	12.34	−5.36	↓
	游离腓骨复合组织瓣移植术	4.35	3.43	0.92	↑
	放射性粒子组织间植入术	0.62	1.61	−0.99	↓

表 2-66 广东省 54 家医疗机构口腔住院部分单病种相关指标在不同年份中的发生率(或构成比)比较

单病种	质控指标	2019 年	2018 年	增量	变化趋势
腮腺浅叶良性肿瘤	腮腺浅叶良性肿瘤术前术后诊断符合率 /%	96.72	93.19	3.53	↑
	腮腺浅叶良性肿瘤术后面神经麻痹发生率 /%	2.22	9.39	−7.17	↓
	腮腺浅叶良性肿瘤术后唾液腺瘘发生率 /%	2.69	2.41	0.28	↑
口腔鳞状细胞癌	T3/T4 期初发口腔鳞状细胞癌病例构成比 /%	27.98	31.67	−3.69	↓
	游离 / 带蒂组织瓣技术在初发口腔鳞状细胞癌手术治疗中的应用率 /%	42.35	39.92	2.43	↑
	游离 / 带蒂组织瓣移植成功率 /%	96.58	97.20	−0.62	↓
下颌骨骨折(不含髁突骨折)	下颌骨骨折(不含髁突骨折)术后伤口感染发生率 /%	1.63	1.28	0.35	↑
	下颌骨骨折(不含髁突骨折)术后咬合紊乱发生率 /%	2.17	2.91	−0.74	↓
先天性唇腭裂	先天性唇裂术后伤口延期愈合发生率 /%	2.01	0.61	1.40	↑
	先天性腭裂术后伤口裂开及穿孔发生率 /%	1.75	2.98	−1.23	↓
骨性Ⅲ类错𬌗畸形	骨性Ⅲ类错𬌗畸形术后伤口感染发生率 /%	0.00	0.00	0.00	—
	骨性Ⅲ类错𬌗畸形术后咬合关系与术前设计符合率 /%	96.99	99.07	−2.08	↓

七、广西壮族自治区

(一) 口腔门诊工作量统计

1. 2019 年重点病种工作量统计 在广西壮族自治区的 74 家医疗机构中,2019 年门诊共治疗 10 个重点病种患者 708 379 人次,按照平均就诊人次排序,排名前 5 位的病种依次为:慢性根尖周炎、急性牙髓炎、下颌阻生第三磨牙、慢性牙周炎、牙列缺损(表 2-67,图 2-19)。

表 2-67　2019 年广西壮族自治区口腔门诊 10 个重点病种在不同医疗机构中的年平均就诊人次比较

重点病种	三级	二级		二级以下		平均值(74 家)
	公立(2 家)	公立(12 家)	民营(1 家)	公立(58 家)	民营(1 家)	
慢性根尖周炎	18 212.50	4 303.25	7 348.00	1 600.26	4 475.00	2 604.08
急性牙髓炎	7 938.50	2 544.17	1 210.00	1 214.14	2 190.00	1 624.69
下颌阻生第三磨牙	12 078.50	1 906.75	1 645.00	1 047.62	438.00	1 484.91
慢性牙周炎	11 943.00	2 583.75	3 247.00	823.38	730.00	1 440.86
牙列缺损	10 252.00	1 795.83	2 860.00	934.76	1 098.00	1 354.43
错𬌗畸形	2 311.50	1 521.75	531.00	281.50	98.00	538.38
牙列缺失	779.50	666.25	6.00	115.47	284.00	223.53
年轻恒牙牙外伤	188.00	339.67	15.00	67.12	12.00	113.14
颞下颌关节紊乱病	1 535.50	130.00	8.00	63.02	10.00	112.22
口腔扁平苔藓	759.00	190.42	0.00	31.98	0.00	76.46
合计	65 998.00	15 981.83	16 870.00	6 179.24	9 335.00	9 572.69

注:根据门急诊实际开放牙椅数,参照口腔专科医疗机构门急诊牙椅数标准对所有医疗机构进行重新分类,其中牙椅 60 台以上比照三级分析,牙椅 20~59 台比照二级分析,牙椅 3~19 台比照二级以下分析。

图 2-19　2019 年广西壮族自治区口腔门诊
10 个重点病种患者人次构成比

2. 2019年重点技术工作量统计　在广西壮族自治区的74家医疗机构中,2019年门诊9个重点技术患者服务总量736 754人次,按照平均就诊人次排序,排名前5位的技术依次为:根管治疗术、错𬌗畸形矫治术、阻生牙拔除术、牙周洁治术、烤瓷冠修复技术(表2-68,图2-20)。

表2-68　2019年广西壮族自治区口腔门诊9个重点技术在不同医疗机构中的年平均就诊人次比较

| 重点技术 | 三级 | 二级 | | 二级以下 | | 平均值 |
	公立(2家)	公立(12家)	民营(1家)	公立(58家)	民营(1家)	(74家)
根管治疗术	10 247.50	9 372.83	5 748.00	2 947.05	6 247.00	4 268.82
错𬌗畸形矫治术	26 814.50	2 468.75	2 453.00	305.52	98.00	1 398.99
阻生牙拔除术	5 030.50	2 334.75	1 628.00	1 036.98	512.00	1 356.26
牙周洁治术	9 221.50	2 058.67	1 492.00	817.62	365.00	1 249.00
烤瓷冠修复技术	1 018.00	1 881.58	2 357.00	686.26	239.00	905.59
可摘局部义齿修复技术	2 421.50	437.08	284.00	213.41	118.00	309.03
慢性牙周炎系统治疗	4 747.50	493.42	372.00	112.91	0.00	301.85
全口义齿修复技术	541.50	161.83	7.00	58.02	45.00	87.05
种植体植入术	1 302.00	118.92	453.00	23.90	16.00	79.54
合计	61 344.50	19 327.83	14 794.00	6 201.67	7 640.00	9 956.14

注:根据门急诊实际开放牙椅数,参照口腔专科医疗机构门诊牙椅数标准对所有医疗机构进行重新分类,其中牙椅60台以上比照三级分析,牙椅20~59台比照二级分析,牙椅3~19台比照二级以下分析。

图2-20　2019年广西壮族自治区口腔门诊9个重点技术患者人次构成比

3. 患者安全类数据统计　在广西壮族自治区的74家医疗机构中,2019年门诊患者1 896 638人次,门诊7类常见并发症共发生3 258例次,总体发生率为0.17%。按照平均发生数量排序,排名前5位的并发症依次为:口腔软组织损伤、门诊手术并发症、根管内器械分离(根管治疗断针)、种植体脱落、治疗牙位错误(表2-69)。口腔门诊7类常见并发症构成比如图2-21所示。

表 2-69　2019 年广西壮族自治区口腔门诊 7 类常见并发症在每家医疗机构的年平均发生人次比较

| 常见并发症 | 三级 | 二级 | | 二级以下 | | 平均值 |
	公立（2 家）	公立（12 家）	民营（1 家）	公立（58 家）	民营（1 家）	（74 家）
口腔软组织损伤	4.00	4.58	0.00	37.14	1.00	29.97
门诊手术并发症	11.00	4.25	0.00	8.03	1.00	7.30
根管内器械分离（根管治疗断针）	2.50	5.75	0.00	6.36	5.00	6.05
种植体脱落	0.00	2.00	8.00	0.16	1.00	0.57
治疗牙位错误	0.00	0.08	0.00	0.09	0.00	0.08
误吞或误吸异物	0.00	0.17	0.00	0.02	0.00	0.04
拔牙错误	0.00	0.08	0.00	0.00	0.00	0.01
合计	17.50	16.92	8.00	51.79	8.00	44.03

图 2-21　2019 年广西壮族自治区口腔门诊 7 类常见并发症构成比

4. 口腔门诊部分单病种相关指标　在广西壮族自治区的 74 家医疗机构中，口腔门诊根管治疗 5 项单病种相关指标如表 2-70 所示。

表 2-70　2019 年广西壮族自治区口腔门诊部分单病种相关指标在不同医疗机构中的平均值比较

| 质控指标 | 三级 | 二级 | | 二级以下 | | 平均值 |
	公立（2 家）	公立（12 家）	民营（1 家）	公立（58 家）	民营（1 家）	（74 家）
根管治疗患牙术前拍摄 X 线根尖片的百分比 /%	100.00	75.17	96.10	84.46	100.00	81.90
根管再治疗患牙术前拍摄 X 线根尖片的百分比 /%	100.00	64.22	100.00	85.39	—	73.32
橡皮障隔离术在根管治疗中的使用率 /%	47.80	9.01	18.89	15.46	0.00	15.74
根管治疗患牙根管充填临床合格率 /%	93.63	67.07	96.10	85.92	92.28	79.16
根管再治疗患牙根管充填临床合格率 /%	92.80	95.73	100.00	93.40	—	94.18

（二）口腔住院医疗质量数据统计

1. 2019 年重点病种数据统计　在广西壮族自治区的 29 家医疗机构中,2019 年住院共治疗 6 个重点病种患者 3 330 例。按照平均出院患者例数排序,排名前 3 位的病种依次为:口腔颌面部间隙感染、腮腺良性肿瘤、上颌骨骨折。其中舌癌平均住院日最长,先天性唇裂平均住院日最短。舌癌平均住院费用最高,口腔颌面部间隙感染平均住院费用最低(表 2-71)。

表 2-71　2019 年广西壮族自治区口腔住院 6 个重点病种的 3 项质控指标年平均值比较

重点病种	平均出院患者例数	平均住院日/天	平均住院费用/元
口腔颌面部间隙感染	36.59	8.19	7 612.95
腮腺良性肿瘤	23.86	9.08	9 733.52
上颌骨骨折	16.48	11.13	17 306.11
舌癌	14.28	16.13	26 413.93
先天性唇裂	12.76	5.29	8 322.05
牙颌面畸形	10.86	9.36	11 392.60

2. 2019 年重点手术及操作数据统计　在广西壮族自治区的 29 家医疗机构中,2019 年住院共治疗 7 个重点手术及操作患者 1 812 例。按照平均手术例数排序,排名前 3 位的手术及操作依次为:腮腺肿物切除 + 面神经解剖术、口腔颌面部肿瘤切除整复术、唇裂修复术。其中牙颌面畸形矫正术:上颌 Le Fort Ⅰ 型截骨术 + 双侧下颌升支劈开截骨术平均住院日最长,唇裂修复术平均住院日最短。牙颌面畸形矫正术:上颌 Le Fort Ⅰ 型截骨术 + 双侧下颌升支劈开截骨术平均住院费用最高,唇裂修复术平均住院费用最低(表 2-72)。

表 2-72　2019 年广西壮族自治区口腔住院 7 个重点手术及操作的 3 项质控指标年平均值比较

重点手术及操作	平均手术例数	平均住院日/天	平均住院费用/元
腮腺肿物切除 + 面神经解剖术	24.97	10.10	11 238.04
口腔颌面部肿瘤切除整复术	15.45	11.94	21 254.62
唇裂修复术	12.24	5.93	9 141.29
舌癌扩大切除术 + 颈淋巴清扫术	7.10	23.34	47 890.54
游离腓骨复合组织瓣移植术	2.66	23.63	53 490.20
牙颌面畸形矫正术:上颌 Le Fort Ⅰ 型截骨术 + 双侧下颌升支劈开截骨术	0.07	25.00	79 934.32
放射性粒子组织间植入术	0.00	—	—

3. 口腔住院部分单病种相关指标　在广西壮族自治区的 29 家医疗机构中,口腔住院 5 大类 12 项单病种相关指标如表 2-73 所示。

表 2-73　2019 年广西壮族自治区口腔住院部分单病种相关指标在不同医疗机构中的发生率(或构成比)比较

单病种	质控指标	平均值
腮腺浅叶良性肿瘤	腮腺浅叶良性肿瘤术前术后诊断符合率/%	84.41
	腮腺浅叶良性肿瘤术后面神经麻痹发生率/%	13.82
	腮腺浅叶良性肿瘤术后唾液腺瘘发生率/%	7.36

续表

单病种	质控指标	平均值
口腔鳞状细胞癌	T3/T4 期初发口腔鳞状细胞癌病例构成比 /%	26.92
	游离 / 带蒂组织瓣技术在初发口腔鳞状细胞癌手术治疗中的应用率 /%	46.17
	游离 / 带蒂组织瓣移植成功率 /%	89.17
下颌骨骨折 （不含髁突骨折）	下颌骨骨折（不含髁突骨折）术后伤口感染发生率 /%	1.08
	下颌骨骨折（不含髁突骨折）术后咬合紊乱发生率 /%	2.16
先天性唇腭裂	先天性唇裂术后伤口延期愈合发生率 /%	0.97
	先天性腭裂术后伤口裂开及穿孔发生率 /%	1.91
骨性Ⅲ类错𬌗畸形	骨性Ⅲ类错𬌗畸形术后伤口感染发生率 /%	0.00
	骨性Ⅲ类错𬌗畸形术后咬合关系与术前设计符合率 /%	0.00

（三）2018—2019 年医疗质量数据比较

1. 口腔门诊医疗质量数据比较（表 2-74，表 2-75）

表 2-74　广西壮族自治区 40 家医疗机构口腔门诊重点病种、重点技术在不同年份中的年服务量构成比比较

分类	质控指标	2019 年 /%	2018 年 /%	增量 /%	变化趋势
门诊重点病种	慢性根尖周炎	27.13	25.27	1.86	↑
	急性牙髓炎	16.19	16.46	−0.27	↓
	下颌阻生第三磨牙	14.10	17.20	−3.10	↓
	慢性牙周炎	16.68	12.20	4.48	↑
	牙列缺损	14.83	10.69	4.14	↑
	错𬌗畸形	5.35	11.87	−6.52	↓
	牙列缺失	2.55	3.43	−0.88	↓
	年轻恒牙牙外伤	1.22	0.92	0.30	↑
	颞下颌关节紊乱病	1.05	1.07	−0.02	↓
	口腔扁平苔藓	0.90	0.89	0.01	↑
门诊重点技术	根管治疗术	42.98	37.23	5.75	↑
	错𬌗畸形矫治术	16.65	17.04	−0.39	↓
	阻生牙拔除术	12.15	14.70	−2.55	↓
	牙周洁治术	11.47	13.34	−1.87	↓
	烤瓷冠修复技术	8.65	7.93	0.72	↑
	慢性牙周炎系统治疗	3.35	4.77	−1.42	↓
	可摘局部义齿修复技术	3.06	3.49	−0.43	↓
	种植体植入术	0.89	0.71	0.18	↑
	全口义齿修复技术	0.80	0.79	0.01	↑

表 2-75　广西壮族自治区 40 家医疗机构口腔门诊常见并发症在不同年份中的年平均发生人次比较

分类	质控指标	2019 年	2018 年	增量	变化趋势
门诊患者安全类指标	口腔软组织损伤	45.48	27.78	17.70	↑
	门诊手术并发症	6.00	8.38	−2.38	↓
	根管内器械分离（根管治疗断针）	7.78	4.88	2.90	↑
	种植体脱落	0.85	0.63	0.22	↑
	治疗牙位错误	0.15	0.05	0.10	↑
	误吞或误吸异物	0.05	0.13	−0.08	↓
	拔牙错误	0.03	0.00	0.03	↑
	合计	60.33	41.83	18.50	↑

2. 口腔住院医疗质量数据比较（表 2-76，表 2-77）

表 2-76　广西壮族自治区 19 家医疗机构口腔住院重点病种、重点手术及操作在不同年份中的年服务量构成比比较

分类	质控指标	2019 年 /%	2018 年 /%	增量 /%	变化趋势
住院重点病种	口腔颌面部间隙感染	28.80	35.14	−6.34	↓
	腮腺良性肿瘤	22.48	20.71	1.77	↑
	舌癌	13.65	14.38	−0.73	↓
	上颌骨骨折	14.42	12.66	1.76	↑
	先天性唇裂	9.20	13.21	−4.01	↓
	牙颌面畸形	11.46	3.90	7.56	↑
住院重点手术及操作	腮腺肿物切除 + 面神经解剖术	41.86	40.87	0.99	↑
	口腔颌面部肿瘤切除整复术	26.55	19.97	6.58	↑
	唇裂修复术	14.92	23.17	−8.25	↓
	舌癌扩大切除术 + 颈淋巴清扫术	11.82	11.86	−0.04	↓
	游离腓骨复合组织瓣移植术	4.72	3.90	0.82	↑
	牙颌面畸形矫正术：上颌 Le Fort Ⅰ 型截骨术 + 双侧下颌升支劈开截骨术	0.13	0.23	−0.10	↓
	放射性粒子组织间植入术	0.00	0.00	0.00	—

表 2-77　广西壮族自治区 19 家医疗机构口腔住院部分单病种相关指标在不同年份中的发生率（或构成比）比较

单病种	质控指标	2019 年	2018 年	增量	变化趋势
腮腺浅叶良性肿瘤	腮腺浅叶良性肿瘤术前术后诊断符合率 /%	83.31	94.32	−11.01	↓
	腮腺浅叶良性肿瘤术后面神经麻痹发生率 /%	14.89	7.48	7.41	↑
	腮腺浅叶良性肿瘤术后唾液腺瘘发生率 /%	7.85	4.21	3.64	↑

续表

单病种	质控指标	2019 年	2018 年	增量	变化趋势
口腔鳞状细胞癌	T3/T4 期初发口腔鳞状细胞癌病例构成比 /%	25.23	28.18	-2.95	↓
	游离 / 带蒂组织瓣技术在初发口腔鳞状细胞癌手术治疗中的应用率 /%	44.17	47.15	-2.98	↓
	游离 / 带蒂组织瓣移植成功率 /%	88.60	77.34	11.26	↑
下颌骨骨折（不含髁突骨折）	下颌骨骨折（不含髁突骨折）术后伤口感染发生率 /%	0.85	11.99	-11.14	↓
	下颌骨骨折（不含髁突骨折）术后咬合紊乱发生率 /%	1.97	1.12	0.85	↑
先天性唇腭裂	先天性唇裂术后伤口延期愈合发生率 /%	1.14	1.00	0.14	↑
	先天性腭裂术后伤口裂开及穿孔发生率 /%	1.46	0.77	0.69	↑
骨性Ⅲ类错𬌗畸形	骨性Ⅲ类错𬌗畸形术后伤口感染发生率 /%	0.00	0.03	-0.03	↓
	骨性Ⅲ类错𬌗畸形术后咬合关系与术前设计符合率 /%	0.00	98.56	-98.56	↓

八、贵　州　省

（一）口腔门诊工作量统计

1. 2019 年重点病种工作量统计　在贵州省的 89 家医疗机构中，2019 年门诊共治疗 10 个重点病种患者 648 459 人次，按照平均就诊人次排序，排名前 5 位的病种依次为：慢性根尖周炎、急性牙髓炎、慢性牙周炎、下颌阻生第三磨牙、牙列缺损（表 2-78，图 2-22）。

表 2-78　2019 年贵州省口腔门诊 10 个重点病种在不同医疗机构中的年平均就诊人次比较

重点病种	三级	二级		二级以下		平均值
	公立(3 家)	公立(6 家)	民营(3 家)	公立(68 家)	民营(9 家)	(89 家)
慢性根尖周炎	7 704.00	3 233.00	1 931.33	1 287.34	529.00	1 579.82
急性牙髓炎	4 867.67	2 568.67	2 312.67	1 152.68	234.67	1 319.63
慢性牙周炎	14 489.33	920.83	1 543.00	688.46	283.11	1 157.13
下颌阻生第三磨牙	9 302.67	1 656.67	1 649.33	759.85	390.33	1 100.89
牙列缺损	8 656.33	795.00	1 964.00	740.38	287.11	1 006.30
错𬌗畸形	8 902.33	2 526.83	1 335.00	207.57	85.56	682.67
牙列缺失	524.33	385.00	859.00	125.07	125.33	180.82
颞下颌关节紊乱病	598.00	57.50	289.00	81.84	44.89	100.84
年轻恒牙牙外伤	411.67	172.50	278.67	74.43	36.89	95.49
口腔扁平苔藓	1 004.33	57.50	40.67	28.93	12.33	62.45
合计	56 460.67	12 373.50	12 202.67	5 146.54	2 029.22	7 286.06

注：根据门急诊实际开放牙椅数，参照口腔专科医疗机构门急诊牙椅数标准对所有医疗机构进行重新分类，其中牙椅 60 台以上比照三级分析，牙椅 20~59 台比照二级分析，牙椅 3~19 台比照二级以下分析。

图 2-22　2019 年贵州省口腔门诊
10 个重点病种患者人次构成比

2. 2019 年重点技术工作量统计　在贵州省的 89 家医疗机构中,2019 年门诊 9 个重点技术患者服务总量 638 763 人次,按照平均就诊人次排序,排名前 5 位的技术依次为:根管治疗术、牙周洁治术、阻生牙拔除术、错𬌗畸形矫治术、烤瓷冠修复技术(表 2-79,图 2-23)。

表 2-79　2019 年贵州省口腔门诊 9 个重点技术在不同医疗机构中的年平均就诊人次比较

| 重点技术 | 三级 | 二级 | | 二级以下 | | 平均值 |
	公立 (3 家)	公立 (6 家)	民营 (3 家)	公立 (68 家)	民营 (9 家)	(89 家)
根管治疗术	12 008.67	6 698.83	2 844.00	2 042.82	734.56	2 587.35
牙周洁治术	7 389.67	1 167.83	7 556.33	659.32	986.33	1 186.02
阻生牙拔除术	9 193.33	2 836.17	1 558.33	696.34	477.67	1 133.96
错𬌗畸形矫治术	13 278.33	2 397.67	8 094.67	261.94	85.78	1 090.89
烤瓷冠修复技术	1 628.00	892.67	889.00	446.71	313.78	518.06
可摘局部义齿修复技术	767.33	777.83	708.67	280.10	149.78	331.35
慢性牙周炎系统治疗	2 329.33	345.00	242.00	114.21	15.56	198.76
全口义齿修复技术	156.33	164.50	682.00	49.25	40.11	81.03
种植体植入术	702.33	73.17	313.00	9.94	29.11	49.70
合计	47 453.33	15 353.67	22 888.00	4 560.63	2 832.67	7 177.11

注:根据门急诊实际开放牙椅数,参照口腔专科医疗机构门急诊牙椅数标准对所有医疗机构进行重新分类,其中牙椅 60 台以上比照三级分析,牙椅 20~59 台比照二级分析,牙椅 3~19 台比照二级以下分析。

图 2-23　2019 年贵州省口腔门诊 9 个重点技术患者人次构成比

3. **患者安全类数据统计**　在贵州省的 89 家医疗机构中,2019 年门诊患者 1 805 582 人次,门诊 7 类常见并发症共发生 10 224 例次,总体发生率为 0.57%。按照平均发生数量排序,排名前 5 位的并发症依次为:口腔软组织损伤、门诊手术并发症、根管内器械分离(根管治疗断针)、种植体脱落、治疗牙位错误(表 2-80)。口腔门诊 7 类常见并发症构成比如图 2-24 所示。

表 2-80　2019 年贵州省口腔门诊 7 类常见并发症在每家医疗机构的年平均发生人次比较

| 常见并发症 | 三级 | 二级 | | 二级以下 | | 平均值 |
	公立(3 家)	公立(6 家)	民营(3 家)	公立(68 家)	民营(9 家)	(89 家)
口腔软组织损伤	302.33	10.00	3.00	113.03	6.78	98.01
门诊手术并发症	29.67	10.17	11.00	9.07	4.22	9.42
根管内器械分离(根管治疗断针)	20.33	4.00	7.33	6.06	2.00	6.03
种植体脱落	27.67	0.83	2.00	0.12	0.22	1.17
治疗牙位错误	0.00	0.00	0.67	0.10	0.00	0.10
误吞或误吸异物	1.00	0.00	0.00	0.06	0.00	0.08
拔牙错误	0.67	0.17	0.00	0.04	0.00	0.07
合计	381.67	25.17	24.00	128.49	13.22	114.88

图 2-24　2019 年贵州省口腔门诊 7 类常见并发症构成比

4. 口腔门诊部分单病种相关指标 在贵州省的 89 家医疗机构中,口腔门诊根管治疗 5 项单病种相关指标如表 2-81 所示。

表 2-81 2019 年贵州省口腔门诊部分单病种相关指标在不同医疗机构中的平均值比较

质控指标	三级	二级		二级以下		平均值 (89 家)
	公立 (3 家)	公立 (6 家)	民营 (3 家)	公立 (68 家)	民营 (9 家)	
根管治疗患牙术前拍摄 X 线根尖片的百分比 /%	38.42	71.91	100.00	81.35	98.10	76.23
根管再治疗患牙术前拍摄 X 线根尖片的百分比 /%	4.75	75.42	100.00	91.46	97.09	53.57
橡皮障隔离术在根管治疗中的使用率 /%	15.50	7.41	61.94	9.93	0.76	11.14
根管治疗患牙根管充填临床合格率 /%	36.02	94.41	97.39	89.19	88.66	84.05
根管再治疗患牙根管充填临床合格率 /%	96.33	88.96	84.55	93.42	61.17	92.21

(二) 口腔住院医疗质量数据统计

1. 2019 年重点病种数据统计 在贵州省的 21 家医疗机构中,2019 年住院共治疗 6 个重点病种患者 3 259 例。按照平均出院患者例数排序,排名前 3 位的病种依次为:口腔颌面部间隙感染、先天性唇裂、上颌骨骨折。其中舌癌平均住院日最长,先天性唇裂平均住院日最短。牙颌面畸形平均住院费用最高,口腔颌面部间隙感染平均住院费用最低(表 2-82)。

表 2-82 2019 年贵州省口腔住院 6 个重点病种的 3 项质控指标年平均值比较

重点病种	平均出院患者例数	平均住院日 / 天	平均住院费用 / 元
口腔颌面部间隙感染	71.24	8.15	5 467.34
先天性唇裂	31.33	7.71	6 329.82
上颌骨骨折	22.76	11.06	21 650.42
腮腺良性肿瘤	21.71	8.78	8 977.87
舌癌	4.24	15.79	25 783.48
牙颌面畸形	3.90	9.83	28 384.72

2. 2019 年重点手术及操作数据统计 在贵州省的 21 家医疗机构中,2019 年住院共治疗 7 个重点手术及操作患者 1 516 例。按照平均手术例数排序,排名前 3 位的手术及操作依次为:唇裂修复术、腮腺肿物切除 + 面神经解剖术、口腔颌面部肿瘤切除整复术。其中游离腓骨复合组织瓣移植术平均住院日最长,唇裂修复术平均住院日最短。游离腓骨复合组织瓣移植术平均住院费用最高,唇裂修复术平均住院费用最低(表 2-83)。

表 2-83 2019 年贵州省口腔住院 7 个重点手术及操作的 3 项质控指标年平均值比较

重点手术及操作	平均手术例数	平均住院日 / 天	平均住院费用 / 元
唇裂修复术	33.38	7.83	7 095.80
腮腺肿物切除 + 面神经解剖术	22.67	9.32	10 269.96
口腔颌面部肿瘤切除整复术	10.52	16.08	29 610.18
舌癌扩大切除术 + 颈淋巴清扫术	2.52	18.45	44 155.40

续表

重点手术及操作	平均手术例数	平均住院日/天	平均住院费用/元
游离腓骨复合组织瓣移植术	2.10	24.06	83 344.61
牙颌面畸形矫正术：上颌 Le Fort Ⅰ型截骨术＋双侧下颌升支劈开截骨术	1.00	12.58	46 352.22
放射性粒子组织间植入术	0.00	—	—

3. 口腔住院部分单病种相关指标　在贵州省的 21 家医疗机构中，口腔住院 5 大类 12 项单病种相关指标如表 2-84 所示。

表 2-84　2019 年贵州省口腔住院部分单病种相关指标在不同医疗机构中的发生率（或构成比）比较

单病种	质控指标	平均值
腮腺浅叶良性肿瘤	腮腺浅叶良性肿瘤术前术后诊断符合率/%	92.01
	腮腺浅叶良性肿瘤术后面神经麻痹发生率/%	5.20
	腮腺浅叶良性肿瘤术后唾液腺瘘发生率/%	3.71
口腔鳞状细胞癌	T3/T4 期初发口腔鳞状细胞癌病例构成比/%	51.55
	游离/带蒂组织瓣技术在初发口腔鳞状细胞癌手术治疗中的应用率/%	54.17
	游离/带蒂组织瓣移植成功率/%	94.21
下颌骨骨折	下颌骨骨折(不含髁突骨折)术后伤口感染发生率/%	3.61
(不含髁突骨折)	下颌骨骨折(不含髁突骨折)术后咬合紊乱发生率/%	2.00
先天性唇腭裂	先天性唇裂术后伤口延期愈合发生率/%	0.43
	先天性腭裂术后伤口裂开及穿孔发生率/%	0.71
骨性Ⅲ类错𬌗畸形	骨性Ⅲ类错𬌗畸形术后伤口感染发生率/%	0.00
	骨性Ⅲ类错𬌗畸形术后咬合关系与术前设计符合率/%	100.00

（三）2018—2019 年医疗质量数据比较

1. 口腔门诊医疗质量数据比较（表 2-85，表 2-86）

表 2-85　贵州省 40 家医疗机构口腔门诊重点病种、重点技术在不同年份中的年服务量构成比比较

分类	质控指标	2019 年/%	2018 年/%	增量/%	变化趋势
门诊重点病种	慢性根尖周炎	20.18	23.23	−3.05	↓
	慢性牙周炎	17.56	17.22	0.34	↑
	急性牙髓炎	17.65	16.18	1.47	↑
	下颌阻生第三磨牙	15.62	14.67	0.95	↑
	牙列缺损	13.69	12.16	1.53	↑
	错𬌗畸形	9.49	9.07	0.42	↑
	牙列缺失	2.00	2.66	−0.66	↓
	颞下颌关节紊乱病	1.61	1.47	0.14	↑
	年轻恒牙牙外伤	1.15	2.06	−0.91	↓
	口腔扁平苔藓	1.05	1.28	−0.23	↓

续表

分类	质控指标	2019 年 /%	2018 年 /%	增量 /%	变化趋势
门诊重点技术	根管治疗术	34.78	38.95	−4.17	↓
	牙周洁治术	17.76	19.05	−1.29	↓
	阻生牙拔除术	16.29	15.50	0.79	↑
	错𬌗畸形矫治术	17.99	5.95	12.04	↑
	烤瓷冠修复技术	5.29	8.25	−2.96	↓
	可摘局部义齿修复技术	3.50	5.79	−2.29	↓
	慢性牙周炎系统治疗	2.61	4.04	−1.43	↓
	全口义齿修复技术	0.95	1.68	−0.73	↓
	种植体植入术	0.83	0.80	0.03	↑

表 2-86 贵州省 40 家医疗机构口腔门诊常见并发症在不同年份中的年平均发生人次比较

分类	质控指标	2019 年	2018 年	增量	变化趋势
门诊患者安全类指标	口腔软组织损伤	206.93	15.98	190.95	↑
	门诊手术并发症	12.05	7.05	5.00	↑
	根管内器械分离(根管治疗断针)	8.75	4.03	4.72	↑
	种植体脱落	2.38	0.70	1.68	↑
	治疗牙位错误	0.15	0.18	−0.03	↓
	拔牙错误	0.15	0.15	0.00	—
	误吞或误吸异物	0.13	0.10	0.03	↑
	合计	230.53	28.18	202.35	↑

2. 口腔住院医疗质量数据比较(表 2-87,表 2-88)

表 2-87 贵州省 10 家医疗机构口腔住院重点病种、重点手术及操作在不同年份中的年服务量构成比比较

分类	质控指标	2019 年 /%	2018 年 /%	增量 /%	变化趋势
住院重点病种	口腔颌面部间隙感染	39.91	44.98	−5.07	↓
	先天性唇裂	28.84	23.15	5.69	↑
	腮腺良性肿瘤	12.42	14.55	−2.13	↓
	上颌骨骨折	12.42	11.71	0.71	↑
	舌癌	3.51	3.19	0.32	↑
	牙颌面畸形	2.90	2.43	0.47	↑
住院重点手术及操作	唇裂修复术	53.68	52.60	1.08	↑
	腮腺肿物切除 + 面神经解剖术	20.54	37.13	−16.59	↓
	口腔颌面部肿瘤切除整复术	17.08	5.34	11.74	↑
	舌癌扩大切除术 + 颈淋巴清扫术	3.55	2.25	1.30	↑
	游离腓骨复合组织瓣移植术	3.38	1.13	2.25	↑
	牙颌面畸形矫正术:上颌 Le Fort Ⅰ型截骨术 + 双侧下颌升支劈开截骨术	1.78	1.55	0.23	↑
	放射性粒子组织间植入术	0.00	0.00	0.00	—

表 2-88 贵州省 10 家医疗机构口腔住院部分单病种相关指标在不同年份中的发生率(或构成比)比较

单病种	质控指标	2019 年	2018 年	增量	变化趋势
腮腺浅叶良性肿瘤	腮腺浅叶良性肿瘤术前术后诊断符合率 /%	88.55	96.65	−8.10	↓
	腮腺浅叶良性肿瘤术后面神经麻痹发生率 /%	0.48	9.04	−8.56	↓
	腮腺浅叶良性肿瘤术后唾液腺瘘发生率 /%	1.92	2.82	−0.90	↓
口腔鳞状细胞癌	T3/T4 期初发口腔鳞状细胞癌病例构成比 /%	60.36	15.38	44.98	↑
	游离 / 带蒂组织瓣技术在初发口腔鳞状细胞癌手术治疗中的应用率 /%	47.50	12.15	35.35	↑
	游离 / 带蒂组织瓣移植成功率 /%	94.59	61.11	33.48	↑
下颌骨骨折(不含髁突骨折)	下颌骨骨折(不含髁突骨折)术后伤口感染发生率 /%	4.83	6.23	−1.40	↓
	下颌骨骨折(不含髁突骨折)术后咬合紊乱发生率 /%	1.49	2.77	−1.28	↓
先天性唇腭裂	先天性唇裂术后伤口延期愈合发生率 /%	0.16	0.50	−0.34	↓
	先天性腭裂术后伤口裂开及穿孔发生率 /%	0.40	1.51	−1.11	↓
骨性Ⅲ类错𬌗畸形	骨性Ⅲ类错𬌗畸形术后伤口感染发生率 /%	0.00	0.00	0.00	—
	骨性Ⅲ类错𬌗畸形术后咬合关系与术前设计符合率 /%	100.00	57.14	42.86	↑

九、海　南　省

(一)口腔门诊工作量统计

1. 2019 年重点病种工作量统计　在海南省的 24 家医疗机构中,2019 年门诊共治疗 10 个重点病种患者 202 456 人次,按照平均就诊人次排序,排名前 5 位的病种依次为:慢性根尖周炎、急性牙髓炎、下颌阻生第三磨牙、牙列缺损、慢性牙周炎(表 2-89,图 2-25)。

表 2-89　2019 年海南省口腔门诊 10 个重点病种在不同医疗机构中的年平均就诊人次比较

| 重点病种 | 三级 | | 二级 | | 二级以下 | 平均值 (24 家) |
	公立 (1 家)	民营 (1 家)	公立 (4 家)	民营 (2 家)	公立 (16 家)	
慢性根尖周炎	6 871.00	7 055.00	2 279.75	807.50	1 598.56	2 093.21
急性牙髓炎	7 963.00	1 696.00	1 942.75	596.00	1 241.81	1 603.79
下颌阻生第三磨牙	2 096.00	1 626.00	3 334.00	1 715.50	676.25	1 304.54
牙列缺损	2 602.00	673.00	1 986.75	485.00	1 106.25	1 245.50
慢性牙周炎	2 816.00	3 900.00	1 147.50	848.50	910.19	1 148.58
错𬌗畸形	664.00	1 268.00	1 640.25	513.00	267.44	574.92
牙列缺失	79.00	351.00	357.75	390.50	114.31	186.29

续表

重点病种	三级		二级		二级以下	平均值（24家）
	公立（1家）	民营（1家）	公立（4家）	民营（2家）	公立（16家）	
颞下颌关节紊乱病	363.00	51.00	236.75	220.50	55.75	112.25
口腔扁平苔藓	465.00	12.00	129.50	79.50	53.00	83.42
年轻恒牙牙外伤	21.00	438.00	130.25	100.50	50.94	83.17
合计	23 940.00	17 070.00	13 185.25	5 756.50	6 074.50	8 435.67

注：根据门急诊实际开放牙椅数，参照口腔专科医疗机构门急诊牙椅数标准对所有医疗机构进行重新分类，其中牙椅 60 台以上比照三级分析，牙椅 20~59 台比照二级分析，牙椅 3~19 台比照二级以下分析。

图 2-25　2019 年海南省口腔门诊 10 个重点病种患者人次构成比

2. 2019 年重点技术工作量统计　在海南省的 24 家医疗机构中，2019 年门诊 9 个重点技术患者服务总量 217 511 人次，按照平均就诊人次排序，排名前 5 位的技术依次为：根管治疗术、牙周洁治术、阻生牙拔除术、错𬌗畸形矫治术、烤瓷冠修复技术（表 2-90，图 2-26）。

表 2-90　2019 年海南省口腔门诊 9 个重点技术在不同医疗机构中的年平均就诊人次比较

重点技术	三级		二级		二级以下	平均值（24家）
	公立（1家）	民营（1家）	公立（4家）	民营（2家）	公立（16家）	
根管治疗术	14 429.00	117.00	5 977.75	1 543.50	2 772.44	3 579.29
牙周洁治术	2 563.00	12 785.00	1 859.25	1 831.00	695.88	1 565.88
阻生牙拔除术	3 384.00	1 640.00	4 107.50	1 243.50	780.94	1 518.17
错𬌗畸形矫治术	4 535.00	1 268.00	1 506.25	369.00	386.25	781.08
烤瓷冠修复技术	996.00	31.00	1 386.25	1 220.00	490.50	702.50
慢性牙周炎系统治疗	2 411.00	390.00	392.00	687.00	216.31	383.50
可摘局部义齿修复技术	285.00	673.00	625.50	187.50	291.31	354.00

续表

重点技术	三级		二级		二级以下	平均值
	公立 （1家）	民营 （1家）	公立 （4家）	民营 （2家）	公立 （16家）	（24家）
全口义齿修复技术	35.00	351.00	150.25	116.00	61.06	91.50
种植体植入术	261.00	815.00	15.25	372.50	12.94	87.04
合计	28 899.00	18 070.00	16 020.00	7 570.00	5 707.63	9 062.96

注：根据门急诊实际开放牙椅数，参照口腔专科医疗机构门急诊牙椅数标准对所有医疗机构进行重新分类，其中牙椅60台以上比照三级分析，牙椅20~59台比照二级分析，牙椅3~19台比照二级以下分析。

图 2-26　2019 年海南省口腔门诊 9 个重点技术患者人次构成比

3. **患者安全类数据统计**　在海南省的 24 家医疗机构中，2019 年门诊患者 579 523 人次，门诊 7 类常见并发症共发生 970 例次，总体发生率为 0.17%。按照平均发生数量排序，排名前 5 位的并发症依次为：口腔软组织损伤、门诊手术并发症、根管内器械分离（根管治疗断针）、种植体脱落、治疗牙位错误（表 2-91）。口腔门诊 7 类常见并发症构成比如图 2-27 所示。

表 2-91　2019 年海南省口腔门诊 7 类常见并发症在每家医疗机构的年平均发生人次比较

常见并发症	三级		二级		二级以下	平均值
	公立（1家）	民营（1家）	公立（4家）	民营（2家）	公立（16家）	（24家）
口腔软组织损伤	385.00	6.00	13.25	1.50	1.44	19.58
门诊手术并发症	54.00	15.00	31.25	6.00	8.31	14.13
根管内器械分离（根管治疗断针）	16.00	18.00	9.75	3.00	1.81	4.50
种植体脱落	2.00	4.00	0.25	18.50	0.13	1.92
治疗牙位错误	0.00	0.00	0.00	0.00	0.25	0.17
拔牙错误	0.00	0.00	0.00	0.00	0.13	0.08
误吞或误吸异物	0.00	0.00	0.00	0.00	0.06	0.04
合计	457.00	43.00	54.50	29.00	12.13	40.42

图 2-27　2019 年海南省口腔门诊 7 类常见并发症构成比

4. 口腔门诊部分单病种相关指标　在海南省的 24 家医疗机构中,口腔门诊根管治疗 5 项单病种相关指标如表 2-92 所示。

表 2-92　2019 年海南省口腔门诊部分单病种相关指标在不同医疗机构中的平均值比较

质控指标	三级		二级		二级以下	平均值 (24 家)
	公立 (1 家)	民营 (1 家)	公立 (4 家)	民营 (2 家)	公立 (16 家)	
根管治疗患牙术前拍摄 X 线根尖片的百分比 /%	100.00	81.06	96.78	96.60	78.54	84.59
根管再治疗患牙术前拍摄 X 线根尖片的百分比 /%	100.00	85.17	96.45	98.42	98.60	95.94
橡皮障隔离术在根管治疗中的使用率 /%	17.77	5.66	41.00	35.48	0.34	13.88
根管治疗患牙根管充填临床合格率 /%	88.05	3.42	97.66	95.50	88.38	70.38
根管再治疗患牙根管充填临床合格率 /%	88.28	3.42	76.35	89.91	68.81	29.66

(二) 口腔住院医疗质量数据统计

1. 2019 年重点病种数据统计　在海南省的 5 家医疗机构中,2019 年住院共治疗 6 个重点病种患者 586 例。按照平均出院患者例数排序,排名前 3 位的病种依次为:舌癌、腮腺良性肿瘤、上颌骨骨折。其中舌癌平均住院日最长,先天性唇裂平均住院日最短。舌癌平均住院费用最高,先天性唇裂平均住院费用最低(表 2-93)。

表 2-93　2019 年海南省口腔住院 6 个重点病种的 3 项质控指标年平均值比较

重点病种	平均出院患者例数	平均住院日 / 天	平均住院费用 / 元
舌癌	33.00	18.88	53 748.26
腮腺良性肿瘤	26.20	9.52	13 040.24
上颌骨骨折	24.60	10.77	32 309.09
口腔颌面部间隙感染	22.60	10.83	9 661.25
先天性唇裂	9.00	6.54	6 367.92
牙颌面畸形	1.80	12.00	31 270.14

2. 2019 年重点手术及操作数据统计　在海南省的 5 家医疗机构中,2019 年住院共治疗 7 个重点手术及操作患者 336 例。按照平均手术例数排序,排名前 3 位的手术及操作依次为:腮腺肿物切除 + 面神经解剖术、唇裂修复术、口腔颌面部肿瘤切除整复术。其中游离腓骨复合组织瓣移植术平均住院日最长,唇裂修复术平均住院日最短。游离腓骨复合组织瓣移植术平均住院费用最高,唇裂修复术平均住院费用最低(表 2-94)。

表 2-94　2019 年海南省口腔住院 7 个重点手术及操作的 3 项质控指标年平均值比较

重点手术及操作	平均手术例数	平均住院日 / 天	平均住院费用 / 元
腮腺肿物切除 + 面神经解剖术	34.00	8.54	13 994.31
唇裂修复术	10.40	6.02	7 602.12
口腔颌面部肿瘤切除整复术	8.00	25.37	67 880.21
游离腓骨复合组织瓣移植术	7.60	26.58	88 761.60
舌癌扩大切除术 + 颈淋巴清扫术	7.20	23.13	63 662.29
牙颌面畸形矫正术:上颌 Le Fort Ⅰ型截骨术 + 双侧下颌升支劈开截骨术	0.00	—	—
放射性粒子组织间植入术	0.00	—	—

3. 口腔住院部分单病种相关指标　在海南省的 5 家医疗机构中,口腔住院 5 大类 12 项单病种相关指标如表 2-95 所示。

表 2-95　2019 年海南省口腔住院部分单病种相关指标在不同医疗机构中的发生率(或构成比)比较

单病种	质控指标	平均值
腮腺浅叶良性肿瘤	腮腺浅叶良性肿瘤术前术后诊断符合率 /%	99.37
	腮腺浅叶良性肿瘤术后面神经麻痹发生率 /%	60.71
	腮腺浅叶良性肿瘤术后唾液腺瘘发生率 /%	5.95
口腔鳞状细胞癌	T3/T4 期初发口腔鳞状细胞癌病例构成比 /%	52.85
	游离 / 带蒂组织瓣技术在初发口腔鳞状细胞癌手术治疗中的应用率 /%	76.45
	游离 / 带蒂组织瓣移植成功率 /%	98.96
下颌骨骨折 (不含髁突骨折)	下颌骨骨折(不含髁突骨折)术后伤口感染发生率 /%	0.00
	下颌骨骨折(不含髁突骨折)术后咬合紊乱发生率 /%	1.72
先天性唇腭裂	先天性唇裂术后伤口延期愈合发生率 /%	0.00
	先天性腭裂术后伤口裂开及穿孔发生率 /%	0.00
骨性Ⅲ类错𬌗畸形	骨性Ⅲ类错𬌗畸形术后伤口感染发生率 /%	0.00
	骨性Ⅲ类错𬌗畸形术后咬合关系与术前设计符合率 /%	100.00

（三）2018—2019 年医疗质量数据比较

1. 口腔门诊医疗质量数据比较（表 2-96，表 2-97）

表 2-96　海南省 13 家医疗机构口腔门诊重点病种、重点技术在不同年份中的年服务量构成比比较

分类	质控指标	2019 年 /%	2018 年 /%	增量 /%	变化趋势
门诊重点病种	慢性根尖周炎	24.83	22.40	2.43	↑
	急性牙髓炎	18.69	14.47	4.22	↑
	牙列缺损	15.36	17.46	−2.09	↓
	下颌阻生第三磨牙	15.69	14.68	1.01	↑
	慢性牙周炎	13.18	13.59	−0.41	↓
	错𬌗畸形	6.39	7.95	−1.56	↓
	牙列缺失	2.26	2.99	−0.73	↓
	年轻恒牙牙外伤	1.09	4.01	−2.92	↓
	颞下颌关节紊乱病	1.47	1.39	0.09	↑
	口腔扁平苔藓	1.03	1.07	−0.04	↓
门诊重点技术	根管治疗术	39.40	39.14	0.26	↑
	牙周洁治术	18.88	17.78	1.10	↑
	阻生牙拔除术	16.21	16.14	0.07	↑
	烤瓷冠修复技术	7.86	9.93	−2.07	↓
	错𬌗畸形矫治术	7.65	5.51	2.14	↑
	慢性牙周炎系统治疗	4.41	4.42	−0.01	↓
	可摘局部义齿修复技术	3.31	4.44	−1.13	↓
	全口义齿修复技术	1.15	1.31	−0.16	↓
	种植体植入术	1.13	1.32	−0.19	↓

表 2-97　海南省 13 家医疗机构口腔门诊常见并发症在不同年份中的年平均发生人次比较

分类	质控指标	2019 年	2018 年	增量	变化趋势
门诊患者安全类指标	口腔软组织损伤	35.23	8.54	26.69	↑
	门诊手术并发症	17.54	13.00	4.54	↑
	根管内器械分离（根管治疗断针）	4.77	4.54	0.23	↑
	种植体脱落	2.85	3.46	−0.62	↓
	误吞或误吸异物	0.08	0.31	−0.23	↓
	治疗牙位错误	0.00	0.15	−0.15	↓
	拔牙错误	0.00	0.08	−0.08	↓
	合计	60.46	30.08	30.38	↑

2. 口腔住院医疗质量数据比较（表 2-98，表 2-99）

表 2-98　海南省 4 家医疗机构口腔住院重点病种、重点手术及操作在不同年份中的年服务量构成比比较

分类	质控指标	2019 年 /%	2018 年 /%	增量 /%	变化趋势
住院重点病种	上颌骨骨折	21.14	40.31	−19.17	↓
	口腔颌面部间隙感染	27.10	31.72	−4.62	↓
	腮腺良性肿瘤	23.85	16.08	7.77	↑
	舌癌	17.62	5.29	12.33	↑
	先天性唇裂	9.49	5.29	4.20	↑
	牙颌面畸形	0.81	1.32	−0.51	↓
住院重点手术及操作	腮腺肿物切除 + 面神经解剖术	64.12	65.06	−0.94	↓
	唇裂修复术	15.27	13.86	1.41	↑
	舌癌扩大切除术 + 颈淋巴清扫术	10.31	10.84	−0.53	↓
	口腔颌面部肿瘤切除整复术	10.31	9.04	1.27	↑
	游离腓骨复合组织瓣移植术	0.00	1.20	−1.20	↓
	牙颌面畸形矫正术：上颌 Le Fort Ⅰ 型截骨术 + 双侧下颌升支劈开截骨术	0.00	0.00	0.00	—
	放射性粒子组织间植入术	0.00	0.00	0.00	—

表 2-99　海南省 4 家医疗机构口腔住院部分单病种相关指标在不同年份中的发生率（或构成比）比较

单病种	质控指标	2019 年	2018 年	增量	变化趋势
腮腺浅叶良性肿瘤	腮腺浅叶良性肿瘤术前术后诊断符合率 /%	99.12	97.25	1.87	↑
	腮腺浅叶良性肿瘤术后面神经麻痹发生率 /%	15.38	0.00	15.38	↑
	腮腺浅叶良性肿瘤术后唾液腺瘘发生率 /%	12.82	17.65	−4.83	↓
口腔鳞状细胞癌	T3/T4 期初发口腔鳞状细胞癌病例构成比 /%	42.86	40.00	2.86	↑
	游离 / 带蒂组织瓣技术在初发口腔鳞状细胞癌手术治疗中的应用率 /%	71.43	60.00	11.43	↑
	游离 / 带蒂组织瓣移植成功率 /%	95.83	75.00	20.83	↑
下颌骨骨折（不含髁突骨折）	下颌骨骨折（不含髁突骨折）术后伤口感染发生率 /%	0.00	0.00	0.00	—
	下颌骨骨折（不含髁突骨折）术后咬合紊乱发生率 /%	4.08	0.00	4.08	↑
先天性唇腭裂	先天性唇裂术后伤口延期愈合发生率 /%	0.00	0.00	0.00	—
	先天性腭裂术后伤口裂开及穿孔发生率 /%	0.00	0.00	0.00	—
骨性Ⅲ类错𬌗畸形	骨性Ⅲ类错𬌗畸形术后伤口感染发生率 /%	—	—	—	
	骨性Ⅲ类错𬌗畸形术后咬合关系与术前设计符合率 /%	—	—	—	

十、河 北 省

(一)口腔门诊工作量统计

1. 2019年重点病种工作量统计 在河北省的177家医疗机构中,2019年门诊共治疗10个重点病种患者1 184 958人次,按照平均就诊人次排序,排名前5位的病种依次为:慢性根尖周炎、急性牙髓炎、慢性牙周炎、下颌阻生第三磨牙、牙列缺损(表2-100,图2-28)。

表2-100 2019年河北省口腔门诊10个重点病种在不同医疗机构中的年平均就诊人次比较

| 重点病种 | 三级 | 二级 | | 二级以下 | | 平均值 |
	公立(4家)	公立(21家)	民营(7家)	公立(129家)	民营(16家)	(177家)
慢性根尖周炎	8 555.00	2 602.81	1 378.43	1 079.40	1 011.19	1 434.75
急性牙髓炎	5 451.25	2 494.76	1 161.71	922.26	819.56	1 211.37
慢性牙周炎	10 335.50	2 084.10	784.00	638.78	805.00	1 050.16
下颌阻生第三磨牙	6 867.25	2 161.81	1 386.14	620.98	670.63	979.69
牙列缺损	4 304.00	2 065.00	773.71	555.63	525.75	825.34
错𬌗畸形	8 044.50	1 678.10	281.71	191.98	43.44	535.88
牙列缺失	434.75	1 285.38	154.00	168.29	80.81	298.38
颞下颌关节紊乱病	605.25	256.48	109.43	115.36	50.13	137.04
口腔扁平苔藓	1 102.75	347.05	6.71	85.76	17.13	130.41
年轻恒牙牙外伤	555.50	165.29	41.57	73.17	50.00	91.66
合计	46 255.75	15 140.76	6 077.43	4 451.62	4 073.63	6 694.68

注:根据门急诊实际开放牙椅数,参照口腔专科医疗机构门急诊牙椅数标准对所有医疗机构进行重新分类,其中牙椅60台以上比照三级分析,牙椅20~59台比照二级分析,牙椅3~19台比照二级以下分析。

图2-28 2019年河北省口腔门诊10个重点病种患者人次构成比

2. **2019 年重点技术工作量统计** 在河北省的 177 家医疗机构中,2019 年门诊 9 个重点技术患者服务总量 1 281 713 人次,按照平均就诊人次排序,排名前 5 位的技术依次为:根管治疗术、阻生牙拔除术、错𬌗畸形矫治术、牙周洁治术、烤瓷冠修复技术(表 2-101,图 2-29)。

表 2-101 2019 年河北省口腔门诊 9 个重点技术在不同医疗机构中的年平均就诊人次比较

| 重点技术 | 三级 | 二级 | | 二级以下 | | 平均值 |
	公立(4 家)	公立(21 家)	民营(7 家)	公立(129 家)	民营(16 家)	(177 家)
根管治疗术	18 472.50	7 232.33	3 232.57	1 844.57	1 802.94	2 910.69
阻生牙拔除术	5 256.50	2 463.67	1 566.14	638.64	507.56	984.36
错𬌗畸形矫治术	12 047.25	2 214.19	1 950.00	475.05	40.31	961.94
牙周洁治术	6 586.50	1 993.71	3 101.14	508.91	687.00	941.04
烤瓷冠修复技术	3 903.75	1 559.71	440.43	407.20	380.81	621.89
可摘局部义齿修复技术	1 211.75	876.29	392.86	238.48	242.00	342.57
慢性牙周炎系统治疗	3 134.00	957.24	442.86	147.50	105.81	318.98
全口义齿修复技术	233.75	299.62	91.86	68.84	42.56	98.48
种植体植入术	438.25	177.00	273.29	25.48	11.94	61.36
合计	51 284.25	17 773.76	11 491.14	4 354.68	3 820.94	7 241.32

注:根据门急诊实际开放牙椅数,参照口腔专科医疗机构门急诊牙椅数标准对所有医疗机构进行重新分类,其中牙椅 60 台以上比照三级分析,牙椅 20~59 台比照二级分析,牙椅 3~19 台比照二级以下分析。

图 2-29 2019 年河北省口腔门诊 9 个重点技术患者人次构成比

3. **患者安全类数据统计** 在河北省的 177 家医疗机构中,2019 年门诊患者 3 488 585 人次,门诊 7 类常见并发症共发生 8 153 例次,总体发生率为 0.23%。按照平均发生数量排序,排名前 5 位的并发症依次为:口腔软组织损伤、门诊手术并发症、根管内器械分离(根管治疗断针)、种植体脱落、治疗牙位错误(表 2-102)。口腔门诊 7 类常见并发症构成比如图 2-30 所示。

表 2-102　2019 年河北省口腔门诊 7 类常见并发症在每家医疗机构的年平均发生人次比较

常见并发症	三级	二级		二级以下		平均值
	公立(4 家)	公立(21 家)	民营(7 家)	公立(129 家)	民营(16 家)	(177 家)
口腔软组织损伤	0.25	1.38	0.29	52.60	4.19	38.89
门诊手术并发症	4.25	4.38	2.29	3.70	6.06	3.95
根管内器械分离(根管治疗断针)	8.50	4.48	2.43	2.40	0.94	2.66
种植体脱落	1.75	0.76	1.00	0.20	0.06	0.32
治疗牙位错误	0.00	0.24	0.14	0.21	0.00	0.19
误吞或误吸异物	0.00	0.05	0.00	0.02	0.06	0.03
拔牙错误	0.25	0.10	0.14	0.01	0.00	0.03
合计	15.00	11.38	6.29	59.14	11.31	46.06

图 2-30　2019 年河北省口腔门诊 7 类常见并发症构成比

4. 口腔门诊部分单病种相关指标　在河北省的 177 家医疗机构中,口腔门诊根管治疗 5 项单病种相关指标如表 2-103 所示。

表 2-103　2019 年河北省口腔门诊部分单病种相关指标在不同医疗机构中的平均值比较

质控指标	三级	二级		二级以下		平均值
	公立(4 家)	公立(21 家)	民营(7 家)	公立(129 家)	民营(16 家)	(177 家)
根管治疗患牙术前拍摄 X 线根尖片的百分比 /%	99.29	99.15	98.14	83.02	98.32	89.50
根管再治疗患牙术前拍摄 X 线根尖片的百分比 /%	99.20	99.24	97.34	94.45	100.00	96.69
橡皮障隔离术在根管治疗中的使用率 /%	34.86	38.29	69.60	19.35	46.35	30.12
根管治疗患牙根管充填临床合格率 /%	96.29	95.41	95.71	88.31	97.31	91.50
根管再治疗患牙根管充填临床合格率 /%	79.27	95.10	89.19	91.77	94.54	91.60

（二）口腔住院医疗质量数据统计

1. **2019 年重点病种数据统计** 在河北省的 65 家医疗机构中,2019 年住院共治疗 6 个重点病种患者 4 337 例。按照平均出院患者例数排序,排名前 3 位的病种依次为:口腔颌面部间隙感染、腮腺良性肿瘤、上颌骨骨折。其中舌癌平均住院日最长,先天性唇裂平均住院日最短。舌癌平均住院费用最高,先天性唇裂平均住院费用最低(表 2-104)。

表 2-104 2019 年河北省口腔住院 6 个重点病种的 3 项质控指标年平均值比较

重点病种	平均出院患者例数	平均住院日 / 天	平均住院费用 / 元
口腔颌面部间隙感染	25.57	9.91	7 907.72
腮腺良性肿瘤	23.58	9.31	12 587.82
上颌骨骨折	9.58	12.04	18 403.21
舌癌	4.17	16.97	26 768.68
牙颌面畸形	2.57	9.69	7 352.47
先天性唇裂	1.25	8.06	6 898.73

2. **2019 年重点手术及操作数据统计** 在河北省的 65 家医疗机构中,2019 年住院共治疗 7 个重点手术及操作患者 2 196 例。按照平均手术例数排序,排名前 3 位的手术及操作依次为:腮腺肿物切除 + 面神经解剖术、口腔颌面部肿瘤切除整复术、舌癌扩大切除术 + 颈淋巴清扫术。其中口腔颌面部肿瘤切除整复术平均住院日最长,放射性粒子组织间植入术平均住院日最短。游离腓骨复合组织瓣移植术平均住院费用最高,唇裂修复术平均住院费用最低(表 2-105)。

表 2-105 2019 年河北省口腔住院 7 个重点手术及操作的 3 项质控指标年平均值比较

重点手术及操作	平均手术例数	平均住院日 / 天	平均住院费用 / 元
腮腺肿物切除 + 面神经解剖术	22.63	9.12	12 630.57
口腔颌面部肿瘤切除整复术	5.52	23.74	45 393.29
舌癌扩大切除术 + 颈淋巴清扫术	2.63	18.84	29 996.67
唇裂修复术	1.55	8.79	6 905.18
放射性粒子组织间植入术	0.80	8.63	28 816.00
游离腓骨复合组织瓣移植术	0.55	23.42	49 795.25
牙颌面畸形矫正术:上颌 Le Fort I 型截骨术 + 双侧下颌升支劈开截骨术	0.09	12.50	33 971.48

3. **口腔住院部分单病种相关指标** 在河北省的 65 家医疗机构中,口腔住院 5 大类 12 项单病种相关指标如表 2-106 所示。

表 2-106 2019 年河北省口腔住院部分单病种相关指标在不同医疗机构中的发生率(或构成比)比较

单病种	质控指标	平均值
腮腺浅叶良性肿瘤	腮腺浅叶良性肿瘤术前术后诊断符合率 /%	94.83
	腮腺浅叶良性肿瘤术后面神经麻痹发生率 /%	11.11
	腮腺浅叶良性肿瘤术后唾液腺瘘发生率 /%	9.34

续表

单病种	质控指标	平均值
口腔鳞状细胞癌	T3/T4 期初发口腔鳞状细胞癌病例构成比 /%	27.01
	游离 / 带蒂组织瓣技术在初发口腔鳞状细胞癌手术治疗中的应用率 /%	51.32
	游离 / 带蒂组织瓣移植成功率 /%	95.04
下颌骨骨折 (不含髁突骨折)	下颌骨骨折(不含髁突骨折)术后伤口感染发生率 /%	4.27
	下颌骨骨折(不含髁突骨折)术后咬合紊乱发生率 /%	3.00
先天性唇腭裂	先天性唇裂术后伤口延期愈合发生率 /%	1.05
	先天性腭裂术后伤口裂开及穿孔发生率 /%	3.23
骨性Ⅲ类错𬌗畸形	骨性Ⅲ类错𬌗畸形术后伤口感染发生率 /%	5.26
	骨性Ⅲ类错𬌗畸形术后咬合关系与术前设计符合率 /%	84.21

（三）2018—2019 年医疗质量数据比较

1. 口腔门诊医疗质量数据比较（表 2-107，表 2-108）

表 2-107　河北省 111 家医疗机构口腔门诊重点病种、重点技术在不同年份中的年服务量构成比比较

分类	质控指标	2019 年 /%	2018 年 /%	增量 /%	变化趋势
门诊重点病种	慢性根尖周炎	19.90	19.66	0.24	↑
	慢性牙周炎	16.36	17.60	−1.24	↓
	急性牙髓炎	16.48	17.23	−0.75	↓
	下颌阻生第三磨牙	14.48	15.72	−1.24	↓
	牙列缺损	12.98	10.07	2.91	↑
	错𬌗畸形	9.39	10.62	−1.23	↓
	牙列缺失	4.61	2.90	1.71	↑
	口腔扁平苔藓	2.29	2.63	−0.34	↓
	颞下颌关节紊乱病	2.06	1.95	0.11	↑
	年轻恒牙牙外伤	1.43	1.62	−0.19	↓
门诊重点技术	根管治疗术	38.12	36.83	1.29	↑
	牙周洁治术	13.24	16.68	−3.44	↓
	阻生牙拔除术	14.09	15.52	−1.43	↓
	错𬌗畸形矫治术	14.27	9.21	5.06	↑
	烤瓷冠修复技术	8.33	9.37	−1.04	↓
	慢性牙周炎系统治疗	5.01	5.50	−0.49	↓
	可摘局部义齿修复技术	4.66	4.42	0.24	↑
	全口义齿修复技术	1.43	1.22	0.21	↑
	种植体植入术	0.85	1.25	−0.40	↓

表 2-108　河北省 111 家医疗机构口腔门诊常见并发症在不同年份中的年平均发生人次比较

分类	质控指标	2019 年	2018 年	增量	变化趋势
门诊患者安全类指标	口腔软组织损伤	58.95	85.20	−26.25	↓
	门诊手术并发症	4.51	3.92	0.59	↑
	根管内器械分离（根管治疗断针）	2.89	4.08	−1.19	↓
	种植体脱落	0.46	0.81	−0.35	↓
	治疗牙位错误	0.07	0.11	−0.04	↓
	拔牙错误	0.05	0.05	0.00	——
	误吞或误吸异物	0.02	0.03	−0.01	↓
	合计	66.95	94.19	−27.24	↓

2. 口腔住院医疗质量数据比较（表 2-109，表 2-110）

表 2-109　河北省 47 家医疗机构口腔住院重点病种、重点手术及操作在不同年份中的年服务量构成比比较

分类	质控指标	2019 年 /%	2018 年 /%	增量 /%	变化趋势
住院重点病种	腮腺良性肿瘤	38.45	40.75	−2.30	↓
	口腔颌面部间隙感染	34.26	31.81	2.45	↑
	上颌骨骨折	15.86	15.56	0.30	↑
	舌癌	6.83	6.25	0.58	↑
	先天性唇裂	2.33	4.74	−2.41	↓
	牙颌面畸形	2.27	0.89	1.38	↑
住院重点手术及操作	腮腺肿物切除 + 面神经解剖术	73.35	67.90	5.45	↑
	口腔颌面部肿瘤切除整复术	8.96	10.03	−1.07	↓
	舌癌扩大切除术 + 颈淋巴清扫术	7.62	9.36	−1.74	↓
	唇裂修复术	4.57	8.68	−4.11	↓
	放射性粒子组织间植入术	2.99	2.41	0.58	↑
	游离腓骨复合组织瓣移植术	2.20	1.01	1.19	↑
	牙颌面畸形矫正术：上颌 Le Fort Ⅰ 型截骨术 + 双侧下颌升支劈开截骨术	0.30	0.62	−0.32	↓

表 2-110　河北省 47 家医疗机构口腔住院部分单病种相关指标在不同年份中的发生率（或构成比）比较

单病种	质控指标	2019 年	2018 年	增量	变化趋势
腮腺浅叶良性肿瘤	腮腺浅叶良性肿瘤术前术后诊断符合率 /%	93.53	92.00	1.53	↑
	腮腺浅叶良性肿瘤术后面神经麻痹发生率 /%	9.43	6.13	3.30	↑
	腮腺浅叶良性肿瘤术后唾液腺瘘发生率 /%	9.61	3.44	6.17	↑
口腔鳞状细胞癌	T3/T4 期初发口腔鳞状细胞癌病例构成比 /%	29.80	18.64	11.16	↑
	游离 / 带蒂组织瓣技术在初发口腔鳞状细胞癌手术治疗中的应用率 /%	43.37	25.55	17.82	↑
	游离 / 带蒂组织瓣移植成功率 /%	93.79	71.60	22.19	↑

续表

单病种	质控指标	2019 年	2018 年	增量	变化趋势
下颌骨骨折 (不含髁突骨折)	下颌骨骨折(不含髁突骨折)术后伤口感染发生率 /%	2.04	2.71	−0.67	↓
	下颌骨骨折(不含髁突骨折)术后咬合紊乱发生率 /%	2.56	3.44	−0.88	↓
先天性唇腭裂	先天性唇裂术后伤口延期愈合发生率 /%	1.32	0.50	0.82	↑
	先天性腭裂术后伤口裂开及穿孔发生率 /%	3.61	1.89	1.72	↑
骨性Ⅲ类错𬌗畸形	骨性Ⅲ类错𬌗畸形术后伤口感染发生率 /%	0.00	30.00	−30.00	↓
	骨性Ⅲ类错𬌗畸形术后咬合关系与术前设计符合率 /%	100.00	40.00	60.00	↑

十一、河 南 省

(一)口腔门诊工作量统计

1. **2019 年重点病种工作量统计** 在河南省的 161 家医疗机构中,2019 年门诊共治疗 10 个重点病种患者 1 246 287 人次,按照平均就诊人次排序,排名前 5 位的病种依次为:慢性根尖周炎、急性牙髓炎、慢性牙周炎、下颌阻生第三磨牙、牙列缺损(表 2-111,图 2-31)。

表 2-111　2019 年河南省口腔门诊 10 个重点病种在不同医疗机构中的年平均就诊人次比较

重点病种	三级	二级		二级以下		平均值 (161 家)
	公立 (5 家)	公立 (12 家)	民营 (9 家)	公立 (110 家)	民营 (25 家)	
慢性根尖周炎	9 101.80	3 568.58	1 541.22	1 251.13	487.68	1 565.34
急性牙髓炎	7 685.60	2 264.33	1 485.22	1 002.78	575.32	1 264.94
慢性牙周炎	11 282.40	3 342.92	1 680.78	739.09	358.60	1 254.16
下颌阻生第三磨牙	5 923.60	2 436.42	1 463.00	888.26	274.72	1 096.89
牙列缺损	5 421.60	2 007.25	1 337.89	791.57	360.92	989.64
错𬌗畸形	19 230.00	1 858.25	1 132.89	238.26	170.48	988.30
牙列缺失	511.40	658.08	199.89	219.80	156.04	250.51
口腔扁平苔藓	1 982.60	139.92	25.89	54.49	11.92	112.53
年轻恒牙牙外伤	845.00	200.42	60.22	91.10	33.92	112.06
颞下颌关节紊乱病	388.00	199.25	45.78	105.05	34.32	106.56
合计	62 372.00	16 675.42	8 972.78	5 381.54	2 463.92	7 740.91

注:根据门急诊实际开放牙椅数,参照口腔专科医疗机构门急诊牙椅数标准对所有医疗机构进行重新分类,其中牙椅 60 台以上比照三级分析,牙椅 20~59 台比照二级分析,牙椅 3~19 台比照二级以下分析。

图 2-31 2019 年河南省口腔门诊 10 个重点
病种患者人次构成比

2. 2019 年重点技术工作量统计 在河南省的 161 家医疗机构中,2019 年门诊 9 个重点技术患者服务总量 1 250 997 人次,按照平均就诊人次排序,排名前 5 位的技术依次为:根管治疗术、牙周洁治术、阻生牙拔除术、错𬌗畸形矫治术、烤瓷冠修复技术(表 2-112,图 2-32)。

表 2-112 2019 年河南省口腔门诊 9 个重点技术在不同医疗机构中的年平均就诊人次比较

| 重点技术 | 三级 | 二级 | | 二级以下 | | 平均值 |
	公立 (5 家)	公立 (12 家)	民营 (9 家)	公立 (110 家)	民营 (25 家)	(161 家)
根管治疗术	17 140.00	6 552.75	3 266.67	1 889.40	868.84	2 629.12
牙周洁治术	11 111.40	2 410.42	2 679.22	660.01	324.72	1 175.86
阻生牙拔除术	6 265.20	3 204.25	1 541.00	825.99	383.68	1 143.46
错𬌗畸形矫治术	19 479.80	2 087.75	1 267.22	225.69	548.32	1 070.75
烤瓷冠修复技术	3 953.60	1 579.58	1 006.33	625.47	239.52	761.30
可摘局部义齿修复技术	3 215.20	885.42	520.78	294.23	146.72	418.76
慢性牙周炎系统治疗	4 760.20	752.42	738.89	145.35	62.00	354.15
全口义齿修复技术	261.40	365.25	307.78	84.65	54.08	118.78
种植体植入术	924.60	232.00	529.67	23.87	38.96	97.98
合计	67 111.40	18 069.83	11 857.56	4 774.66	2 666.84	7 770.17

注:根据门急诊实际开放牙椅数,参照口腔专科医疗机构门急诊牙椅数标准对所有医疗机构进行重新分类,其中牙椅 60 台以上比照三级分析,牙椅 20~59 台比照二级分析,牙椅 3~19 台比照二级以下分析。

图 2-32 2019 年河南省口腔门诊 9 个重点技术患者人次构成比

3. **患者安全类数据统计** 在河南省的 161 家医疗机构中,2019 年门诊患者 3 513 492 人次,门诊 7 类常见并发症共发生 3 422 例次,总体发生率为 0.10%。按照平均发生数量排序,排名前 5 位的并发症依次为:口腔软组织损伤、根管内器械分离(根管治疗断针)、门诊手术并发症、种植体脱落、治疗牙位错误(表 2-113)。口腔门诊 7 类常见并发症构成比如图 2-33 所示。

表 2-113 2019 年河南省口腔门诊 7 类常见并发症在每家医疗机构的年平均发生人次比较

常见并发症	三级	二级		二级以下		平均值
	公立(5 家)	公立(12 家)	民营(9 家)	公立(110 家)	民营(25 家)	(161 家)
口腔软组织损伤	7.80	1.83	0.89	13.51	1.12	9.83
根管内器械分离(根管治疗断针)	43.00	3.67	3.22	4.65	0.32	5.01
门诊手术并发症	17.20	5.92	2.56	4.21	3.08	4.47
种植体脱落	10.80	1.17	7.78	0.29	0.04	1.06
治疗牙位错误	0.00	0.00	0.00	1.15	0.12	0.81
误吞或误吸异物	0.40	0.00	0.00	0.04	0.00	0.04
拔牙错误	0.00	0.00	0.00	0.05	0.00	0.03
合计	79.20	12.58	14.44	23.89	4.68	21.25

图 2-33 2019 年河南省口腔门诊 7 类常见并发症构成比

109

4. 口腔门诊部分单病种相关指标　在河南省的 161 家医疗机构中,口腔门诊根管治疗 5 项单病种相关指标如表 2-114 所示。

表 2-114　2019 年河南省口腔门诊部分单病种相关指标在不同医疗机构中的平均值比较

质控指标	三级	二级		二级以下		平均值 (161 家)
	公立 (5 家)	公立 (12 家)	民营 (9 家)	公立 (110 家)	民营 (25 家)	
根管治疗患牙术前拍摄 X 线根尖片的百分比 /%	87.90	95.52	71.28	79.86	87.72	83.81
根管再治疗患牙术前拍摄 X 线根尖片的百分比 /%	88.57	97.42	94.19	94.72	57.34	90.60
橡皮障隔离术在根管治疗中的使用率 /%	34.51	43.37	39.18	15.18	13.40	27.37
根管治疗患牙根管充填临床合格率 /%	91.42	97.79	92.85	82.58	76.02	88.20
根管再治疗患牙根管充填临床合格率 /%	90.39	89.55	93.01	86.19	93.70	88.91

(二)口腔住院医疗质量数据统计

1. 2019 年重点病种数据统计　在河南省的 55 家医疗机构中,2019 年住院共治疗 6 个重点病种患者 5 471 例。按照平均出院患者例数排序,排名前 3 位的病种依次为:腮腺良性肿瘤、口腔颌面部间隙感染、上颌骨骨折。其中上颌骨骨折平均住院日最长,先天性唇裂平均住院日最短。舌癌平均住院费用最高,先天性唇裂平均住院费用最低(表 2-115)。

表 2-115　2019 年河南省口腔住院 6 个重点病种的 3 项质控指标年平均值比较

重点病种	平均出院患者例数	平均住院日 / 天	平均住院费用 / 元
腮腺良性肿瘤	31.87	8.46	9 409.24
口腔颌面部间隙感染	31.35	9.13	7 415.99
上颌骨骨折	14.02	10.69	17 251.12
舌癌	11.07	10.13	24 155.75
先天性唇裂	8.27	7.76	4 659.50
牙颌面畸形	2.89	9.96	21 443.57

2. 2019 年重点手术及操作数据统计　在河南省的 55 家医疗机构中,2019 年住院共治疗 7 个重点手术及操作患者 3 419 例。按照平均手术例数排序,排名前 3 位的手术及操作依次为:腮腺肿物切除 + 面神经解剖术、口腔颌面部肿瘤切除整复术、唇裂修复术。其中游离腓骨复合组织瓣移植术平均住院日最长,放射性粒子组织间植入术平均住院日最短。游离腓骨复合组织瓣移植术平均住院费用最高,唇裂修复术平均住院费用最低(表 2-116)。

表 2-116　2019 年河南省口腔住院 7 个重点手术及操作的 3 项质控指标年平均值比较

重点手术及操作	平均手术例数	平均住院日 / 天	平均住院费用 / 元
腮腺肿物切除 + 面神经解剖术	34.56	9.39	10 485.51
口腔颌面部肿瘤切除整复术	9.31	11.99	31 493.54
唇裂修复术	7.53	7.53	5 323.66
舌癌扩大切除术 + 颈淋巴清扫术	7.45	14.24	38 673.86

续表

重点手术及操作	平均手术例数	平均住院日/天	平均住院费用/元
游离腓骨复合组织瓣移植术	1.71	21.87	68 753.92
牙颌面畸形矫正术：上颌 Le Fort Ⅰ 型截骨术 + 双侧下颌升支劈开截骨术	0.91	11.71	44 087.68
放射性粒子组织间植入术	0.69	6.54	29 582.90

3. 口腔住院部分单病种相关指标 在河南省的 55 家医疗机构中，口腔住院 5 大类 12 项单病种相关指标如表 2-117 所示。

表 2-117 2019 年河南省口腔住院部分单病种相关指标在不同医疗机构中的发生率（或构成比）比较

单病种	质控指标	平均值
腮腺浅叶良性肿瘤	腮腺浅叶良性肿瘤术前术后诊断符合率 /%	94.86
	腮腺浅叶良性肿瘤术后面神经麻痹发生率 /%	9.46
	腮腺浅叶良性肿瘤术后唾液腺瘘发生率 /%	3.09
口腔鳞状细胞癌	T3/T4 期初发口腔鳞状细胞癌病例构成比 /%	41.56
	游离/带蒂组织瓣技术在初发口腔鳞状细胞癌手术治疗中的应用率 /%	58.54
	游离/带蒂组织瓣移植成功率 /%	97.32
下颌骨骨折（不含髁突骨折）	下颌骨骨折（不含髁突骨折）术后伤口感染发生率 /%	0.95
	下颌骨骨折（不含髁突骨折）术后咬合紊乱发生率 /%	1.42
先天性唇腭裂	先天性唇裂术后伤口延期愈合发生率 /%	0.00
	先天性腭裂术后伤口裂开及穿孔发生率 /%	1.37
骨性Ⅲ类错𬌗畸形	骨性Ⅲ类错𬌗畸形术后伤口感染发生率 /%	0.00
	骨性Ⅲ类错𬌗畸形术后咬合关系与术前设计符合率 /%	95.24

（三）2018—2019 年医疗质量数据比较

1. 口腔门诊医疗质量数据比较（表 2-118，表 2-119）

表 2-118 河南省 60 家医疗机构口腔门诊重点病种、重点技术在不同年份中的年服务量构成比比较

分类	质控指标	2019 年 /%	2018 年 /%	增量 /%	变化趋势
门诊重点病种	错𬌗畸形	17.88	21.16	−3.28	↓
	慢性根尖周炎	17.12	15.65	1.47	↑
	下颌阻生第三磨牙	15.10	15.85	−0.75	↓
	急性牙髓炎	15.52	14.30	1.22	↑
	慢性牙周炎	15.12	13.68	1.44	↑
	牙列缺损	11.54	11.77	−0.23	↓
	牙列缺失	3.29	2.87	0.42	↑
	年轻恒牙牙外伤	1.49	1.62	−0.13	↓
	颞下颌关节紊乱病	1.20	1.85	−0.65	↓
	口腔扁平苔藓	1.74	1.26	0.48	↑

续表

分类	质控指标	2019年/%	2018年/%	增量/%	变化趋势
门诊重点技术	根管治疗术	31.61	34.01	−2.40	↓
	错𬌗畸形矫治术	17.55	14.43	3.12	↑
	阻生牙拔除术	14.53	17.02	−2.49	↓
	牙周洁治术	15.08	14.79	0.29	↑
	烤瓷冠修复技术	9.50	7.28	2.22	↑
	慢性牙周炎系统治疗	4.28	5.75	−1.47	↓
	可摘局部义齿修复技术	4.95	4.54	0.41	↑
	全口义齿修复技术	1.34	1.02	0.32	↑
	种植体植入术	1.17	1.16	0.01	↑

表 2-119　河南省 60 家医疗机构口腔门诊常见并发症在不同年份中的年平均发生人次比较

分类	质控指标	2019年	2018年	增量	变化趋势
门诊患者安全类指标	口腔软组织损伤	5.30	29.33	−24.03	↓
	门诊手术并发症	5.57	5.48	0.09	↑
	根管内器械分离（根管治疗断针）	6.17	2.87	3.30	↑
	种植体脱落	1.65	1.50	0.15	↑
	治疗牙位错误	0.12	0.07	0.05	↑
	误吞或误吸异物	0.05	0.07	−0.02	↓
	拔牙错误	0.00	0.02	−0.02	↓
	合计	18.85	39.33	−20.48	↓

2. 口腔住院医疗质量数据比较（表 2-120，表 2-121）

表 2-120　河南省 24 家医疗机构口腔住院重点病种、重点手术及操作在不同年份中的年服务量构成比比较

分类	质控指标	2019年/%	2018年/%	增量/%	变化趋势
住院重点病种	口腔颌面部间隙感染	30.76	30.50	0.26	↑
	腮腺良性肿瘤	30.82	27.75	3.07	↑
	上颌骨骨折	14.26	14.00	0.26	↑
	舌癌	12.93	14.17	−1.24	↓
	先天性唇裂	8.28	10.27	−1.99	↓
	牙颌面畸形	2.95	3.31	−0.36	↓
住院重点手术及操作	腮腺肿物切除＋面神经解剖术	54.34	47.83	6.51	↑
	口腔颌面部肿瘤切除整复术	13.63	15.30	−1.67	↓
	舌癌扩大切除术＋颈淋巴清扫术	13.70	12.40	1.30	↑
	唇裂修复术	12.02	14.09	−2.07	↓
	放射性粒子组织间植入术	1.29	5.76	−4.47	↓
	游离腓骨复合组织瓣移植术	3.34	3.14	0.20	↑
	牙颌面畸形矫正术：上颌 Le Fort Ⅰ型截骨术＋双侧下颌升支劈开截骨术	1.69	1.49	0.20	↑

表 2-121 河南省 24 家医疗机构口腔住院部分单病种相关指标在不同年份中的发生率（或构成比）比较

单病种	质控指标	2019 年	2018 年	增量	变化趋势
腮腺浅叶良性肿瘤	腮腺浅叶良性肿瘤术前术后诊断符合率 /%	95.08	92.06	3.02	↑
	腮腺浅叶良性肿瘤术后面神经麻痹发生率 /%	3.75	18.14	−14.39	↓
	腮腺浅叶良性肿瘤术后唾液腺瘘发生率 /%	2.79	8.82	−6.03	↓
口腔鳞状细胞癌	T3/T4 期初发口腔鳞状细胞癌病例构成比 /%	42.29	39.80	2.49	↑
	游离 / 带蒂组织瓣技术在初发口腔鳞状细胞癌手术治疗中的应用率 /%	61.54	62.27	−0.73	↓
	游离 / 带蒂组织瓣移植成功率 /%	97.22	87.05	10.17	↑
下颌骨骨折（不含髁突骨折）	下颌骨骨折（不含髁突骨折）术后伤口感染发生率 /%	0.83	1.83	−1.00	↓
	下颌骨骨折（不含髁突骨折）术后咬合紊乱发生率 /%	0.55	8.92	−8.37	↓
先天性唇腭裂	先天性唇裂术后伤口延期愈合发生率 /%	0.00	17.58	−17.58	↓
	先天性腭裂术后伤口裂开及穿孔发生率 /%	1.36	1.75	−0.39	↓
骨性Ⅲ类错𬌗畸形	骨性Ⅲ类错𬌗畸形术后伤口感染发生率 /%	0.00	20.00	−20.00	↓
	骨性Ⅲ类错𬌗畸形术后咬合关系与术前设计符合率 /%	94.74	70.00	24.74	↑

十二、黑 龙 江 省

（一）口腔门诊工作量统计

1. 2019 年重点病种工作量统计 在黑龙江省的 48 家医疗机构中，2019 年门诊共治疗 10 个重点病种患者 277 009 人次，按照平均就诊人次排序，排名前 5 位的病种依次为：慢性根尖周炎、急性牙髓炎、慢性牙周炎、牙列缺损、错𬌗畸形（表 2-122，图 2-34）。

表 2-122 2019 年黑龙江省口腔门诊 10 个重点病种在不同医疗机构中的年平均就诊人次比较

重点病种	三级	二级	二级以下		平均值
	公立（2 家）	公立（5 家）	公立（40 家）	民营（1 家）	（48 家）
慢性根尖周炎	17 676.50	2 677.60	503.13	750.00	1 450.33
急性牙髓炎	8 427.00	2 376.60	425.70	855.00	971.25
慢性牙周炎	6 417.50	1 899.60	372.33	860.00	793.46
牙列缺损	3 683.00	2 129.80	359.53	560.00	686.58
错𬌗畸形	9 179.50	994.40	164.18	12.00	623.13
下颌阻生第三磨牙	2 950.50	1 178.60	325.33	128.00	519.48
牙列缺失	282.00	703.80	218.68	1 060.00	289.38
口腔扁平苔藓	2 236.00	561.00	44.63	15.00	189.10

重点病种	三级	二级	二级以下		平均值
	公立（2家）	公立（5家）	公立（40家）	民营（1家）	（48家）
颞下颌关节紊乱病	988.00	343.60	128.58	18.00	184.48
年轻恒牙牙外伤	479.00	92.00	40.60	22.00	63.83
合计	52 319.00	12 957.00	2 582.65	4 280.00	5 771.02

注：根据门急诊实际开放牙椅数，参照口腔专科医疗机构门急诊牙椅数标准对所有医疗机构进行重新分类，其中牙椅60台以上比照三级分析，牙椅20~59台比照二级分析，牙椅3~19台比照二级以下分析。

图 2-34　2019 年黑龙江省口腔门诊 10 个重点病种患者人次构成比

2. 2019 **年重点技术工作量统计**　在黑龙江省的 48 家医疗机构中，2019 年门诊 9 个重点技术患者服务总量 315 338 人次，按照平均就诊人次排序，排名前 5 位的技术依次为：根管治疗术、错𬌗畸形矫治术、烤瓷冠修复技术、牙周洁治术、阻生牙拔除术（表 2-123，图 2-35）。

表 2-123　2019 年黑龙江省口腔门诊 9 个重点技术在不同医疗机构中的年平均就诊人次比较

重点技术	三级	二级	二级以下		平均值（48家）
	公立（2家）	公立（5家）	公立（40家）	民营（1家）	
根管治疗术	29 396.00	5 223.80	1 047.60	1 605.00	2 675.42
错𬌗畸形矫治术	19 056.00	1 262.60	180.48	12.00	1 076.17
烤瓷冠修复技术	1 081.00	3 279.80	338.90	458.00	678.65
牙周洁治术	1 290.00	2 608.80	338.95	860.00	625.88
阻生牙拔除术	2 829.50	1 096.60	334.83	223.00	515.79
慢性牙周炎系统治疗	6 470.00	992.40	147.25	124.00	498.25
可摘局部义齿修复技术	985.00	1 109.00	231.20	158.00	352.52
全口义齿修复技术	114.00	258.20	89.65	86.00	108.15
种植体植入术	188.00	222.60	9.08	7.00	38.73
合计	61 409.50	16 053.80	2 717.93	3 533.00	6 569.54

注：根据门急诊实际开放牙椅数，参照口腔专科医疗机构门急诊牙椅数标准对所有医疗机构进行重新分类，其中牙椅60台以上比照三级分析，牙椅20~59台比照二级分析，牙椅3~19台比照二级以下分析。

图 2-35 2019 年黑龙江省口腔门诊 9 个重点技术患者人次构成比

3. **患者安全类数据统计** 在黑龙江省的 48 家医疗机构中,2019 年门诊患者 642 664 人次,门诊 7 类常见并发症共发生 379 例次,总体发生率为 0.06%。按照平均发生数量排序,排名前 5 位的并发症依次为:门诊手术并发症、根管内器械分离(根管治疗断针)、口腔软组织损伤、种植体脱落、治疗牙位错误(表 2-124)。口腔门诊 7 类常见并发症构成比如图 2-36 所示。

表 2-124 2019 年黑龙江省口腔门诊 7 类常见并发症在每家医疗机构的年平均发生人次比较

常见并发症	三级	二级	二级以下		平均值
	公立(2 家)	公立(5 家)	公立(40 家)	民营(1 家)	(48 家)
门诊手术并发症	71.00	2.40	0.70	0.00	3.79
根管内器械分离(根管治疗断针)	2.50	8.20	1.08	0.00	1.85
口腔软组织损伤	11.50	0.40	1.55	0.00	1.81
种植体脱落	1.50	1.60	0.15	0.00	0.35
治疗牙位错误	0.00	0.00	0.10	0.00	0.08
误吞或误吸异物	0.00	0.00	0.00	0.00	0.00
拔牙错误	0.00	0.00	0.00	0.00	0.00
合计	86.50	12.60	3.58	0.00	7.90

图 2-36 2019 年黑龙江省口腔门诊 7 类常见并发症构成比

4. 口腔门诊部分单病种相关指标 在黑龙江省的 48 家医疗机构中,口腔门诊根管治疗 5 项单病种相关指标如表 2-125 所示。

表 2-125 2019 年黑龙江省口腔门诊部分单病种相关指标在不同医疗机构中的平均值比较

质控指标	三级	二级	二级以下		平均值
	公立(2 家)	公立(5 家)	公立(40 家)	民营(1 家)	(48 家)
根管治疗患牙术前拍摄 X 线根尖片的百分比 /%	65.63	95.52	85.47	100.00	79.71
根管再治疗患牙术前拍摄 X 线根尖片的百分比 /%	99.91	100.00	96.59	100.00	99.39
橡皮障隔离术在根管治疗中的使用率 /%	27.97	3.72	15.10	0.00	18.35
根管治疗患牙根管充填临床合格率 /%	91.31	96.61	86.86	99.56	91.25
根管再治疗患牙根管充填临床合格率 /%	92.14	81.89	90.44	98.29	89.74

(二)口腔住院医疗质量数据统计

1. 2019 年重点病种数据统计 在黑龙江省的 17 家医疗机构中,2019 年住院共治疗 6 个重点病种患者 1 819 例。按照平均出院患者例数排序,排名前 3 位的病种依次为:腮腺良性肿瘤、口腔颌面部间隙感染、上颌骨骨折。其中舌癌平均住院日最长,先天性唇裂平均住院日最短。牙颌面畸形平均住院费用最高,先天性唇裂平均住院费用最低(表 2-126)。

表 2-126 2019 年黑龙江省口腔住院 6 个重点病种的 3 项质控指标年平均值比较

重点病种	平均出院患者例数	平均住院日 / 天	平均住院费用 / 元
腮腺良性肿瘤	56.35	7.85	12 642.11
口腔颌面部间隙感染	21.35	11.72	10 800.84
上颌骨骨折	16.82	10.29	28 931.01
牙颌面畸形	5.47	9.83	44 580.85
舌癌	3.88	14.61	29 789.55
先天性唇裂	3.12	5.72	4 744.12

2. 2019 年重点手术及操作数据统计 在黑龙江省的 17 家医疗机构中,2019 年住院共治疗 7 个重点手术及操作患者 1 541 例。按照平均手术例数排序,排名前 3 位的手术及操作依次为:腮腺肿物切除 + 面神经解剖术、口腔颌面部肿瘤切除整复术、牙颌面畸形矫正术:上颌 Le Fort Ⅰ 型截骨术 + 双侧下颌升支劈开截骨术。其中游离腓骨复合组织瓣移植术平均住院日最长,唇裂修复术平均住院日最短。游离腓骨复合组织瓣移植术平均住院费用最高,唇裂修复术平均住院费用最低(表 2-127)。

表 2-127 2019 年黑龙江省口腔住院 7 个重点手术及操作的 3 项质控指标年平均值比较

重点手术及操作	平均手术例数	平均住院日 / 天	平均住院费用 / 元
腮腺肿物切除 + 面神经解剖术	70.00	8.15	13 900.83
口腔颌面部肿瘤切除整复术	8.00	15.65	44 115.91
牙颌面畸形矫正术:上颌 Le Fort Ⅰ 型截骨术 + 双侧下颌升支劈开截骨术	4.88	9.90	44 447.86
舌癌扩大切除术 + 颈淋巴清扫术	3.47	13.43	29 376.80

续表

重点手术及操作	平均手术例数	平均住院日/天	平均住院费用/元
唇裂修复术	3.12	5.79	4 764.92
游离腓骨复合组织瓣移植术	1.18	19.75	76 146.33
放射性粒子组织间植入术	0.00	—	—

3. 口腔住院部分单病种相关指标 在黑龙江省的 17 家医疗机构中,口腔住院 5 大类 12 项单病种相关指标如表 2-128 所示。

表 2-128 2019 年黑龙江省口腔住院部分单病种相关指标在不同医疗机构中的发生率(或构成比)比较

单病种	质控指标	平均值
腮腺浅叶良性肿瘤	腮腺浅叶良性肿瘤术前术后诊断符合率/%	98.01
	腮腺浅叶良性肿瘤术后面神经麻痹发生率/%	2.83
	腮腺浅叶良性肿瘤术后唾液腺瘘发生率/%	1.18
口腔鳞状细胞癌	T3/T4 期初发口腔鳞状细胞癌病例构成比/%	45.05
	游离/带蒂组织瓣技术在初发口腔鳞状细胞癌手术治疗中的应用率/%	57.50
	游离/带蒂组织瓣移植成功率/%	97.41
下颌骨骨折(不含髁突骨折)	下颌骨骨折(不含髁突骨折)术后伤口感染发生率/%	0.49
	下颌骨骨折(不含髁突骨折)术后咬合紊乱发生率/%	0.49
先天性唇腭裂	先天性唇裂术后伤口延期愈合发生率/%	1.59
	先天性腭裂术后伤口裂开及穿孔发生率/%	2.33
骨性Ⅲ类错𬌗畸形	骨性Ⅲ类错𬌗畸形术后伤口感染发生率/%	2.94
	骨性Ⅲ类错𬌗畸形术后咬合关系与术前设计符合率/%	100.00

(三)2018—2019 年医疗质量数据比较

1. 口腔门诊医疗质量数据比较(表 2-129,表 2-130)

表 2-129 黑龙江省 25 家医疗机构口腔门诊重点病种、重点技术在不同年份中的年服务量构成比比较

分类	质控指标	2019 年/%	2018 年/%	增量/%	变化趋势
门诊重点病种	慢性根尖周炎	28.34	26.57	1.77	↑
	牙列缺损	12.23	16.90	−4.67	↓
	急性牙髓炎	17.40	11.24	6.16	↑
	慢性牙周炎	13.63	13.54	0.09	↑
	错𬌗畸形	11.25	13.16	−1.91	↓
	下颌阻生第三磨牙	6.96	11.12	−4.16	↓
	牙列缺失	3.83	2.45	1.38	↑
	口腔扁平苔藓	3.54	1.76	1.78	↑
	颞下颌关节紊乱病	2.00	1.42	0.58	↑
	年轻恒牙牙外伤	0.82	1.84	−1.02	↓

续表

分类	质控指标	2019 年 /%	2018 年 /%	增量 /%	变化趋势
门诊重点技术	根管治疗术	43.12	47.28	−4.16	↓
	错𬌗畸形矫治术	18.98	9.03	9.95	↑
	牙周洁治术	7.57	11.97	−4.40	↓
	烤瓷冠修复技术	10.20	8.88	1.32	↑
	慢性牙周炎系统治疗	7.75	6.53	1.22	↑
	阻生牙拔除术	6.03	8.32	−2.29	↓
	可摘局部义齿修复技术	4.66	5.96	−1.30	↓
	全口义齿修复技术	1.33	1.60	−0.27	↓
	种植体植入术	0.35	0.43	−0.08	↓

表 2-130 黑龙江省 25 家医疗机构口腔门诊常见并发症在不同年份中的年平均发生人次比较

分类	质控指标	2019 年	2018 年	增量	变化趋势
门诊患者安全类指标	门诊手术并发症	6.48	11.96	−5.48	↓
	口腔软组织损伤	1.40	13.24	−11.84	↓
	根管内器械分离（根管治疗断针）	2.88	3.80	−0.92	↓
	种植体脱落	0.56	0.24	0.32	↑
	误吞或误吸异物	0.00	0.08	−0.08	↓
	拔牙错误	0.00	0.08	−0.08	↓
	治疗牙位错误	0.00	0.04	−0.04	↓
	合计	11.32	29.44	−18.12	↓

2. 口腔住院医疗质量数据比较（表 2-131，表 2-132）

表 2-131 黑龙江省 8 家医疗机构口腔住院重点病种、重点手术及操作在不同年份中的年服务量构成比比较

分类	质控指标	2019 年 /%	2018 年 /%	增量 /%	变化趋势
住院重点病种	腮腺良性肿瘤	47.17	40.91	6.26	↑
	口腔颌面部间隙感染	30.43	30.43	0.00	—
	上颌骨骨折	11.88	14.33	−2.45	↓
	舌癌	4.30	6.04	−1.74	↓
	牙颌面畸形	3.85	5.95	−2.10	↓
	先天性唇裂	2.38	2.35	0.03	↑
住院重点手术及操作	腮腺肿物切除＋面神经解剖术	81.45	64.49	16.96	↑
	口腔颌面部肿瘤切除整复术	7.11	13.06	−5.95	↓
	舌癌扩大切除术＋颈淋巴清扫术	3.73	9.55	−5.82	↓
	唇裂修复术	2.65	6.69	−4.04	↓
	牙颌面畸形矫正术：上颌 Le Fort Ⅰ型截骨术＋双侧下颌升支劈开截骨术	3.25	2.71	0.54	↑
	游离腓骨复合组织瓣移植术	1.81	3.50	−1.69	↓
	放射性粒子组织间植入术	0.00	0.00	0.00	—

表 2-132　黑龙江省 8 家医疗机构口腔住院部分单病种相关指标在不同年份中的发生率（或构成比）比较

单病种	质控指标	2019 年	2018 年	增量	变化趋势
腮腺浅叶良性肿瘤	腮腺浅叶良性肿瘤术前术后诊断符合率 /%	99.71	97.67	2.04	↑
	腮腺浅叶良性肿瘤术后面神经麻痹发生率 /%	6.65	15.38	−8.73	↓
	腮腺浅叶良性肿瘤术后唾液腺瘘发生率 /%	2.60	4.11	−1.51	↓
口腔鳞状细胞癌	T3/T4 期初发口腔鳞状细胞癌病例构成比 /%	7.32	30.26	−22.94	↓
	游离 / 带蒂组织瓣技术在初发口腔鳞状细胞癌手术治疗中的应用率 /%	50.00	30.08	19.92	↑
	游离 / 带蒂组织瓣移植成功率 /%	98.97	97.50	1.47	↑
下颌骨骨折（不含髁突骨折）	下颌骨骨折（不含髁突骨折）术后伤口感染发生率 /%	0.00	0.43	−0.43	↓
	下颌骨骨折（不含髁突骨折）术后咬合紊乱发生率 /%	0.00	1.29	−1.29	↓
先天性唇腭裂	先天性唇裂术后伤口延期愈合发生率 /%	0.00	0.00	0.00	—
	先天性腭裂术后伤口裂开及穿孔发生率 /%	0.00	8.77	−8.77	↓
骨性 Ⅲ 类错𬌗畸形	骨性 Ⅲ 类错𬌗畸形术后伤口感染发生率 /%	0.00	0.00	0.00	—
	骨性 Ⅲ 类错𬌗畸形术后咬合关系与术前设计符合率 /%	100.00	100.00	0.00	—

十三、湖　北　省

（一）口腔门诊工作量统计

1. **2019 年重点病种工作量统计**　在湖北省的 81 家医疗机构中，2019 年门诊共治疗 10 个重点病种患者 1 132 814 人次，按照平均就诊人次排序，排名前 5 位的病种依次为：慢性牙周炎、慢性根尖周炎、下颌阻生第三磨牙、错𬌗畸形、牙列缺损（表 2-133，图 2-37）。

表 2-133　2019 年湖北省口腔门诊 10 个重点病种在不同医疗机构中的年平均就诊人次比较

重点病种	三级	二级		二级以下		平均值
	公立(6 家)	公立(17 家)	民营(2 家)	公立(52 家)	民营(4 家)	(81 家)
慢性牙周炎	17 827.17	2 320.59	4 272.50	745.19	335.25	2 408.01
慢性根尖周炎	12 899.50	2 424.29	400.00	1 088.17	673.00	2 206.01
下颌阻生第三磨牙	15 697.50	1 780.59	283.50	850.96	726.75	2 125.67
错𬌗畸形	25 225.83	416.53	69.50	195.96	194.75	2 093.14
牙列缺损	14 527.00	2 027.65	4 054.00	695.21	497.75	2 072.62
急性牙髓炎	8 743.17	2 660.12	967.50	1 176.48	775.00	2 023.37
颞下颌关节紊乱病	3 035.67	407.76	68.00	119.38	19.50	389.73
牙列缺失	813.33	309.65	440.00	157.19	63.00	240.12

续表

| 重点病种 | 三级 | 二级 | | 二级以下 | | 平均值 |
	公立（6家）	公立（17家）	民营（2家）	公立（52家）	民营（4家）	（81家）
年轻恒牙牙外伤	1 736.17	136.65	5.50	89.71	16.00	215.80
口腔扁平苔藓	1 994.00	153.88	3.50	47.56	5.50	210.89
合计	102 499.33	12 637.71	10 564.00	5 165.83	3 306.50	13 985.36

注：根据门急诊实际开放牙椅数，参照口腔专科医疗机构门急诊牙椅数标准对所有医疗机构进行重新分类，其中牙椅60台以上比照三级分析，牙椅20~59台比照二级分析，牙椅3~19台比照二级以下分析。

图 2-37　2019 年湖北省口腔门诊 10 个重点病种患者人次构成比

2. **2019 年重点技术工作量统计**　在湖北省的 81 家医疗机构中，2019 年门诊 9 个重点技术患者服务总量 1 185 255 人次，按照平均就诊人次排序，排名前 5 位的技术依次为：根管治疗术、错殆畸形矫治术、牙周洁治术、阻生牙拔除术、烤瓷冠修复技术（表 2-134，图 2-38）。

表 2-134　2019 年湖北省口腔门诊 9 个重点技术在不同医疗机构中的年平均就诊人次比较

| 重点技术 | 三级 | 二级 | | 二级以下 | | 平均值 |
	公立（6家）	公立（17家）	民营（2家）	公立（52家）	民营（4家）	（81家）
根管治疗术	28 836.50	4 517.47	1 211.50	2 028.31	1 575.75	4 494.00
错殆畸形矫治术	34 045.17	1 134.00	79.50	360.75	237.50	3 005.15
牙周洁治术	18 876.83	1 767.06	4 226.50	727.17	1 873.00	2 432.83
阻生牙拔除术	14 268.33	1 942.35	1 787.00	845.10	702.50	2 085.91
烤瓷冠修复技术	5 586.17	1 365.53	853.50	715.62	418.75	1 201.54
可摘局部义齿修复技术	3 050.50	459.65	742.50	331.12	125.00	559.51
慢性牙周炎系统治疗	3 552.33	416.94	36.00	201.00	101.75	485.59
种植体植入术	1 832.17	196.47	440.50	81.29	69.25	243.43
全口义齿修复技术	579.50	146.47	2.50	75.35	55.00	124.81
合计	110 627.50	11 945.94	9 379.50	5 365.69	5 158.50	14 632.78

注：根据门急诊实际开放牙椅数，参照口腔专科医疗机构门急诊牙椅数标准对所有医疗机构进行重新分类，其中牙椅60台以上比照三级分析，牙椅20~59台比照二级分析，牙椅3~19台比照二级以下分析。

图 2-38 2019 年湖北省口腔门诊 9 个重点技术患者人次构成比

3. **患者安全类数据统计** 在湖北省的 81 家医疗机构中,2019 年门诊患者 3 120 791 人次,门诊 7 类常见并发症共发生 2 381 例次,总体发生率为 0.08%。按照平均发生数量排序,排名前 5 位的并发症依次为:口腔软组织损伤、根管内器械分离(根管治疗断针)、门诊手术并发症、种植体脱落、拔牙错误(表 2-135)。口腔门诊 7 类常见并发症构成比如图 2-39 所示。

表 2-135 2019 年湖北省口腔门诊 7 类常见并发症在每家医疗机构的年平均发生人次比较

常见并发症	三级	二级		二级以下		平均值
	公立(6 家)	公立(17 家)	民营(2 家)	公立(52 家)	民营(4 家)	(81 家)
口腔软组织损伤	3.17	8.65	0.00	13.54	5.75	11.02
根管内器械分离(根管治疗断针)	11.17	14.82	9.00	5.50	3.00	7.84
门诊手术并发症	9.50	9.35	0.00	6.46	1.00	6.86
种植体脱落	34.67	2.29	1.50	0.69	0.50	3.56
拔牙错误	0.17	0.00	0.00	0.08	0.00	0.06
治疗牙位错误	0.00	0.00	0.00	0.04	0.00	0.02
误吞或误吸异物	0.00	0.06	0.00	0.02	0.00	0.02
合计	58.67	35.18	10.50	26.33	10.25	29.40

图 2-39 2019 年湖北省口腔门诊 7 类常见并发症构成比

4. **口腔门诊部分单病种相关指标** 在湖北省的81家医疗机构中,口腔门诊根管治疗5项单病种相关指标如表2-136所示。

表2-136 2019年湖北省口腔门诊部分单病种相关指标在不同医疗机构中的平均值比较

质控指标	三级	二级		二级以下		平均值 (81家)
	公立 (6家)	公立 (17家)	民营 (2家)	公立 (52家)	民营 (4家)	
根管治疗患牙术前拍摄X线根尖片的百分比/%	97.64	95.61	77.27	79.07	93.59	91.51
根管再治疗患牙术前拍摄X线根尖片的百分比/%	99.52	97.75	100.00	97.70	86.36	98.96
橡皮障隔离术在根管治疗中的使用率/%	52.20	31.13	94.80	17.66	52.92	41.12
根管治疗患牙根管充填临床合格率/%	96.09	97.01	77.27	89.02	95.38	93.90
根管再治疗患牙根管充填临床合格率/%	95.00	96.74	100.00	96.22	100.00	95.72

(二)口腔住院医疗质量数据统计

1. **2019年重点病种数据统计** 在湖北省的45家医疗机构中,2019年住院共治疗6个重点病种患者5 172例。按照平均出院患者例数排序,排名前3位的病种依次为:口腔颌面部间隙感染、腮腺良性肿瘤、牙颌面畸形。其中舌癌平均住院日最长,先天性唇裂平均住院日最短。舌癌平均住院费用最高,口腔颌面部间隙感染平均住院费用最低(表2-137)。

表2-137 2019年湖北省口腔住院6个重点病种的3项质控指标年平均值比较

重点病种	平均出院患者例数	平均住院日/天	平均住院费用/元
口腔颌面部间隙感染	35.47	8.04	6 378.19
腮腺良性肿瘤	31.33	9.99	14 894.01
牙颌面畸形	14.82	9.43	32 830.19
舌癌	12.38	14.71	40 799.54
上颌骨骨折	11.00	14.31	30 940.15
先天性唇裂	9.93	6.23	8 391.22

2. **2019年重点手术及操作数据统计** 在湖北省的45家医疗机构中,2019年住院共治疗7个重点手术及操作患者3 249例。按照平均手术例数排序,排名前3位的手术及操作依次为:腮腺肿物切除+面神经解剖术、舌癌扩大切除术+颈淋巴清扫术、口腔颌面部肿瘤切除整复术。其中游离腓骨复合组织瓣移植术平均住院日最长,唇裂修复术平均住院日最短。游离腓骨复合组织瓣移植术平均住院费用最高,唇裂修复术平均住院费用最低(表2-138)。

表2-138 2019年湖北省口腔住院7个重点手术及操作的3项质控指标年平均值比较

重点手术及操作	平均手术例数	平均住院日/天	平均住院费用/元
腮腺肿物切除+面神经解剖术	36.89	10.51	17 819.02
舌癌扩大切除术+颈淋巴清扫术	11.53	17.32	67 964.38
口腔颌面部肿瘤切除整复术	9.47	15.42	55 645.70

续表

重点手术及操作	平均手术例数	平均住院日 / 天	平均住院费用 / 元
唇裂修复术	8.11	7.80	10 663.02
牙颌面畸形矫正术：上颌 Le Fort Ⅰ型截骨术 + 双侧下颌升支劈开截骨术	4.71	10.74	57 552.28
游离腓骨复合组织瓣移植术	1.29	19.40	102 479.85
放射性粒子组织间植入术	0.20	14.22	38 392.83

3. 口腔住院部分单病种相关指标　在湖北省的 45 家医疗机构中,口腔住院 5 大类 12 项单病种相关指标如表 2-139 所示。

表 2-139　2019 年湖北省口腔住院部分单病种相关指标在不同医疗机构中的发生率（或构成比）比较

单病种	质控指标	平均值
腮腺浅叶良性肿瘤	腮腺浅叶良性肿瘤术前术后诊断符合率 /%	86.12
	腮腺浅叶良性肿瘤术后面神经麻痹发生率 /%	2.35
	腮腺浅叶良性肿瘤术后唾液腺瘘发生率 /%	2.24
口腔鳞状细胞癌	T3/T4 期初发口腔鳞状细胞癌病例构成比 /%	32.02
	游离 / 带蒂组织瓣技术在初发口腔鳞状细胞癌手术治疗中的应用率 /%	39.19
	游离 / 带蒂组织瓣移植成功率 /%	96.36
下颌骨骨折（不含髁突骨折）	下颌骨骨折(不含髁突骨折)术后伤口感染发生率 /%	0.97
	下颌骨骨折(不含髁突骨折)术后咬合紊乱发生率 /%	1.17
先天性唇腭裂	先天性唇裂术后伤口延期愈合发生率 /%	0.00
	先天性腭裂术后伤口裂开及穿孔发生率 /%	0.71
骨性Ⅲ类错𬌗畸形	骨性Ⅲ类错𬌗畸形术后伤口感染发生率 /%	0.60
	骨性Ⅲ类错𬌗畸形术后咬合关系与术前设计符合率 /%	96.41

（三）2018—2019 年医疗质量数据比较

1. 口腔门诊医疗质量数据比较（表 2-140,表 2-141）

表 2-140　湖北省 52 家医疗机构口腔门诊重点病种、重点技术在不同年份中的年服务量构成比比较

分类	质控指标	2019 年 /%	2018 年 /%	增量 /%	变化趋势
门诊重点病种	慢性牙周炎	17.50	18.08	−0.58	↓
	慢性根尖周炎	15.64	17.17	−1.53	↓
	牙列缺损	15.15	15.83	−0.68	↓
	下颌阻生第三磨牙	15.18	15.74	−0.56	↓
	错𬌗畸形	16.49	11.20	5.29	↑
	急性牙髓炎	12.66	13.34	−0.68	↓
	颞下颌关节紊乱病	2.95	2.80	0.15	↑
	牙列缺失	1.57	3.12	−1.55	↓
	年轻恒牙牙外伤	1.60	1.36	0.24	↑
	口腔扁平苔藓	1.26	1.34	−0.08	↓

续表

分类	质控指标	2019 年 /%	2018 年 /%	增量 /%	变化趋势
门诊重点技术	根管治疗术	30.65	30.06	0.59	↑
	错𬌗畸形矫治术	22.25	20.28	1.97	↑
	牙周洁治术	16.84	14.88	1.96	↑
	阻生牙拔除术	13.97	14.42	−0.45	↓
	烤瓷冠修复技术	7.34	8.74	−1.40	↓
	慢性牙周炎系统治疗	3.14	5.25	−2.11	↓
	可摘局部义齿修复技术	3.40	4.09	−0.69	↓
	种植体植入术	1.80	1.52	0.28	↑
	全口义齿修复技术	0.62	0.77	−0.15	↓

表 2-141　湖北省 52 家医疗机构口腔门诊常见并发症在不同年份中的年平均发生人次比较

分类	质控指标	2019 年	2018 年	增量	变化趋势
门诊患者安全类指标	根管内器械分离(根管治疗断针)	10.48	6.48	4.00	↑
	治疗牙位错误	0.04	0.13	−0.09	↓
	误吞或误吸异物	0.02	0.02	0.00	—
	种植体脱落	4.92	4.40	0.52	↑
	门诊手术并发症	6.06	5.08	0.98	↑
	口腔软组织损伤	16.33	21.46	−5.13	↓
	拔牙错误	0.10	0.13	−0.03	↓
	合计	37.94	37.71	0.23	↑

2. 口腔住院医疗质量数据比较(表 2-142,表 2-143)

表 2-142　湖北省 29 家医疗机构口腔住院重点病种、重点手术及操作在不同年份中的年服务量构成比比较

分类	质控指标	2019 年 /%	2018 年 /%	增量 /%	变化趋势
住院重点病种	口腔颌面部间隙感染	25.42	26.84	−1.42	↓
	腮腺良性肿瘤	25.62	23.98	1.64	↑
	牙颌面畸形	16.28	16.88	−0.60	↓
	舌癌	12.80	11.73	1.07	↑
	先天性唇裂	11.24	11.37	−0.13	↓
	上颌骨骨折	8.65	9.20	−0.55	↓
住院重点手术及操作	腮腺肿物切除 + 面神经解剖术	47.97	51.26	−3.29	↓
	口腔颌面部肿瘤切除整复术	15.05	19.18	−4.13	↓
	唇裂修复术	13.39	15.25	−1.86	↓
	舌癌扩大切除术 + 颈淋巴清扫术	14.07	8.88	5.19	↑
	牙颌面畸形矫正术:上颌 Le Fort Ⅰ型截骨术 + 双侧下颌升支劈开截骨术	7.98	3.97	4.01	↑
	游离腓骨复合组织瓣移植术	1.20	0.86	0.34	↑
	放射性粒子组织间植入术	0.34	0.59	−0.25	↓

表 2-143　湖北省 29 家医疗机构口腔住院部分单病种相关指标在不同年份中的发生率（或构成比）比较

单病种	质控指标	2019 年	2018 年	增量	变化趋势
腮腺浅叶良性肿瘤	腮腺浅叶良性肿瘤术前术后诊断符合率 /%	91.53	95.43	−3.90	↓
	腮腺浅叶良性肿瘤术后面神经麻痹发生率 /%	1.23	9.36	−8.13	↓
	腮腺浅叶良性肿瘤术后唾液腺瘘发生率 /%	1.23	1.94	−0.71	↓
口腔鳞状细胞癌	T3/T4 期初发口腔鳞状细胞癌病例构成比 /%	32.82	24.82	8.00	↑
	游离 / 带蒂组织瓣技术在初发口腔鳞状细胞癌手术治疗中的应用率 /%	42.86	62.84	−19.98	↓
	游离 / 带蒂组织瓣移植成功率 /%	96.97	97.88	−0.91	↓
下颌骨骨折（不含髁突骨折）	下颌骨骨折（不含髁突骨折）术后伤口感染发生率 /%	1.13	0.84	0.29	↑
	下颌骨骨折（不含髁突骨折）术后咬合紊乱发生率 /%	1.13	5.11	−3.98	↓
先天性唇腭裂	先天性唇裂术后伤口延期愈合发生率 /%	0.00	0.00	0.00	—
	先天性腭裂术后伤口裂开及穿孔发生率 /%	0.49	0.77	−0.28	↓
骨性Ⅲ类错𬌗畸形	骨性Ⅲ类错𬌗畸形术后伤口感染发生率 /%	0.62	0.62	0.00	—
	骨性Ⅲ类错𬌗畸形术后咬合关系与术前设计符合率 /%	100.00	100.00	0.00	—

十四、湖 南 省

（一）口腔门诊工作量统计

1. **2019 年重点病种工作量统计**　在湖南省的 42 家医疗机构中，2019 年门诊共治疗 10 个重点病种患者 656 215 人次，按照平均就诊人次排序，排名前 5 位的病种依次为：慢性牙周炎、急性牙髓炎、慢性根尖周炎、下颌阻生第三磨牙、牙列缺损（表 2-144，图 2-40）。

表 2-144　2019 年湖南省口腔门诊 10 个重点病种在不同医疗机构中的年平均就诊人次比较

重点病种	三级 公立（2 家）	二级 公立（5 家）	二级以下 公立（32 家）	二级以下 民营（3 家）	平均值（42 家）
慢性牙周炎	42 712.00	3 059.00	1 368.56	2 235.67	3 600.48
急性牙髓炎	24 893.50	3 332.60	2 001.03	892.67	3 170.50
慢性根尖周炎	20 349.00	3 369.80	1 835.59	1 541.33	2 878.81
下颌阻生第三磨牙	21 531.00	2 209.20	1 290.69	1 480.67	2 377.43
牙列缺损	20 650.00	2 017.20	1 112.63	2 065.33	2 218.71
错𬌗畸形	1 898.00	2 369.80	216.13	1 008.00	609.17
年轻恒牙牙外伤	1 287.50	517.00	136.16	270.33	245.90
牙列缺失	567.50	274.80	168.19	522.00	225.17

续表

重点病种	三级	二级	二级以下		平均值
	公立(2 家)	公立(5 家)	公立(32 家)	民营(3 家)	(42 家)
颞下颌关节紊乱病	591.00	312.80	107.41	94.33	153.95
口腔扁平苔藓	424.00	482.00	86.28	10.33	144.05
合计	134 903.50	17 944.20	8 322.66	10 120.67	15 624.17

注:根据门急诊实际开放牙椅数,参照口腔专科医疗机构门急诊牙椅数标准对所有医疗机构进行重新分类,其中牙椅60台以上比照三级分析,牙椅20~59台比照二级分析,牙椅3~19台比照二级以下分析。

图 2-40　2019 年湖南省口腔门诊 10 个重点病种患者人次构成比

2. 2019 年重点技术工作量统计　在湖南省的 42 家医疗机构中,2019 年门诊 9 个重点技术患者服务总量 654 122 人次,按照平均就诊人次排序,排名前 5 位的技术依次为:根管治疗术、错𬌗畸形矫治术、阻生牙拔除术、烤瓷冠修复技术、牙周洁治术(表 2-145,图 2-41)。

表 2-145　2019 年湖南省口腔门诊 9 个重点技术在不同医疗机构中的年平均就诊人次比较

重点技术	三级	二级	二级以下		平均值
	公立(2 家)	公立(5 家)	公立(32 家)	民营(3 家)	(42 家)
根管治疗术	25 444.50	6 326.00	3 618.72	2 026.67	4 866.62
错𬌗畸形矫治术	37 483.00	4 231.60	298.31	508.00	2 552.24
阻生牙拔除术	23 223.00	2 525.40	1 049.28	680.33	2 254.55
烤瓷冠修复技术	26 639.00	2 232.20	702.88	1 004.67	2 141.55
牙周洁治术	15 447.00	2 361.40	1 049.69	2 184.00	1 972.45
慢性牙周炎系统治疗	6 085.50	2 353.80	442.56	889.67	970.74
可摘局部义齿修复技术	2 215.50	819.20	384.50	340.00	520.26
种植体植入术	1 558.00	269.60	69.53	220.00	174.98
全口义齿修复技术	53.00	204.20	118.53	53.33	120.95
合计	138 148.50	21 323.40	7 734.00	7 906.67	15 574.33

注:根据门急诊实际开放牙椅数,参照口腔专科医疗机构门急诊牙椅数标准对所有医疗机构进行重新分类,其中牙椅60台以上比照三级分析,牙椅20~59台比照二级分析,牙椅3~19台比照二级以下分析。

图 2-41　2019 年湖南省口腔门诊 9 个重点技术患者人次构成比

3. 患者安全类数据统计　在湖南省的 42 家医疗机构中,2019 年门诊患者 1 425 683 人次,门诊 7 类常见并发症共发生 1 097 例次,总体发生率为 0.08%。按照平均发生数量排序,排名前 5 位的并发症依次为:根管内器械分离(根管治疗断针)、门诊手术并发症、口腔软组织损伤、种植体脱落、治疗牙位错误(表 2-146)。口腔门诊 7 类常见并发症构成比如图 2-42 所示。

表 2-146　2019 年湖南省口腔门诊 7 类常见并发症在每家医疗机构的年平均发生人次比较

常见并发症	三级	二级	二级以下		平均值
	公立(2 家)	公立(5 家)	公立(32 家)	民营(3 家)	(42 家)
根管内器械分离(根管治疗断针)	0.00	53.40	7.41	11.67	12.83
门诊手术并发症	1.50	3.80	10.97	3.33	9.12
口腔软组织损伤	0.00	5.20	2.84	0.00	2.79
种植体脱落	0.50	1.00	0.34	8.67	1.02
治疗牙位错误	0.00	0.80	0.16	0.00	0.21
拔牙错误	0.50	0.60	0.03	0.00	0.12
误吞或误吸异物	0.00	0.00	0.03	0.00	0.02
合计	2.50	64.80	21.78	23.67	26.12

图 2-42　2019 年湖南省口腔门诊 7 类常见并发症构成比

4. 口腔门诊部分单病种相关指标 在湖南省的 42 家医疗机构中,口腔门诊根管治疗 5 项单病种相关指标如表 2-147 所示。

表 2-147 2019 年湖南省口腔门诊部分单病种相关指标在不同医疗机构中的平均值比较

质控指标	三级	二级	二级以下		平均值
	公立(2 家)	公立(5 家)	公立(32 家)	民营(3 家)	(42 家)
根管治疗患牙术前拍摄 X 线根尖片的百分比 /%	100.00	81.58	84.93	100.00	88.38
根管再治疗患牙术前拍摄 X 线根尖片的百分比 /%	100.00	83.14	99.53	100.00	97.71
橡皮障隔离术在根管治疗中的使用率 /%	0.00	18.61	11.42	27.56	9.09
根管治疗患牙根管充填临床合格率 /%	100.00	96.53	83.04	100.00	89.37
根管再治疗患牙根管充填临床合格率 /%	100.00	88.90	96.89	100.00	97.89

(二)口腔住院医疗质量数据统计

1. 2019 年重点病种数据统计 在湖南省的 18 家医疗机构中,2019 年住院共治疗 6 个重点病种患者 2 024 例。按照平均出院患者例数排序,排名前 3 位的病种依次为:舌癌、腮腺良性肿瘤、口腔颌面部间隙感染。其中上颌骨骨折平均住院日最长,先天性唇裂平均住院日最短。舌癌平均住院费用最高,口腔颌面部间隙感染平均住院费用最低(表 2-148)。

表 2-148 2019 年湖南省口腔住院 6 个重点病种的 3 项质控指标年平均值比较

重点病种	平均出院患者例数	平均住院日 / 天	平均住院费用 / 元
舌癌	42.11	11.94	77 819.15
腮腺良性肿瘤	26.00	10.78	15 770.92
口腔颌面部间隙感染	21.83	7.38	5 032.78
上颌骨骨折	13.39	12.40	25 666.20
牙颌面畸形	5.33	8.92	24 713.21
先天性唇裂	3.78	4.58	9 330.68

2. 2019 年重点手术及操作数据统计 在湖南省的 18 家医疗机构中,2019 年住院共治疗 7 个重点手术及操作患者 1 914 例。按照平均手术例数排序,排名前 3 位的手术及操作依次为:舌癌扩大切除术 + 颈淋巴清扫术、口腔颌面部肿瘤切除整复术、腮腺肿物切除 + 面神经解剖术。其中舌癌扩大切除术 + 颈淋巴清扫术平均住院日最长,唇裂修复术平均住院日最短。舌癌扩大切除术 + 颈淋巴清扫术平均住院费用最高,唇裂修复术平均住院费用最低(表 2-149)。

表 2-149 2019 年湖南省口腔住院 7 个重点手术及操作的 3 项质控指标年平均值比较

重点手术及操作	平均手术例数	平均住院日 / 天	平均住院费用 / 元
舌癌扩大切除术 + 颈淋巴清扫术	36.17	13.40	86 357.64
口腔颌面部肿瘤切除整复术	36.06	10.18	75 264.24
腮腺肿物切除 + 面神经解剖术	27.11	10.97	15 658.98
唇裂修复术	3.56	4.04	8 988.33
游离腓骨复合组织瓣移植术	2.28	10.05	83 617.40

重点手术及操作	平均手术例数	平均住院日/天	平均住院费用/元
放射性粒子组织间植入术	0.67	6.34	23 414.34
牙颌面畸形矫正术：上颌 LeFort Ⅰ 型截骨术 + 双侧下颌升支劈开截骨术	0.50	6.86	55 341.52

3. 口腔住院部分单病种相关指标　在湖南省的 18 家医疗机构中，口腔住院 5 大类 12 项单病种相关指标如表 2-150 所示。

表 2-150　2019 年湖南省口腔住院部分单病种相关指标在不同医疗机构中的发生率（或构成比）比较

单病种	质控指标	平均值
腮腺浅叶良性肿瘤	腮腺浅叶良性肿瘤术前术后诊断符合率 /%	94.39
	腮腺浅叶良性肿瘤术后面神经麻痹发生率 /%	7.85
	腮腺浅叶良性肿瘤术后唾液腺瘘发生率 /%	10.31
口腔鳞状细胞癌	T3/T4 期初发口腔鳞状细胞癌病例构成比 /%	33.65
	游离/带蒂组织瓣技术在初发口腔鳞状细胞癌手术治疗中的应用率 /%	84.56
	游离/带蒂组织瓣移植成功率 /%	98.49
下颌骨骨折（不含髁突骨折）	下颌骨骨折（不含髁突骨折）术后伤口感染发生率 /%	2.94
	下颌骨骨折（不含髁突骨折）术后咬合紊乱发生率 /%	1.96
先天性唇腭裂	先天性唇裂术后伤口延期愈合发生率 /%	4.55
	先天性腭裂术后伤口裂开及穿孔发生率 /%	3.85
骨性Ⅲ类错𬌗畸形	骨性Ⅲ类错𬌗畸形术后伤口感染发生率 /%	0.00
	骨性Ⅲ类错𬌗畸形术后咬合关系与术前设计符合率 /%	100.00

（三）2018—2019 年医疗质量数据比较

1. 口腔门诊医疗质量数据比较（表 2-151，表 2-152）

表 2-151　湖南省 20 家医疗机构口腔门诊重点病种、重点技术在不同年份中的年服务量构成比比较

分类	质控指标	2019 年 /%	2018 年 /%	增量 /%	变化趋势
门诊重点病种	慢性牙周炎	25.05	26.03	−0.98	↓
	急性牙髓炎	19.60	20.11	−0.51	↓
	慢性根尖周炎	17.84	17.31	0.53	↑
	下颌阻生第三磨牙	15.34	13.72	1.62	↑
	牙列缺损	13.85	13.80	0.05	↑
	错𬌗畸形	3.70	4.27	−0.57	↓
	年轻恒牙牙外伤	1.55	1.43	0.12	↑
	牙列缺失	1.27	1.38	−0.11	↓
	颞下颌关节紊乱病	1.01	1.11	−0.10	↓
	口腔扁平苔藓	0.79	0.84	−0.05	↓

续表

分类	质控指标	2019 年 /%	2018 年 /%	增量 /%	变化趋势
门诊重点技术	根管治疗术	29.04	33.81	−4.77	↓
	阻生牙拔除术	16.13	15.93	0.20	↑
	错𬌗畸形矫治术	21.64	5.45	16.19	↑
	牙周洁治术	8.62	20.83	−12.21	↓
	烤瓷冠修复技术	16.28	7.15	9.13	↑
	慢性牙周炎系统治疗	3.17	10.20	−7.03	↓
	可摘局部义齿修复技术	3.21	3.91	−0.70	↓
	种植体植入术	1.11	1.47	−0.36	↓
	全口义齿修复技术	0.81	1.26	−0.45	↓

表 2-152　湖南省 20 家医疗机构口腔门诊常见并发症在不同年份中的年平均发生人次比较

分类	质控指标	2019 年	2018 年	增量	变化趋势
门诊患者安全类指标	门诊手术并发症	6.85	8.60	−1.75	↓
	根管内器械分离（根管治疗断针）	6.35	8.30	−1.95	↓
	口腔软组织损伤	2.05	7.95	−5.90	↓
	种植体脱落	0.20	6.50	−6.30	↓
	治疗牙位错误	0.30	1.95	−1.65	↓
	拔牙错误	0.10	0.30	−0.20	↓
	误吞或误吸异物	0.05	0.15	−0.10	↓
	合计	15.90	33.75	−17.85	↓

2. 口腔住院医疗质量数据比较（表 2-153，表 2-154）

表 2-153　湖南省 8 家医疗机构口腔住院重点病种、重点手术及操作在不同年份中的年服务量构成比比较

分类	质控指标	2019 年 /%	2018 年 /%	增量 /%	变化趋势
住院重点病种	舌癌	53.52	39.70	13.82	↑
	腮腺良性肿瘤	14.34	23.43	−9.09	↓
	口腔颌面部间隙感染	11.60	20.30	−8.70	↓
	上颌骨骨折	10.68	7.76	2.92	↑
	先天性唇裂	4.84	5.97	−1.13	↓
	牙颌面畸形	5.02	2.84	2.18	↑
住院重点手术及操作	舌癌扩大切除术 + 颈淋巴清扫术	37.96	39.66	−1.70	↓
	口腔颌面部肿瘤切除整复术	42.12	13.37	28.75	↑
	腮腺肿物切除 + 面神经解剖术	12.04	31.73	−19.69	↓
	唇裂修复术	3.64	6.22	−2.58	↓
	游离腓骨复合组织瓣移植术	2.67	6.22	−3.55	↓
	牙颌面畸形矫正术：上颌 Le Fort Ⅰ 型截骨术 + 双侧下颌升支劈开截骨术	0.67	2.49	−1.82	↓
	放射性粒子组织间植入术	0.89	0.31	0.58	↑

表 2-154　湖南省 8 家医疗机构口腔住院部分单病种相关指标在不同年份中的发生率（或构成比）比较

单病种	质控指标	2019 年	2018 年	增量	变化趋势
腮腺浅叶良性肿瘤	腮腺浅叶良性肿瘤术前术后诊断符合率 /%	97.45	97.26	0.19	↑
	腮腺浅叶良性肿瘤术后面神经麻痹发生率 /%	6.37	12.32	−5.95	↓
	腮腺浅叶良性肿瘤术后唾液腺瘘发生率 /%	8.28	8.87	−0.59	↓
口腔鳞状细胞癌	T3/T4 期初发口腔鳞状细胞癌病例构成比 /%	39.17	34.16	5.01	↑
	游离 / 带蒂组织瓣技术在初发口腔鳞状细胞癌手术治疗中的应用率 /%	86.76	81.94	4.82	↑
	游离 / 带蒂组织瓣移植成功率 /%	98.56	99.21	−0.65	↓
下颌骨骨折（不含髁突骨折）	下颌骨骨折（不含髁突骨折）术后伤口感染发生率 /%	1.80	1.22	0.58	↑
	下颌骨骨折（不含髁突骨折）术后咬合紊乱发生率 /%	0.90	3.66	−2.76	↓
先天性唇腭裂	先天性唇裂术后伤口延期愈合发生率 /%	0.00	7.41	−7.41	↓
	先天性腭裂术后伤口裂开及穿孔发生率 /%	2.60	1.54	1.06	↑
骨性Ⅲ类错𬌗畸形	骨性Ⅲ类错𬌗畸形术后伤口感染发生率 /%	0.00	0.00	0.00	—
	骨性Ⅲ类错𬌗畸形术后咬合关系与术前设计符合率 /%	100.00	71.43	28.57	↑

十五、吉　林　省

（一）口腔门诊工作量统计

1. **2019 年重点病种工作量统计**　在吉林省的 44 家医疗机构中，2019 年门诊共治疗 10 个重点病种患者 282 898 人次，按照平均就诊人次排序，排名前 5 位的病种依次为：慢性牙周炎、慢性根尖周炎、下颌阻生第三磨牙、牙列缺损、急性牙髓炎（表 2-155，图 2-43）。

表 2-155　2019 年吉林省口腔门诊 10 个重点病种在不同医疗机构中的年平均就诊人次比较

重点病种	三级	二级		二级以下		平均值
	公立（2 家）	公立（2 家）	民营（3 家）	公立（34 家）	民营（3 家）	（44 家）
慢性牙周炎	14 313.00	2 870.00	233.67	665.32	404.67	1 338.68
慢性根尖周炎	5 323.50	5 143.50	287.00	713.71	526.67	1 082.75
下颌阻生第三磨牙	8 140.50	1 743.00	294.33	692.09	313.67	1 025.50
牙列缺损	5 963.50	1 401.50	1 875.67	653.88	301.67	988.50
急性牙髓炎	1 829.00	5 136.50	644.33	709.85	477.67	941.64
错𬌗畸形	2 682.50	1 867.00	430.33	104.53	20.00	318.27
牙列缺失	644.50	297.50	1 364.00	163.82	85.33	268.23
颞下颌关节紊乱病	1 400.50	610.50	0.00	136.09	189.00	209.45

| 重点病种 | 三级 | 二级 | | 二级以下 | | 平均值 |
	公立（2家）	公立（2家）	民营（3家）	公立（34家）	民营（3家）	（44家）
口腔扁平苔藓	2 082.00	27.00	0.67	127.56	125.33	203.02
年轻恒牙牙外伤	74.50	6.50	1.00	62.44	21.33	53.45
合计	42 453.50	19 103.00	5 131.00	4 029.29	2 465.33	6 429.50

注：根据门急诊实际开放牙椅数，参照口腔专科医疗机构门急诊牙椅数标准对所有医疗机构进行重新分类，其中牙椅60台以上比照三级分析，牙椅20~59台比照二级分析，牙椅3~19台比照二级以下分析。

图 2-43 2019 年吉林省口腔门诊 10 个重点病种患者人次构成比

2. 2019 年重点技术工作量统计 在吉林省的 44 家医疗机构中，2019 年门诊 9 个重点技术患者服务总量 309 133 人次，按照平均就诊人次排序，排名前 5 位的技术依次为：根管治疗术、错𬌗畸形矫治术、阻生牙拔除术、牙周洁治术、烤瓷冠修复技术（表 2-156，图 2-44）。

表 2-156 2019 年吉林省口腔门诊 9 个重点技术在不同医疗机构中的年平均就诊人次比较

| 重点技术 | 三级 | 二级 | | 二级以下 | | 平均值 |
	公立（2家）	公立（2家）	民营（3家）	公立（34家）	民营（3家）	（44家）
根管治疗术	10 854.00	9 196.00	3 425.33	1 139.71	543.00	2 062.61
错𬌗畸形矫治术	29 488.00	1 577.00	496.33	119.88	20.00	1 539.89
阻生牙拔除术	9 060.50	1 820.00	445.33	558.82	257.00	974.27
牙周洁治术	8 354.00	2 140.00	878.00	521.50	253.67	957.14
烤瓷冠修复技术	1 635.00	1 548.00	990.67	443.29	197.67	568.25
慢性牙周炎系统治疗	3 185.50	1 169.00	111.67	235.68	99.33	394.43
可摘局部义齿修复技术	936.50	671.00	475.33	222.56	199.67	291.07
全口义齿修复技术	147.00	155.50	784.67	68.35	25.33	121.80
种植体植入术	875.50	165.50	673.67	28.35	16.67	116.30
合计	64 536.00	18 442.00	8 281.00	3 338.15	1 612.33	7 025.75

注：根据门急诊实际开放牙椅数，参照口腔专科医疗机构门急诊牙椅数标准对所有医疗机构进行重新分类，其中牙椅60台以上比照三级分析，牙椅20~59台比照二级分析，牙椅3~19台比照二级以下分析。

图 2-44　2019 年吉林省口腔门诊 9 个重点技术患者人次构成比

3. **患者安全类数据统计**　在吉林省的 44 家医疗机构中,2019 年门诊患者 776 438 人次,门诊 7 类常见并发症共发生 388 例次,总体发生率为 0.05%。按照平均发生数量排序,排名前 5 位的并发症依次为:口腔软组织损伤、根管内器械分离(根管治疗断针)、种植体脱落、门诊手术并发症、治疗牙位错误(表 2-157)。口腔门诊 7 类常见并发症构成比如图 2-45 所示。

表 2-157　2019 年吉林省口腔门诊 7 类常见并发症在每家医疗机构的年平均发生人次比较

常见并发症	三级	二级		二级以下		平均值
	公立(2 家)	公立(2 家)	民营(3 家)	公立(34 家)	民营(3 家)	(44 家)
口腔软组织损伤	0.00	4.00	0.00	4.41	0.00	3.59
根管内器械分离(根管治疗断针)	6.50	6.00	0.67	1.74	0.00	1.95
种植体脱落	24.50	7.50	0.00	0.29	0.33	1.70
门诊手术并发症	0.00	1.00	0.67	1.50	0.00	1.25
治疗牙位错误	0.00	0.00	0.00	0.41	0.00	0.32
误吞或误吸异物	0.00	0.00	0.00	0.00	0.00	0.00
拔牙错误	0.00	0.00	0.00	0.00	0.00	0.00
合计	31.00	18.50	1.33	8.35	0.33	8.82

图 2-45　2019 年吉林省口腔门诊 7 类常见并发症构成比

4. 口腔门诊部分单病种相关指标 在吉林省的 44 家医疗机构中,口腔门诊根管治疗 5 项单病种相关指标如表 2-158 所示。

表 2-158 2019 年吉林省口腔门诊部分单病种相关指标在不同医疗机构中的平均值比较

质控指标	三级	二级		二级以下		平均值 (44 家)
	公立 (2 家)	公立 (2 家)	民营 (3 家)	公立 (34 家)	民营 (3 家)	
根管治疗患牙术前拍摄 X 线根尖片的百分比 /%	100.00	89.51	39.10	85.34	78.53	84.48
根管再治疗患牙术前拍摄 X 线根尖片的百分比 /%	100.00	98.45	96.24	97.51	85.32	97.52
橡皮障隔离术在根管治疗中的使用率 /%	46.36	5.29	14.59	44.73	18.18	30.69
根管治疗患牙根管充填临床合格率 /%	100.00	90.61	100.00	89.08	76.10	91.18
根管再治疗患牙根管充填临床合格率 /%	100.00	90.15	100.00	95.96	100.00	95.58

(二)口腔住院医疗质量数据统计

1. 2019 年重点病种数据统计 在吉林省的 14 家医疗机构中,2019 年住院共治疗 6 个重点病种患者 1 109 例。按照平均出院患者例数排序,排名前 3 位的病种依次为:腮腺良性肿瘤、口腔颌面部间隙感染、上颌骨骨折。其中舌癌平均住院日最长,先天性唇裂平均住院日最短。牙颌面畸形平均住院费用最高,先天性唇裂平均住院费用最低(表 2-159)。

表 2-159 2019 年吉林省口腔住院 6 个重点病种的 3 项质控指标年平均值比较

重点病种	平均出院患者例数	平均住院日 / 天	平均住院费用 / 元
腮腺良性肿瘤	39.50	6.46	10 145.66
口腔颌面部间隙感染	10.07	8.27	6 791.66
上颌骨骨折	9.93	8.31	29 015.90
舌癌	8.64	12.07	22 906.51
牙颌面畸形	6.79	9.30	43 988.85
先天性唇裂	4.29	6.02	5 838.56

2. 2019 年重点手术及操作数据统计 在吉林省的 14 家医疗机构中,2019 年住院共治疗 7 个重点手术及操作患者 653 例。按照平均手术例数排序,排名前 3 位的手术及操作依次为:腮腺肿物切除 + 面神经解剖术、舌癌扩大切除术 + 颈淋巴清扫术、牙颌面畸形矫正术:上颌 Le Fort I 型截骨术 + 双侧下颌升支劈开截骨术。其中游离腓骨复合组织瓣移植术平均住院日最长,放射性粒子组织间植入术平均住院日最短。游离腓骨复合组织瓣移植术平均住院费用最高,唇裂修复术平均住院费用最低(表 2-160)。

表 2-160 2019 年吉林省口腔住院 7 个重点手术及操作的 3 项质控指标年平均值比较

重点手术及操作	平均手术例数	平均住院日 / 天	平均住院费用 / 元
腮腺肿物切除 + 面神经解剖术	31.50	8.00	12 482.96
舌癌扩大切除术 + 颈淋巴清扫术	5.14	16.82	35 230.89
牙颌面畸形矫正术:上颌 Le Fort I 型截骨术 + 双侧下颌升支劈开截骨术	3.29	9.02	64 532.17

续表

重点手术及操作	平均手术例数	平均住院日/天	平均住院费用/元
口腔颌面部肿瘤切除整复术	2.86	23.15	68 712.63
唇裂修复术	1.71	9.75	8 864.23
游离腓骨复合组织瓣移植术	1.14	24.80	96 092.21
放射性粒子组织间植入术	1.00	3.00	21 000.00

3. 口腔住院部分单病种相关指标　在吉林省的 14 家医疗机构中,口腔住院 5 大类 12 项单病种相关指标如表 2-161 所示。

表 2-161　2019 年吉林省口腔住院部分单病种相关指标在不同医疗机构中的发生率(或构成比)比较

单病种	质控指标	平均值
腮腺浅叶良性肿瘤	腮腺浅叶良性肿瘤术前术后诊断符合率/%	92.80
	腮腺浅叶良性肿瘤术后面神经麻痹发生率/%	0.72
	腮腺浅叶良性肿瘤术后唾液腺瘘发生率/%	0.18
口腔鳞状细胞癌	T3/T4 期初发口腔鳞状细胞癌病例构成比/%	13.10
	游离/带蒂组织瓣技术在初发口腔鳞状细胞癌手术治疗中的应用率/%	26.47
	游离/带蒂组织瓣移植成功率/%	99.64
下颌骨骨折 (不含髁突骨折)	下颌骨骨折(不含髁突骨折)术后伤口感染发生率/%	0.56
	下颌骨骨折(不含髁突骨折)术后咬合紊乱发生率/%	4.47
先天性唇腭裂	先天性唇裂术后伤口延期愈合发生率/%	0.00
	先天性腭裂术后伤口裂开及穿孔发生率/%	0.00
骨性Ⅲ类错𬌗畸形	骨性Ⅲ类错𬌗畸形术后伤口感染发生率/%	0.00
	骨性Ⅲ类错𬌗畸形术后咬合关系与术前设计符合率/%	100.00

(三) 2018—2019 年医疗质量数据比较

1. 口腔门诊医疗质量数据比较(表 2-162,表 2-163)

表 2-162　吉林省 21 家医疗机构口腔门诊重点病种、重点技术在不同年份中的年服务量构成比比较

分类	质控指标	2019 年/%	2018 年/%	增量/%	变化趋势
门诊重点病种	慢性牙周炎	22.56	15.51	7.05	↑
	慢性根尖周炎	16.61	16.36	0.25	↑
	错𬌗畸形	5.45	20.82	−15.37	↓
	急性牙髓炎	13.70	14.41	−0.71	↓
	牙列缺损	14.30	12.76	1.54	↑
	下颌阻生第三磨牙	16.45	8.78	7.67	↑
	牙列缺失	3.40	5.87	−2.47	↓
	口腔扁平苔藓	3.62	2.65	0.97	↑
	颞下颌关节紊乱病	3.19	1.98	1.21	↑
	年轻恒牙牙外伤	0.72	0.86	−0.14	↓

分类	质控指标	2019 年 /%	2018 年 /%	增量 /%	变化趋势
门诊重点技术	根管治疗术	26.84	35.81	-8.97	↓
	错𬌗畸形矫治术	25.81	7.18	18.63	↑
	牙周洁治术	14.37	14.62	-0.25	↓
	阻生牙拔除术	14.56	13.63	0.93	↑
	烤瓷冠修复技术	6.92	11.78	-4.86	↓
	慢性牙周炎系统治疗	5.80	6.62	-0.82	↓
	可摘局部义齿修复技术	3.57	6.12	-2.55	↓
	全口义齿修复技术	0.85	2.59	-1.74	↓
	种植体植入术	1.28	1.64	-0.36	↓

表 2-163　吉林省 21 家医疗机构口腔门诊常见并发症在不同年份中的年平均发生人次比较

分类	质控指标	2019 年	2018 年	增量	变化趋势
门诊患者安全类指标	门诊手术并发症	2.05	4.95	-2.90	↓
	口腔软组织损伤	1.81	4.29	-2.48	↓
	根管内器械分离（根管治疗断针）	3.62	1.95	1.67	↑
	种植体脱落	3.57	1.52	2.05	↑
	治疗牙位错误	0.19	0.76	-0.57	↓
	拔牙错误	0.00	0.05	-0.05	↓
	误吞或误吸异物	0.00	0.00	0.00	——
	合计	11.24	13.52	-2.28	↓

2. 口腔住院医疗质量数据比较（表 2-164，表 2-165）

表 2-164　吉林省 10 家医疗机构口腔住院重点病种、重点手术及操作在不同年份中的年服务量构成比比较

分类	质控指标	2019 年 /%	2018 年 /%	增量 /%	变化趋势
住院重点病种	腮腺良性肿瘤	46.58	35.60	10.98	↑
	口腔颌面部间隙感染	12.98	20.92	-7.94	↓
	上颌骨骨折	12.68	16.44	-3.76	↓
	舌癌	12.17	11.14	1.03	↑
	牙颌面畸形	9.56	11.96	-2.40	↓
	先天性唇裂	6.04	3.94	2.10	↑
住院重点手术及操作	腮腺肿物切除 + 面神经解剖术	64.07	52.58	11.49	↑
	舌癌扩大切除术 + 颈淋巴清扫术	12.20	11.97	0.23	↑
	牙颌面畸形矫正术：上颌 Le Fort Ⅰ型截骨术 + 双侧下颌升支劈开截骨术	7.80	12.68	-4.88	↓
	口腔颌面部肿瘤切除整复术	6.78	10.80	-4.02	↓
	唇裂修复术	4.07	4.23	-0.16	↓
	游离腓骨复合组织瓣移植术	2.71	4.23	-1.52	↓
	放射性粒子组织间植入术	2.37	3.52	-1.15	↓

表 2-165　吉林省 10 家医疗机构口腔住院部分单病种相关指标在不同年份中的发生率（或构成比）比较

单病种	质控指标	2019 年	2018 年	增量	变化趋势
腮腺浅叶良性肿瘤	腮腺浅叶良性肿瘤术前术后诊断符合率 /%	96.44	87.88	8.56	↑
	腮腺浅叶良性肿瘤术后面神经麻痹发生率 /%	0.99	7.38	−6.39	↓
	腮腺浅叶良性肿瘤术后唾液腺瘘发生率 /%	0.25	10.07	−9.82	↓
口腔鳞状细胞癌	T3/T4 期初发口腔鳞状细胞癌病例构成比 /%	14.86	10.31	4.55	↑
	游离 / 带蒂组织瓣技术在初发口腔鳞状细胞癌手术治疗中的应用率 /%	31.03	15.73	15.30	↑
	游离 / 带蒂组织瓣移植成功率 /%	99.64	97.33	2.31	↑
下颌骨骨折（不含髁突骨折）	下颌骨骨折(不含髁突骨折)术后伤口感染发生率 /%	0.60	0.65	−0.05	↓
	下颌骨骨折(不含髁突骨折)术后咬合紊乱发生率 /%	4.82	5.23	−0.41	↓
先天性唇腭裂	先天性唇裂术后伤口延期愈合发生率 /%	0.00	0.00	0.00	—
	先天性腭裂术后伤口裂开及穿孔发生率 /%	0.00	0.00	0.00	—
骨性 Ⅲ 类错𬌗畸形	骨性Ⅲ类错𬌗畸形术后伤口感染发生率 /%	0.00	0.00	0.00	—
	骨性Ⅲ类错𬌗畸形术后咬合关系与术前设计符合率 /%	100.00	0.00	100.00	↑

十六、江　苏　省

（一）口腔门诊工作量统计

1. 2019 年重点病种工作量统计　在江苏省的 171 家医疗机构中,2019 年门诊共治疗 10 个重点病种患者 3 249 378 人次,按照平均就诊人次排序,排名前 5 位的病种依次为:下颌阻生第三磨牙、慢性牙周炎、慢性根尖周炎、急性牙髓炎、牙列缺损(表 2-166,图 2-46)。

表 2-166　2019 年江苏省口腔门诊 10 个重点病种在不同医疗机构中的年平均就诊人次比较

重点病种	三级		二级		二级以下		平均值
	公立(10 家)	民营(1 家)	公立(28 家)	民营(10 家)	公立(93 家)	民营(29 家)	(171 家)
下颌阻生第三磨牙	43 414.50	20 467.00	3 642.57	1 706.30	1 318.60	993.62	4 240.42
慢性牙周炎	28 903.80	24 038.00	3 339.54	2 240.70	1 318.48	820.38	3 364.91
慢性根尖周炎	16 504.70	19 925.00	3 854.29	2 282.80	2 253.54	1 258.59	3 285.37
急性牙髓炎	15 575.10	16 497.00	3 670.00	2 377.60	1 869.02	1 174.28	2 962.91
牙列缺损	14 386.00	7 469.00	2 478.18	1 453.50	1 164.49	944.76	2 169.29
错𬌗畸形	11 890.50	75 983.00	2 171.32	492.20	453.24	138.55	1 794.01
牙列缺失	1 590.40	312.00	537.93	1 152.50	282.88	191.07	436.56
颞下颌关节紊乱病	1 870.90	2.00	524.61	62.90	192.60	106.66	321.84
口腔扁平苔藓	2 152.70	150.00	311.32	18.00	71.66	46.38	225.63
年轻恒牙牙外伤	1 086.10	5.00	185.71	111.70	137.18	154.34	201.27
合计	137 374.70	164 848.00	20 715.46	11 898.20	9 061.70	5 828.62	19 002.21

注:根据门急诊实际开放牙椅数,参照口腔专科医疗机构门急诊牙椅数标准对所有医疗机构进行重新分类,其中牙椅 60 台以上比照三级分析,牙椅 20~59 台比照二级分析,牙椅 3~19 台比照二级以下分析。

图 2-46　2019 年江苏省口腔门诊 10 个重点病种患者人次构成比

2. **2019 年重点技术工作量统计**　在江苏省的 171 家医疗机构中,2019 年门诊 9 个重点技术患者服务总量 3 206 035 人次,按照平均就诊人次排序,排名前 5 位的技术依次为:根管治疗术、牙周洁治术、阻生牙拔除术、错𬌗畸形矫治术、慢性牙周炎系统治疗(表 2-167,图 2-47)。

表 2-167　2019 年江苏省口腔门诊 9 个重点技术在不同医疗机构中的年平均就诊人次比较

重点技术	三级		二级		二级以下		平均值
	公立(10 家)	民营(1 家)	公立(28 家)	民营(10 家)	公立(93 家)	民营(29 家)	(171 家)
根管治疗术	36 297.10	23 619.00	9 048.96	5 769.20	3 515.29	1 732.28	6 285.44
牙周洁治术	24 683.90	37 603.00	3 109.93	3 075.50	861.80	895.03	2 972.97
阻生牙拔除术	20 137.90	40 935.00	3 381.39	2 250.70	1 162.00	739.52	2 859.72
错𬌗畸形矫治术	16 930.50	75 983.00	2 909.43	2 918.20	570.02	535.86	2 482.37
慢性牙周炎系统治疗	16 377.40	15 324.00	1 093.71	875.90	224.28	186.55	1 431.28
烤瓷冠修复技术	4 633.70	7 216.00	2 190.68	2 541.20	972.16	477.10	1 430.12
可摘局部义齿修复技术	5 456.70	253.00	991.86	509.20	500.78	403.62	853.58
种植体植入术	1 818.90	2 754.00	242.43	608.40	49.33	71.83	236.76
全口义齿修复技术	642.70	312.00	357.36	179.20	137.32	79.03	196.49
合计	126 978.80	203 999.00	23 325.75	18 727.50	7 992.99	5 120.83	18 748.74

注:根据门急诊实际开放牙椅数,参照口腔专科医疗机构门急诊牙椅数标准对所有医疗机构进行重新分类,其中牙椅 60 台以上比照三级分析,牙椅 20~59 台比照二级分析,牙椅 3~19 台比照二级以下分析。

3. **患者安全类数据统计**　在江苏省的 171 家医疗机构中,2019 年门诊患者 8 288 619 人次,门诊 7 类常见并发症共发生 6 050 例次,总体发生率为 0.07%。按照平均发生数量排序,排名前 5 位的并发症依次为:根管内器械分离(根管治疗断针)、门诊手术并发症、口腔软组织损伤、种植体脱落、治疗牙位错误(表 2-168)。口腔门诊 7 类常见并发症构成比如图 2-48 所示。

图 2-47　2019 年江苏省口腔门诊 9 个重点技术患者人次构成比

表 2-168　2019 年江苏省口腔门诊 7 类常见并发症在每家医疗机构的年平均发生人次比较

| 常见并发症 | 三级 | | 二级 | | 二级以下 | | 平均值 |
	公立(10 家)	民营(1 家)	公立(28 家)	民营(10 家)	公立(93 家)	民营(29 家)	(171 家)
根管内器械分离(根管治疗断针)	60.50	3.00	19.75	8.40	7.04	10.14	12.83
门诊手术并发症	67.40	0.00	20.07	4.40	4.84	7.10	11.32
口腔软组织损伤	5.80	1.00	6.82	0.80	10.14	3.31	7.58
种植体脱落	30.40	12.00	3.43	7.70	0.60	1.17	3.39
治疗牙位错误	0.40	0.00	0.04	0.20	0.17	0.00	0.13
误吞或误吸异物	0.30	0.00	0.11	0.00	0.04	0.03	0.06
拔牙错误	0.20	1.00	0.00	0.10	0.06	0.00	0.06
合计	165.00	17.00	50.21	21.60	22.90	21.76	35.38

图 2-48　2019 年江苏省口腔门诊 7 类常见并发症构成比

4. 口腔门诊部分单病种相关指标 在江苏省的 171 家医疗机构中,口腔门诊根管治疗 5 项单病种相关指标如表 2-169 所示。

表 2-169 2019 年江苏省口腔门诊部分单病种相关指标在不同医疗机构中的平均值比较

质控指标	三级		二级		二级以下		平均值
	公立(10 家)	民营(1 家)	公立(28 家)	民营(10 家)	公立(93 家)	民营(29 家)	(171 家)
根管治疗患牙术前拍摄 X 线根尖片的百分比 /%	81.76	100.00	94.01	94.95	81.91	83.14	85.61
根管再治疗患牙术前拍摄 X 线根尖片的百分比 /%	88.17	100.00	99.06	84.74	91.51	99.70	92.80
橡皮障隔离术在根管治疗中的使用率 /%	22.96	97.88	20.43	38.68	8.22	29.39	21.14
根管治疗患牙根管充填临床合格率 /%	96.06	98.95	96.28	89.52	89.46	88.53	92.93
根管再治疗患牙根管充填临床合格率 /%	89.55	98.92	95.03	94.02	91.51	51.46	89.58

(二)口腔住院医疗质量数据统计

1. 2019 年重点病种数据统计 在江苏省的 84 家医疗机构中,2019 年住院共治疗 6 个重点病种患者 7 017 例。按照平均出院患者例数排序,排名前 3 位的病种依次为:腮腺良性肿瘤、口腔颌面部间隙感染、上颌骨骨折。其中舌癌平均住院日最长,先天性唇裂平均住院日最短。牙颌面畸形平均住院费用最高,先天性唇裂平均住院费用最低(表 2-170)。

表 2-170 2019 年江苏省口腔住院 6 个重点病种的 3 项质控指标年平均值比较

重点病种	平均出院患者例数	平均住院日 / 天	平均住院费用 / 元
腮腺良性肿瘤	37.69	8.37	11 631.03
口腔颌面部间隙感染	19.31	9.32	8 203.50
上颌骨骨折	13.07	9.59	16 990.92
舌癌	7.25	14.08	32 676.21
牙颌面畸形	4.38	8.04	41 803.54
先天性唇裂	1.83	7.66	8 151.70

2. 2019 年重点手术及操作数据统计 在江苏省的 84 家医疗机构中,2019 年住院共治疗 7 个重点手术及操作患者 4 850 例。按照平均手术例数排序,排名前 3 位的手术及操作依次为:腮腺肿物切除 + 面神经解剖术、口腔颌面部肿瘤切除整复术、舌癌扩大切除术 + 颈淋巴清扫术。其中游离腓骨复合组织瓣移植术平均住院日最长,唇裂修复术平均住院日最短。游离腓骨复合组织瓣移植术平均住院费用最高,唇裂修复术平均住院费用最低(表 2-171)。

表 2-171 2019 年江苏省口腔住院 7 个重点手术及操作的 3 项质控指标年平均值比较

重点手术及操作	平均手术例数	平均住院日 / 天	平均住院费用 / 元
腮腺肿物切除 + 面神经解剖术	38.31	8.70	12 447.60
口腔颌面部肿瘤切除整复术	7.23	17.53	50 495.65
舌癌扩大切除术 + 颈淋巴清扫术	5.25	16.28	42 103.41

续表

重点手术及操作	平均手术例数	平均住院日 / 天	平均住院费用 / 元
唇裂修复术	2.88	7.41	8 564.92
牙颌面畸形矫正术:上颌 Le Fort Ⅰ 型截骨术 + 双侧下颌升支劈开截骨术	2.43	9.29	60 276.99
游离腓骨复合组织瓣移植术	1.24	20.62	76 105.08
放射性粒子组织间植入术	0.40	9.56	30 951.49

3. 口腔住院部分单病种相关指标　在江苏省的 84 家医疗机构中,口腔住院 5 大类 12 项单病种相关指标如表 2-172 所示。

表 2-172　2019 年江苏省口腔住院部分单病种相关指标在不同医疗机构中的发生率(或构成比)比较

单病种	质控指标	平均值
腮腺浅叶良性肿瘤	腮腺浅叶良性肿瘤术前术后诊断符合率 /%	96.93
	腮腺浅叶良性肿瘤术后面神经麻痹发生率 /%	4.76
	腮腺浅叶良性肿瘤术后唾液腺瘘发生率 /%	4.59
口腔鳞状细胞癌	T3/T4 期初发口腔鳞状细胞癌病例构成比 /%	36.87
	游离 / 带蒂组织瓣技术在初发口腔鳞状细胞癌手术治疗中的应用率 /%	49.89
	游离 / 带蒂组织瓣移植成功率 /%	97.24
下颌骨骨折 (不含髁突骨折)	下颌骨骨折(不含髁突骨折)术后伤口感染发生率 /%	0.72
	下颌骨骨折(不含髁突骨折)术后咬合紊乱发生率 /%	2.78
先天性唇腭裂	先天性唇裂术后伤口延期愈合发生率 /%	23.03
	先天性腭裂术后伤口裂开及穿孔发生率 /%	21.98
骨性Ⅲ类错𬌗畸形	骨性Ⅲ类错𬌗畸形术后伤口感染发生率 /%	1.28
	骨性Ⅲ类错𬌗畸形术后咬合关系与术前设计符合率 /%	96.60

（三）2018—2019 年医疗质量数据比较

1. 口腔门诊医疗质量数据比较（表 2-173,表 2-174）

表 2-173　江苏省 108 家医疗机构口腔门诊重点病种、重点技术在不同年份中的年服务量构成比比较

分类	质控指标	2019 年 /%	2018 年 /%	增量 /%	变化趋势
门诊重点病种	下颌阻生第三磨牙	24.35	15.48	8.87	↑
	慢性牙周炎	18.29	21.45	−3.16	↓
	慢性根尖周炎	15.66	18.02	−2.36	↓
	急性牙髓炎	14.54	14.50	0.04	↑
	牙列缺损	11.25	14.80	−3.55	↓
	错𬌗畸形	10.16	8.11	2.05	↑
	牙列缺失	1.90	2.93	−1.03	↓
	颞下颌关节紊乱病	1.71	1.84	−0.13	↓
	口腔扁平苔藓	1.32	1.80	−0.48	↓
	年轻恒牙牙外伤	0.83	1.06	−0.23	↓

续表

分类	质控指标	2019 年 /%	2018 年 /%	增量 /%	变化趋势
门诊重点技术	根管治疗术	31.24	36.12	−4.88	↓
	阻生牙拔除术	16.12	17.60	−1.48	↓
	牙周洁治术	16.62	16.54	0.08	↑
	错𬌗畸形矫治术	14.20	6.31	7.89	↑
	烤瓷冠修复技术	6.73	9.20	−2.47	↓
	慢性牙周炎系统治疗	8.45	6.20	2.25	↑
	可摘局部义齿修复技术	4.41	5.26	−0.85	↓
	种植体植入术	1.26	1.58	−0.32	↓
	全口义齿修复技术	0.96	1.18	−0.22	↓

表 2-174　江苏省 108 家医疗机构口腔门诊常见并发症在不同年份中的年平均发生人次比较

分类	质控指标	2019 年	2018 年	增量	变化趋势
门诊患者安全类指标	口腔软组织损伤	2.99	38.05	−35.06	↓
	根管内器械分离（根管治疗断针）	16.97	17.62	−0.65	↓
	门诊手术并发症	15.31	17.85	−2.54	↓
	种植体脱落	4.17	2.80	1.37	↑
	拔牙错误	0.07	0.60	−0.53	↓
	治疗牙位错误	0.19	0.44	−0.25	↓
	误吞或误吸异物	0.08	0.13	−0.05	↓
	合计	39.79	77.48	−37.69	↓

2. 口腔住院医疗质量数据比较（表 2-175，表 2-176）

表 2-175　江苏省 65 家医疗机构口腔住院重点病种、重点手术及操作在不同年份中的年服务量构成比比较

分类	质控指标	2019 年 /%	2018 年 /%	增量 /%	变化趋势
住院重点病种	腮腺良性肿瘤	45.76	46.76	−1.00	↓
	口腔颌面部间隙感染	22.93	19.49	3.44	↑
	上颌骨骨折	14.46	13.74	0.72	↑
	舌癌	9.03	10.32	−1.29	↓
	牙颌面畸形	5.75	7.64	−1.89	↓
	先天性唇裂	2.08	2.06	0.02	↑
住院重点手术及操作	腮腺肿物切除＋面神经解剖术	66.69	69.65	−2.96	↓
	口腔颌面部肿瘤切除整复术	11.74	10.33	1.41	↑
	舌癌扩大切除术＋颈淋巴清扫术	9.24	9.81	−0.57	↓
	牙颌面畸形矫正术：上颌 Le Fort Ⅰ 型截骨术＋双侧下颌升支劈开截骨术	4.52	3.98	0.54	↑
	唇裂修复术	4.76	2.77	1.99	↑
	游离腓骨复合组织瓣移植术	2.30	2.43	−0.13	↓
	放射性粒子组织间植入术	0.75	1.03	−0.28	↓

表 2-176 江苏省 65 家医疗机构口腔住院部分单病种相关指标在不同年份中的发生率(或构成比)比较

单病种	质控指标	2019 年	2018 年	增量	变化趋势
腮腺浅叶良性肿瘤	腮腺浅叶良性肿瘤术前术后诊断符合率 /%	96.80	95.26	1.54	↑
	腮腺浅叶良性肿瘤术后面神经麻痹发生率 /%	2.88	7.71	-4.83	↓
	腮腺浅叶良性肿瘤术后唾液腺瘘发生率 /%	2.57	3.83	-1.26	↓
口腔鳞状细胞癌	T3/T4 期初发口腔鳞状细胞癌病例构成比 /%	35.18	37.43	-2.25	↓
	游离 / 带蒂组织瓣技术在初发口腔鳞状细胞癌手术治疗中的应用率 /%	49.85	41.00	8.85	↑
	游离 / 带蒂组织瓣移植成功率 /%	98.07	97.87	0.20	↑
下颌骨骨折(不含髁突骨折)	下颌骨骨折(不含髁突骨折)术后伤口感染发生率 /%	0.77	2.32	-1.55	↓
	下颌骨骨折(不含髁突骨折)术后咬合紊乱发生率 /%	2.71	3.67	-0.96	↓
先天性唇腭裂	先天性唇裂术后伤口延期愈合发生率 /%	17.61	4.40	13.21	↑
	先天性腭裂术后伤口裂开及穿孔发生率 /%	16.11	0.45	15.66	↑
骨性 Ⅲ 类错𬌗畸形	骨性 Ⅲ 类错𬌗畸形术后伤口感染发生率 /%	1.28	2.66	-1.38	↓
	骨性 Ⅲ 类错𬌗畸形术后咬合关系与术前设计符合率 /%	96.60	98.94	-2.34	↓

十七、江 西 省

(一) 口腔门诊工作量统计

1. **2019 年重点病种工作量统计** 在江西省的 62 家医疗机构中,2019 年门诊共治疗 10 个重点病种患者 360 273 人次,按照平均就诊人次排序,排名前 5 位的病种依次为:慢性根尖周炎、急性牙髓炎、慢性牙周炎、下颌阻生第三磨牙、牙列缺损(表 2-177,图 2-49)。

表 2-177 2019 年江西省口腔门诊 10 个重点病种在不同医疗机构中的年平均就诊人次比较

重点病种	二级		二级以下		平均值(62 家)
	公立(7 家)	民营(1 家)	公立(49 家)	民营(5 家)	
慢性根尖周炎	2 331.86	2 562.00	1 183.69	533.40	1 283.11
急性牙髓炎	1 959.57	43.00	1 052.35	277.80	1 076.03
慢性牙周炎	2 147.57	442.00	900.24	151.20	973.27
下颌阻生第三磨牙	2 033.29	326.00	820.45	320.80	909.11
牙列缺损	1 841.14	985.00	738.33	204.20	823.74
错𬌗畸形	677.86	163.00	356.12	102.00	368.84
牙列缺失	291.29	122.00	129.02	58.60	141.55
年轻恒牙牙外伤	286.71	32.00	86.86	19.40	103.10
颞下颌关节紊乱病	228.86	32.00	94.78	8.20	101.92
口腔扁平苔藓	63.71	5.00	28.67	3.00	30.18
合计	11 861.86	4 712.00	5 390.51	1 678.60	5 810.85

注:根据门急诊实际开放牙椅数,参照口腔专科医疗机构门急诊牙椅数标准对所有医疗机构进行重新分类,其中牙椅 60 台以上比照三级分析,牙椅 20~59 台比照二级分析,牙椅 3~19 台比照二级以下分析。

图 2-49　2019 年江西省口腔门诊 10 个重点病种患者人次构成比

2. **2019 年重点技术工作量统计**　在江西省的 62 家医疗机构中,2019 年门诊 9 个重点技术患者服务总量 402 965 人次,按照平均就诊人次排序,排名前 5 位的技术依次为:根管治疗术、阻生牙拔除术、牙周洁治术、烤瓷冠修复技术、错殆畸形矫治术(表 2-178,图 2-50)。

表 2-178　2019 年江西省口腔门诊 9 个重点技术在不同医疗机构中的年平均就诊人次比较

重点技术	二级		二级以下		平均值(62 家)
	公立(7 家)	民营(1 家)	公立(49 家)	民营(5 家)	
根管治疗术	5 024.14	2 586.00	1 804.00	765.20	2 096.40
阻生牙拔除术	4 300.29	317.00	735.55	351.80	1 100.32
牙周洁治术	2 580.71	3 361.00	748.55	638.60	988.68
烤瓷冠修复技术	2 066.00	866.00	758.27	163.20	859.66
错殆畸形矫治术	852.86	180.00	553.43	110.20	545.47
慢性牙周炎系统治疗	1 580.29	430.00	324.45	23.00	443.63
可摘局部义齿修复技术	720.71	119.00	289.82	82.80	319.02
种植体植入术	190.00	463.00	53.33	87.00	78.08
全口义齿修复技术	158.71	3.00	61.27	22.20	68.18
合计	17 473.71	8 325.00	5 328.65	2 244.00	6 499.44

　　注:根据门急诊实际开放牙椅数,参照口腔专科医疗机构门急诊牙椅数标准对所有医疗机构进行重新分类,其中牙椅 60 台以上比照三级分析,牙椅 20~59 台比照二级分析,牙椅 3~19 台比照二级以下分析。

　　3. **患者安全类数据统计**　在江西省的 62 家医疗机构中,2019 年门诊患者 1 084 017 人次,门诊 7 类常见并发症共发生 1 549 例次,总体发生率为 0.14%。按照平均发生数量排序,排名前 5 位的并发症依次为:门诊手术并发症、根管内器械分离(根管治疗断针)、口腔软组织损伤、种植体脱落、治疗牙位错误(表2-179)。口腔门诊 7 类常见并发症构成比如图 2-51 所示。

图 2-50　2019 年江西省口腔门诊 9 个重点技术患者人次构成比

表 2-179　2019 年江西省口腔门诊 7 类常见并发症在每家医疗机构的年平均发生人次比较

常见并发症	二级		二级以下		平均值(62 家)
	公立(7 家)	民营(1 家)	公立(49 家)	民营(5 家)	
门诊手术并发症	6.14	21.00	18.18	0.80	15.47
根管内器械分离(根管治疗断针)	8.43	3.00	3.92	3.20	4.35
口腔软组织损伤	1.86	6.00	4.65	0.60	4.03
种植体脱落	3.57	0.00	0.67	0.40	0.97
治疗牙位错误	0.00	0.00	0.16	0.00	0.13
误吞或误吸异物	0.00	0.00	0.00	0.20	0.02
拔牙错误	0.14	0.00	0.00	0.00	0.02
合计	20.14	30.00	27.59	5.20	24.98

图 2-51　2019 年江西省口腔门诊 7 类常见并发症构成比

4. 口腔门诊部分单病种相关指标　在江西省的 62 家医疗机构中,口腔门诊根管治疗 5 项单病种相关指标如表 2-180 所示。

表 2-180　2019 年江西省口腔门诊部分单病种相关指标在不同医疗机构中的平均值比较

质控指标	二级		二级以下		平均值（62 家）
	公立（7 家）	民营（1 家）	公立（49 家）	民营（5 家）	
根管治疗患牙术前拍摄 X 线根尖片的百分比 /%	91.02	96.44	81.62	99.66	85.09
根管再治疗患牙术前拍摄 X 线根尖片的百分比 /%	96.81	100.00	90.84	95.44	94.73
橡皮障隔离术在根管治疗中的使用率 /%	53.16	93.81	7.69	82.59	25.41
根管治疗患牙根管充填临床合格率 /%	96.06	99.04	80.76	92.03	85.93
根管再治疗患牙根管充填临床合格率 /%	89.75	100.00	55.83	90.80	70.00

（二）口腔住院医疗质量数据统计

1. **2019 年重点病种数据统计**　在江西省的 15 家医疗机构中，2019 年住院共治疗 6 个重点病种患者 1 345 例。按照平均出院患者例数排序，排名前 3 位的病种依次为：腮腺良性肿瘤、口腔颌面部间隙感染、上颌骨骨折。其中舌癌平均住院日最长，先天性唇裂平均住院日最短。舌癌平均住院费用最高，先天性唇裂平均住院费用最低（表 2-181）。

表 2-181　2019 年江西省口腔住院 6 个重点病种的 3 项质控指标年平均值比较

重点病种	平均出院患者例数	平均住院日 / 天	平均住院费用 / 元
腮腺良性肿瘤	27.60	8.55	13 370.85
口腔颌面部间隙感染	21.73	7.72	5 686.24
上颌骨骨折	17.33	11.12	27 316.13
先天性唇裂	9.80	5.44	4 639.53
舌癌	7.73	13.84	33 358.28
牙颌面畸形	5.47	7.20	12 626.82

2. **2019 年重点手术及操作数据统计**　在江西省的 15 家医疗机构中，2019 年住院共治疗 7 个重点手术及操作患者 957 例。按照平均手术例数排序，排名前 3 位的手术及操作依次为：腮腺肿物切除＋面神经解剖术、口腔颌面部肿瘤切除整复术、唇裂修复术。其中游离腓骨复合组织瓣移植术平均住院日最长，唇裂修复术平均住院日最短。游离腓骨复合组织瓣移植术平均住院费用最高，唇裂修复术平均住院费用最低（表 2-182）。

表 2-182　2019 年江西省口腔住院 7 个重点手术及操作的 3 项质控指标年平均值比较

重点手术及操作	平均手术例数	平均住院日 / 天	平均住院费用 / 元
腮腺肿物切除＋面神经解剖术	31.87	8.63	13 414.78
口腔颌面部肿瘤切除整复术	13.67	10.73	20 623.49
唇裂修复术	9.93	6.41	5 132.73
舌癌扩大切除术＋颈淋巴清扫术	6.00	16.69	43 335.24
放射性粒子组织间植入术	1.87	21.00	44 774.00
游离腓骨复合组织瓣移植术	0.27	21.75	54 299.50
牙颌面畸形矫正术：上颌 Le Fort Ⅰ 型截骨术＋双侧下颌升支劈开截骨术	0.20	13.67	37 732.17

3. **口腔住院部分单病种相关指标**　在江西省的 15 家医疗机构中,口腔住院 5 大类 12 项单病种相关指标如表 2-183 所示。

表 2-183　2019 年江西省口腔住院部分单病种相关指标在不同医疗机构中的发生率(或构成比)比较

单病种	质控指标	平均值
腮腺浅叶良性肿瘤	腮腺浅叶良性肿瘤术前术后诊断符合率 /%	94.72
	腮腺浅叶良性肿瘤术后面神经麻痹发生率 /%	3.26
	腮腺浅叶良性肿瘤术后唾液腺瘘发生率 /%	1.48
口腔鳞状细胞癌	T3/T4 期初发口腔鳞状细胞癌病例构成比 /%	36.80
	游离 / 带蒂组织瓣技术在初发口腔鳞状细胞癌手术治疗中的应用率 /%	41.94
	游离 / 带蒂组织瓣移植成功率 /%	94.06
下颌骨骨折(不含髁突骨折)	下颌骨骨折(不含髁突骨折)术后伤口感染发生率 /%	0.86
	下颌骨骨折(不含髁突骨折)术后咬合紊乱发生率 /%	6.92
先天性唇腭裂	先天性唇裂术后伤口延期愈合发生率 /%	2.05
	先天性腭裂术后伤口裂开及穿孔发生率 /%	3.57
骨性Ⅲ类错𬌗畸形	骨性Ⅲ类错𬌗畸形术后伤口感染发生率 /%	0.00
	骨性Ⅲ类错𬌗畸形术后咬合关系与术前设计符合率 /%	100.00

(三) 2018—2019 年医疗质量数据比较

1. 口腔门诊医疗质量数据比较 (表 2-184,表 2-185)

表 2-184　江西省 36 家医疗机构口腔门诊重点病种、重点技术在不同年份中的年服务量构成比比较

分类	质控指标	2019 年 /%	2018 年 /%	增量 /%	变化趋势
门诊重点病种	慢性根尖周炎	21.94	17.43	4.51	↑
	慢性牙周炎	17.98	17.35	0.63	↑
	下颌阻生第三磨牙	15.26	18.49	−3.23	↓
	急性牙髓炎	18.53	12.25	6.28	↑
	牙列缺损	14.59	13.72	0.87	↑
	错𬌗畸形	4.82	14.25	−9.43	↓
	牙列缺失	2.84	3.28	−0.44	↓
	颞下颌关节紊乱病	1.75	1.04	0.71	↑
	年轻恒牙牙外伤	1.75	1.03	0.72	↑
	口腔扁平苔藓	0.52	1.15	−0.63	↓
门诊重点技术	根管治疗术	31.53	30.75	0.78	↑
	阻生牙拔除术	18.06	16.93	1.13	↑
	牙周洁治术	15.57	17.14	−1.57	↓
	烤瓷冠修复技术	13.85	11.20	2.65	↑
	慢性牙周炎系统治疗	7.46	8.79	−1.33	↓
	错𬌗畸形矫治术	6.27	6.70	−0.43	↓
	可摘局部义齿修复技术	5.35	5.83	−0.48	↓
	全口义齿修复技术	0.99	1.56	−0.57	↓
	种植体植入术	0.93	1.12	−0.19	↓

表 2-185 江西省 36 家医疗机构口腔门诊常见并发症在不同年份中的年平均发生人次比较

分类	质控指标	2019 年	2018 年	增量	变化趋势
门诊患者安全类指标	门诊手术并发症	24.86	7.67	17.19	↑
	口腔软组织损伤	5.58	13.33	−7.75	↓
	治疗牙位错误	0.22	13.75	−13.53	↓
	根管内器械分离（根管治疗断针）	5.22	7.25	−2.03	↓
	种植体脱落	1.03	1.22	−0.19	↓
	误吞或误吸异物	0.00	0.67	−0.67	↓
	拔牙错误	0.03	0.06	−0.03	↓
	合计	36.94	43.94	−7.00	↓

2. 口腔住院医疗质量数据比较（表 2-186，表 2-187）

表 2-186 江西省 12 家医疗机构口腔住院重点病种、重点手术及操作在不同年份中的年服务量构成比比较

分类	质控指标	2019 年 /%	2018 年 /%	增量 /%	变化趋势
住院重点病种	腮腺良性肿瘤	33.68	34.77	−1.09	↓
	口腔颌面部间隙感染	26.27	25.71	0.56	↑
	上颌骨骨折	18.69	16.74	1.95	↑
	舌癌	9.56	12.08	−2.52	↓
	先天性唇裂	8.18	6.50	1.68	↑
	牙颌面畸形	3.62	4.21	−0.59	↓
住院重点手术及操作	腮腺肿物切除＋面神经解剖术	55.34	55.33	0.01	↑
	口腔颌面部肿瘤切除整复术	18.33	12.57	5.76	↑
	唇裂修复术	11.77	12.02	−0.25	↓
	舌癌扩大切除术＋颈淋巴清扫术	10.32	12.57	−2.25	↓
	放射性粒子组织间植入术	3.40	5.05	−1.65	↓
	牙颌面畸形矫正术：上颌 Le Fort Ⅰ型截骨术＋双侧下颌升支劈开截骨术	0.36	1.91	−1.55	↓
	游离腓骨复合组织瓣移植术	0.49	0.55	−0.06	↓

表 2-187 江西省 12 家医疗机构口腔住院部分单病种相关指标在不同年份中的发生率（或构成比）比较

单病种	质控指标	2019 年	2018 年	增量	变化趋势
腮腺浅叶良性肿瘤	腮腺浅叶良性肿瘤术前术后诊断符合率 /%	94.17	96.76	−2.59	↓
	腮腺浅叶良性肿瘤术后面神经麻痹发生率 /%	3.01	2.30	0.71	↑
	腮腺浅叶良性肿瘤术后唾液腺瘘发生率 /%	1.67	3.93	−2.26	↓
口腔鳞状细胞癌	T3/T4 期初发口腔鳞状细胞癌病例构成比 /%	36.98	41.53	−4.55	↓
	游离 / 带蒂组织瓣技术在初发口腔鳞状细胞癌手术治疗中的应用率 /%	42.62	67.25	−24.63	↓
	游离 / 带蒂组织瓣移植成功率 /%	94.06	97.50	−3.44	↓

续表

单病种	质控指标	2019 年	2018 年	增量	变化趋势
下颌骨骨折 （不含髁突骨折）	下颌骨骨折（不含髁突骨折）术后伤口感染发生率 /%	0.64	2.46	-1.82	↓
	下颌骨骨折（不含髁突骨折）术后咬合紊乱发生率 /%	7.37	0.99	6.38	↑
先天性唇腭裂	先天性唇裂术后伤口延期愈合发生率 /%	3.19	2.25	0.94	↑
	先天性腭裂术后伤口裂开及穿孔发生率 /%	3.19	0.00	3.19	↑
骨性 Ⅲ 类错𬌗 畸形	骨性Ⅲ类错𬌗畸形术后伤口感染发生率 /%	0.00	0.00	0.00	—
	骨性Ⅲ类错𬌗畸形术后咬合关系与术前设计符合率 /%	100.00	0.00	100.00	↑

十八、辽 宁 省

（一）口腔门诊工作量统计

1. **2019 年重点病种工作量统计** 在辽宁省的 93 家医疗机构中，2019 年门诊共治疗 10 个重点病种患者 927 371 人次，按照平均就诊人次排序，排名前 5 位的病种依次为：慢性根尖周炎、慢性牙周炎、下颌阻生第三磨牙、牙列缺损、急性牙髓炎（表 2-188，图 2-52）。

表 2-188　2019 年辽宁省口腔门诊 10 个重点病种在不同医疗机构中的年平均就诊人次比较

重点病种	三级	二级		二级以下		平均值（93 家）
	公立（5 家）	公立（16 家）	民营（4 家）	公立（58 家）	民营（10 家）	
慢性根尖周炎	13 508.00	3 041.69	2 529.75	935.09	346.60	1 978.78
慢性牙周炎	19 290.00	2 100.56	1 397.50	578.07	303.10	1 851.70
下颌阻生第三磨牙	14 868.60	2 130.69	1 637.75	508.97	224.10	1 577.91
牙列缺损	12 738.60	1 612.38	1 845.25	580.60	362.90	1 442.75
急性牙髓炎	2 262.00	3 113.50	1 373.50	700.29	274.10	1 182.56
错𬌗畸形	16 180.80	881.81	365.25	138.41	57.30	1 129.84
牙列缺失	1 693.00	363.81	324.50	217.98	143.90	318.99
颞下颌关节紊乱病	1 168.20	226.63	31.50	210.14	71.00	241.84
口腔扁平苔藓	1 558.40	226.50	4.50	81.24	35.90	177.47
年轻恒牙牙外伤	316.80	110.00	40.75	43.83	45.00	69.88
合计	83 584.40	13 807.56	9 550.25	3 994.62	1 863.90	9 971.73

注：根据门急诊实际开放牙椅数，参照口腔专科医疗机构门急诊牙椅数标准对所有医疗机构进行重新分类，其中牙椅 60 台以上比照三级分析，牙椅 20~59 台比照二级分析，牙椅 3~19 台比照二级以下分析。

2. **2019 年重点技术工作量统计** 在辽宁省的 93 家医疗机构中，2019 年门诊 9 个重点技术患者服务总量 757 033 人次，按照平均就诊人次排序，排名前 5 位的技术依次为：根管治疗术、牙周洁治术、阻生牙拔除术、烤瓷冠修复技术、错𬌗畸形矫治术（表 2-189，图 2-53）。

图 2-52　2019 年辽宁省口腔门诊 10 个重点病种患者人次构成比

表 2-189　2019 年辽宁省口腔门诊 9 个重点技术在不同医疗机构中的年平均就诊人次比较

| 重点技术 | 三级 | 二级 | | 二级以下 | | 平均值 |
	公立(5 家)	公立(16 家)	民营(4 家)	公立(58 家)	民营(10 家)	(93 家)
根管治疗术	15 614.80	4 668.75	4 353.50	1 623.12	713.40	2 918.96
牙周洁治术	16 554.20	1 825.00	2 038.00	461.53	324.00	1 614.32
阻生牙拔除术	7 957.60	2 256.94	1 462.75	478.14	296.50	1 209.11
烤瓷冠修复技术	1 855.80	1 582.94	975.50	426.00	289.50	710.87
错𬌗畸形矫治术	7 092.40	1 205.38	668.25	130.50	53.70	704.59
慢性牙周炎系统治疗	2 811.00	655.00	578.75	196.14	107.10	422.55
可摘局部义齿修复技术	1 495.00	679.88	420.25	227.60	105.00	368.66
全口义齿修复技术	366.20	212.50	183.50	62.83	35.50	107.14
种植体植入术	817.40	72.63	164.75	29.40	19.40	83.95
合计	54 564.40	13 159.00	10 845.25	3 635.26	1 944.10	8 140.14

注：根据门急诊实际开放牙椅数，参照口腔专科医疗机构门急诊牙椅数标准对所有医疗机构进行重新分类，其中牙椅 60 台以上比照三级分析，牙椅 20~59 台比照二级分析，牙椅 3~19 台比照二级以下分析。

图 2-53　2019 年辽宁省口腔门诊 9 个重点技术患者人次构成比

3. **患者安全类数据统计**　在辽宁省的 93 家医疗机构中,2019 年门诊患者 2 522 106 人次,门诊 7 类常见并发症共发生 1 946 例次,总体发生率为 0.08%。按照平均发生数量排序,排名前 5 位的并发症依次为:口腔软组织损伤、门诊手术并发症、根管内器械分离(根管治疗断针)、种植体脱落、误吞或误吸异物(表 2-190)。口腔门诊 7 类常见并发症构成比如图 2-54 所示。

表 2-190　2019 年辽宁省口腔门诊 7 类常见并发症在每家医疗机构的年平均发生人次比较

| 常见并发症 | 三级 | 二级 | | 二级以下 | | 平均值 |
	公立(5 家)	公立(16 家)	民营(4 家)	公立(58 家)	民营(10 家)	(93 家)
口腔软组织损伤	0.20	43.69	1.25	11.69	0.00	14.87
门诊手术并发症	25.00	2.25	2.50	2.48	0.50	3.44
根管内器械分离(根管治疗断针)	3.40	2.75	4.25	1.83	0.90	2.08
种植体脱落	7.20	0.38	0.50	0.09	0.00	0.53
误吞或误吸异物	0.00	0.06	0.00	0.00	0.00	0.01
治疗牙位错误	0.00	0.00	0.00	0.00	0.00	0.00
拔牙错误	0.00	0.00	0.00	0.00	0.00	0.00
合计	35.80	49.13	8.50	16.09	1.40	20.92

图 2-54　2019 年辽宁省口腔门诊 7 类常见并发症构成比

4. **口腔门诊部分单病种相关指标**　在辽宁省的 93 家医疗机构中,口腔门诊根管治疗 5 项单病种相关指标如表 2-191 所示。

表 2-191　2019 年辽宁省口腔门诊部分单病种相关指标在不同医疗机构中的平均值比较

| 质控指标 | 三级 | 二级 | | 二级以下 | | 平均值 |
	公立(5 家)	公立(16 家)	民营(4 家)	公立(58 家)	民营(10 家)	(93 家)
根管治疗患牙术前拍摄 X 线根尖片的百分比 /%	99.98	95.25	88.24	90.31	92.84	94.13
根管再治疗患牙术前拍摄 X 线根尖片的百分比 /%	99.96	99.52	100.00	90.15	100.00	98.03
橡皮障隔离术在根管治疗中的使用率 /%	17.01	20.94	17.02	20.00	39.31	19.54
根管治疗患牙根管充填临床合格率 /%	96.20	98.77	71.89	92.55	85.06	93.69
根管再治疗患牙根管充填临床合格率 /%	96.06	92.26	70.72	89.85	96.17	90.73

（二）口腔住院医疗质量数据统计

1. 2019 年重点病种数据统计　在辽宁省的 42 家医疗机构中，2019 年住院共治疗 6 个重点病种患者 4 474 例。按照平均出院患者例数排序，排名前 3 位的病种依次为：腮腺良性肿瘤、口腔颌面部间隙感染、牙颌面畸形。其中舌癌平均住院日最长，先天性唇裂平均住院日最短。牙颌面畸形平均住院费用最高，先天性唇裂平均住院费用最低（表 2-192）。

表 2-192　2019 年辽宁省口腔住院 6 个重点病种的 3 项质控指标年平均值比较

重点病种	平均出院患者例数	平均住院日 / 天	平均住院费用 / 元
腮腺良性肿瘤	45.29	8.84	11 734.54
口腔颌面部间隙感染	26.33	7.26	7 830.17
牙颌面畸形	14.48	7.98	25 595.40
上颌骨骨折	9.55	12.07	22 329.86
舌癌	8.31	12.42	23 319.42
先天性唇裂	2.57	6.66	7 656.29

2. 2019 年重点手术及操作数据统计　在辽宁省的 42 家医疗机构中，2019 年住院共治疗 7 个重点手术及操作患者 2 528 例。按照平均手术例数排序，排名前 3 位的手术及操作依次为：腮腺肿物切除 + 面神经解剖术、口腔颌面部肿瘤切除整复术、舌癌扩大切除术 + 颈淋巴清扫术。其中游离腓骨复合组织瓣移植术平均住院日最长，唇裂修复术平均住院日最短。游离腓骨复合组织瓣移植术平均住院费用最高，唇裂修复术平均住院费用最低（表 2-193）。

表 2-193　2019 年辽宁省口腔住院 7 个重点手术及操作的 3 项质控指标年平均值比较

重点手术及操作	平均手术例数	平均住院日 / 天	平均住院费用 / 元
腮腺肿物切除 + 面神经解剖术	44.36	9.04	13 163.27
口腔颌面部肿瘤切除整复术	5.55	12.27	24 388.82
舌癌扩大切除术 + 颈淋巴清扫术	4.24	12.74	27 701.82
唇裂修复术	2.26	7.16	10 270.63
游离腓骨复合组织瓣移植术	1.55	23.46	82 126.97
牙颌面畸形矫正术：上颌 Le Fort Ⅰ 型截骨术 + 双侧下颌升支劈开截骨术	1.40	19.48	58 406.44
放射性粒子组织间植入术	0.83	10.43	31 647.83

3. 口腔住院部分单病种相关指标　在辽宁省的 42 家医疗机构中，口腔住院 5 大类 12 项单病种相关指标如表 2-194 所示。

表 2-194　2019 年辽宁省口腔住院部分单病种相关指标在不同医疗机构中的发生率（或构成比）比较

单病种	质控指标	平均值
腮腺浅叶良性肿瘤	腮腺浅叶良性肿瘤术前术后诊断符合率 /%	94.45
	腮腺浅叶良性肿瘤术后面神经麻痹发生率 /%	10.67
	腮腺浅叶良性肿瘤术后唾液腺瘘发生率 /%	11.44
口腔鳞状细胞癌	T3/T4 期初发口腔鳞状细胞癌病例构成比 /%	52.44
	游离 / 带蒂组织瓣技术在初发口腔鳞状细胞癌手术治疗中的应用率 /%	41.29
	游离 / 带蒂组织瓣移植成功率 /%	98.22

单病种	质控指标	平均值
下颌骨骨折 （不含髁突骨折）	下颌骨骨折（不含髁突骨折）术后伤口感染发生率 /%	1.96
	下颌骨骨折（不含髁突骨折）术后咬合紊乱发生率 /%	8.58
先天性唇腭裂	先天性唇裂术后伤口延期愈合发生率 /%	0.00
	先天性腭裂术后伤口裂开及穿孔发生率 /%	4.35
骨性Ⅲ类错𬌗畸形	骨性Ⅲ类错𬌗畸形术后伤口感染发生率 /%	2.56
	骨性Ⅲ类错𬌗畸形术后咬合关系与术前设计符合率 /%	52.56

（三）2018—2019 年医疗质量数据比较

1. 口腔门诊医疗质量数据比较（表 2-195，表 2-196）

表 2-195 辽宁省 49 家医疗机构口腔门诊重点病种、重点技术在不同年份中的年服务量构成比比较

分类	质控指标	2019 年 /%	2018 年 /%	增量 /%	变化趋势
门诊重点病种	慢性牙周炎	20.03	21.07	−1.04	↓
	慢性根尖周炎	18.51	17.51	1.00	↑
	下颌阻生第三磨牙	17.47	11.33	6.14	↑
	牙列缺损	13.10	12.85	0.25	↑
	错𬌗畸形	13.48	11.57	1.91	↑
	急性牙髓炎	10.11	14.25	−4.14	↓
	牙列缺失	2.59	4.53	−1.94	↓
	颞下颌关节紊乱病	2.35	2.53	−0.18	↓
	口腔扁平苔藓	1.71	2.43	−0.72	↓
	年轻恒牙牙外伤	0.66	1.91	−1.25	↓
门诊重点技术	根管治疗术	32.95	27.86	5.09	↑
	牙周洁治术	22.08	15.46	6.62	↑
	阻生牙拔除术	15.85	12.12	3.73	↑
	烤瓷冠修复技术	7.93	14.66	−6.73	↓
	错𬌗畸形矫治术	9.23	6.54	2.69	↑
	慢性牙周炎系统治疗	5.42	8.89	−3.47	↓
	可摘局部义齿修复技术	4.36	8.90	−4.54	↓
	全口义齿修复技术	1.09	4.79	−3.70	↓
	种植体植入术	1.09	0.79	0.30	↑

表 2-196　辽宁省 49 家医疗机构口腔门诊常见并发症在不同年份中的年平均发生人次比较

分类	质控指标	2019 年	2018 年	增量	变化趋势
门诊患者安全类指标	口腔软组织损伤	26.24	3.65	22.59	↑
	门诊手术并发症	5.16	4.06	1.10	↑
	根管内器械分离（根管治疗断针）	2.78	4.57	−1.79	↓
	种植体脱落	0.73	0.63	0.10	↑
	拔牙错误	0.00	0.04	−0.04	↓
	治疗牙位错误	0.00	0.02	−0.02	↓
	误吞或误吸异物	0.00	0.00	0.00	—
	合计	34.92	12.98	21.94	↑

2. 口腔住院医疗质量数据比较（表 2-197，表 2-198）

表 2-197　辽宁省 22 家医疗机构口腔住院重点病种、重点手术及操作在不同年份中的年服务量构成比比较

分类	质控指标	2019 年 /%	2018 年 /%	增量 /%	变化趋势
住院重点病种	腮腺良性肿瘤	44.36	47.54	−3.18	↓
	牙颌面畸形	21.22	15.01	6.21	↑
	口腔颌面部间隙感染	12.31	15.54	−3.23	↓
	舌癌	10.82	8.48	2.34	↑
	上颌骨骨折	8.60	9.62	−1.02	↓
	先天性唇裂	2.69	3.82	−1.13	↓
住院重点手术及操作	腮腺肿物切除 + 面神经解剖术	69.41	65.04	4.37	↑
	口腔颌面部肿瘤切除整复术	9.37	16.59	−7.22	↓
	舌癌扩大切除术 + 颈淋巴清扫术	8.08	8.04	0.04	↑
	唇裂修复术	5.01	5.45	−0.44	↓
	牙颌面畸形矫正术：上颌 Le Fort Ⅰ 型截骨术 + 双侧下颌升支劈开截骨术	2.96	2.87	0.09	↑
	游离腓骨复合组织瓣移植术	3.28	1.36	1.92	↑
	放射性粒子组织间植入术	1.88	0.66	1.22	↑

表 2-198　辽宁省 22 家医疗机构口腔住院部分单病种相关指标在不同年份中的发生率（或构成比）比较

单病种	质控指标	2019 年	2018 年	增量	变化趋势
腮腺浅叶良性肿瘤	腮腺浅叶良性肿瘤术前术后诊断符合率 /%	93.92	94.23	−0.31	↓
	腮腺浅叶良性肿瘤术后面神经麻痹发生率 /%	13.54	3.43	10.11	↑
	腮腺浅叶良性肿瘤术后唾液腺瘘发生率 /%	15.72	0.66	15.06	↑
口腔鳞状细胞癌	T3/T4 期初发口腔鳞状细胞癌病例构成比 /%	52.95	26.59	26.36	↑
	游离 / 带蒂组织瓣技术在初发口腔鳞状细胞癌手术治疗中的应用率 /%	41.36	51.42	−10.06	↓
	游离 / 带蒂组织瓣移植成功率 /%	97.93	97.13	0.80	↑
下颌骨骨折（不含髁突骨折）	下颌骨骨折（不含髁突骨折）术后伤口感染发生率 /%	2.12	1.12	1.00	↑
	下颌骨骨折（不含髁突骨折）术后咬合紊乱发生率 /%	9.54	2.16	7.38	↑
先天性唇腭裂	先天性唇裂术后伤口延期愈合发生率 /%	0.00	0.00	0.00	—
	先天性腭裂术后伤口裂开及穿孔发生率 /%	4.55	0.00	4.55	↑
骨性 Ⅲ 类错𬌗畸形	骨性 Ⅲ 类错𬌗畸形术后伤口感染发生率 /%	2.70	0.00	2.70	↑
	骨性 Ⅲ 类错𬌗畸形术后咬合关系与术前设计符合率 /%	50.00	7.84	42.16	↑

十九、内蒙古自治区

（一）口腔门诊工作量统计

1. 2019 年重点病种工作量统计　在内蒙古自治区的 49 家医疗机构中,2019 年门诊共治疗 10 个重点病种患者 298 985 人次,按照平均就诊人次排序,排名前 5 位的病种依次为:慢性根尖周炎、慢性牙周炎、急性牙髓炎、下颌阻生第三磨牙、牙列缺损（表 2-199,图 2-55）。

表 2-199　2019 年内蒙古自治区口腔门诊 10 个重点病种在不同医疗机构中的年平均就诊人次比较

重点病种	三级	二级		二级以下	平均值(49 家)
	公立(3 家)	公立(6 家)	民营(2 家)	公立(38 家)	
慢性根尖周炎	2 301.33	3 277.17	294.00	735.16	1 124.31
慢性牙周炎	2 997.33	2 357.00	845.50	741.66	1 081.80
急性牙髓炎	1 662.00	2 303.50	638.50	653.74	916.86
下颌阻生第三磨牙	3 039.00	1 766.33	1 575.00	486.39	843.84
牙列缺损	894.33	2 147.50	1 675.50	560.63	820.88
错𬌗畸形	924.67	3 317.00	84.00	190.79	614.16
颞下颌关节紊乱病	106.33	3 074.50	42.00	80.84	447.39
牙列缺失	189.67	263.67	568.00	110.03	152.41
年轻恒牙牙外伤	88.67	76.17	40.50	51.71	56.51
口腔扁平苔藓	40.33	144.00	7.50	29.89	43.59
合计	12 243.67	18 726.83	5 770.50	3 640.84	6 101.73

注:根据门急诊实际开放牙椅数,参照口腔专科医疗机构门急诊牙椅数标准对所有医疗机构进行重新分类,其中牙椅 60 台以上比照三级分析,牙椅 20~59 台比照二级分析,牙椅 3~19 台比照二级以下分析。

图 2-55　2019 年内蒙古自治区口腔门诊 10 个重点病种患者人次构成比

2. 2019 年重点技术工作量统计　在内蒙古自治区的 49 家医疗机构中,2019 年门诊 9 个重点技术患者服务总量 312 134 人次,按照平均就诊人次排序,排名前 5 位的技术依次为:根管治疗术、牙周洁治术、阻生牙拔除术、错𬌗畸形矫治术、烤瓷冠修复技术（表2-200，图2-56）。

表2-200　2019年内蒙古自治区口腔门诊9个重点技术在不同医疗机构中的年平均就诊人次比较

重点技术	三级	二级		二级以下	平均值(49家)
	公立(3家)	公立(6家)	民营(2家)	公立(38家)	
根管治疗术	9 446.67	5 355.50	1 360.00	1 317.95	2 311.73
牙周洁治术	3 120.67	1 899.33	1 288.50	658.76	987.10
阻生牙拔除术	5 049.33	1 838.00	1 029.00	457.74	931.18
错𬌗畸形矫治术	2 141.00	4 411.50	146.00	157.76	799.57
烤瓷冠修复技术	1 863.00	1 424.50	419.50	376.42	597.53
可摘局部义齿修复技术	741.67	930.67	445.00	176.66	314.53
慢性牙周炎系统治疗	461.33	774.00	150.00	220.74	300.33
全口义齿修复技术	177.33	157.67	117.50	41.21	66.92
种植体植入术	466.00	72.50	344.00	12.55	61.18
合计	23 467.00	16 863.67	5 299.50	3 419.79	6 370.08

注：根据门急诊实际开放牙椅数，参照口腔专科医疗机构门急诊牙椅数标准对所有医疗机构进行重新分类，其中牙椅60台以上比照三级分析，牙椅20~59台比照二级分析，牙椅3~19台比照二级以下分析。

图2-56　2019年内蒙古自治区口腔门诊9个重点技术患者人次构成比

3. 患者安全类数据统计　在内蒙古自治区的49家医疗机构中，2019年门诊患者778 613人次，门诊7类常见并发症共发生1 411例次，总体发生率为0.18%。按照平均发生数量排序，排名前5位的并发症依次为：口腔软组织损伤、门诊手术并发症、根管内器械分离（根管治疗断针）、种植体脱落、拔牙错误（表2-201）。口腔门诊7类常见并发症构成比如图2-57所示。

表2-201　2019年内蒙古自治区口腔门诊7类常见并发症在每家医疗机构的年平均发生人次比较

常见并发症	三级	二级		二级以下	平均值(49家)
	公立(3家)	公立(6家)	民营(2家)	公立(38家)	
口腔软组织损伤	10.67	120.67	0.50	9.55	22.86
门诊手术并发症	1.00	4.33	1.00	3.58	3.41

续表

常见并发症	三级	二级		二级以下	平均值（49 家）
	公立（3 家）	公立（6 家）	民营（2 家）	公立（38 家）	
根管内器械分离（根管治疗断针）	3.00	2.00	4.00	2.11	2.22
种植体脱落	1.67	0.83	1.50	0.03	0.29
拔牙错误	0.00	0.00	0.00	0.03	0.02
治疗牙位错误	0.00	0.00	0.00	0.00	0.00
误吞或误吸异物	0.00	0.00	0.00	0.00	0.00
合计	16.33	127.83	7.00	15.29	28.80

图 2-57　2019 年内蒙古自治区口腔门诊 7 类常见并发症构成比

4. 口腔门诊部分单病种相关指标　在内蒙古自治区的 49 家医疗机构中，口腔门诊根管治疗 5 项单病种相关指标如表 2-202 所示。

表 2-202　2019 年内蒙古自治区口腔门诊部分单病种相关指标在不同医疗机构中的平均值比较

质控指标	三级	二级		二级以下	平均值（49 家）
	公立（3 家）	公立（6 家）	民营（2 家）	公立（38 家）	
根管治疗患牙术前拍摄 X 线根尖片的百分比 /%	47.44	96.32	99.23	72.29	73.31
根管再治疗患牙术前拍摄 X 线根尖片的百分比 /%	67.20	100.00	100.00	91.13	91.64
橡皮障隔离术在根管治疗中的使用率 /%	84.46	59.09	53.42	23.10	40.66
根管治疗患牙根管充填临床合格率 /%	95.66	95.12	96.31	91.72	93.29
根管再治疗患牙根管充填临床合格率 /%	94.83	91.18	98.76	94.02	93.23

（二）口腔住院医疗质量数据统计

1. 2019 年重点病种数据统计　在内蒙古自治区的 16 家医疗机构中，2019 年住院共治疗 6 个重点病种患者 691 例。按照平均出院患者例数排序，排名前 3 位的病种依次为：腮腺良性肿瘤、口腔颌面部间隙感染、上颌骨骨折。其中舌癌平均住院日最长，先天性唇裂平均住院日最短。舌癌平均住院费用最高，先天性唇裂平均住院费用最低（表 2-203）。

表 2-203 2019 年内蒙古自治区口腔住院 6 个重点病种的 3 项质控指标年平均值比较

重点病种	平均出院患者例数	平均住院日 / 天	平均住院费用 / 元
腮腺良性肿瘤	19.19	8.83	9 945.62
口腔颌面部间隙感染	10.88	9.27	16 335.23
上颌骨骨折	6.88	12.03	18 289.95
牙颌面畸形	2.69	10.60	9 727.05
舌癌	2.38	16.52	20 193.98
先天性唇裂	1.19	8.50	7 514.76

2. 2019 年重点手术及操作数据统计　在内蒙古自治区的 16 家医疗机构中,2019 年住院共治疗 7 个重点手术及操作患者 363 例。按照平均手术例数排序,排名前 3 位的手术及操作依次为:腮腺肿物切除 + 面神经解剖术、舌癌扩大切除术 + 颈淋巴清扫术、唇裂修复术。其中舌癌扩大切除术 + 颈淋巴清扫术平均住院日最长,放射性粒子组织间植入术平均住院日最短。口腔颌面部肿瘤切除整复术平均住院费用最高,唇裂修复术平均住院费用最低(表 2-204)。

表 2-204 2019 年内蒙古自治区口腔住院 7 个重点手术及操作的 3 项质控指标年平均值比较

重点手术及操作	平均手术例数	平均住院日 / 天	平均住院费用 / 元
腮腺肿物切除 + 面神经解剖术	18.50	9.03	13 935.22
舌癌扩大切除术 + 颈淋巴清扫术	1.25	21.00	29 105.56
唇裂修复术	1.19	8.50	7 514.76
口腔颌面部肿瘤切除整复术	0.88	17.96	41 029.56
牙颌面畸形矫正术:上颌 Le Fort Ⅰ 型截骨术 + 双侧下颌升支劈开截骨术	0.63	10.00	24 560.00
放射性粒子组织间植入术	0.25	5.25	20 448.50
游离腓骨复合组织瓣移植术	0.00	—	—

3. 口腔住院部分单病种相关指标　在内蒙古自治区的 16 家医疗机构中,口腔住院 5 大类 12 项单病种相关指标如表 2-205 所示。

表 2-205 2019 年内蒙古自治区口腔住院部分单病种相关指标在不同医疗机构中的发生率(或构成比)比较

单病种	质控指标	平均值
腮腺浅叶良性肿瘤	腮腺浅叶良性肿瘤术前术后诊断符合率 /%	96.63
	腮腺浅叶良性肿瘤术后面神经麻痹发生率 /%	22.85
	腮腺浅叶良性肿瘤术后唾液腺瘘发生率 /%	3.37
口腔鳞状细胞癌	T3/T4 期初发口腔鳞状细胞癌病例构成比 /%	46.88
	游离 / 带蒂组织瓣技术在初发口腔鳞状细胞癌手术治疗中的应用率 /%	47.83
	游离 / 带蒂组织瓣移植成功率 /%	100.00
下颌骨骨折 (不含髁突骨折)	下颌骨骨折(不含髁突骨折)术后伤口感染发生率 /%	0.00
	下颌骨骨折(不含髁突骨折)术后咬合紊乱发生率 /%	0.00
先天性唇腭裂	先天性唇裂术后伤口延期愈合发生率 /%	37.93
	先天性腭裂术后伤口裂开及穿孔发生率 /%	28.95
骨性Ⅲ类错𬌗畸形	骨性Ⅲ类错𬌗畸形术后伤口感染发生率 /%	—
	骨性Ⅲ类错𬌗畸形术后咬合关系与术前设计符合率 /%	—

（三）2018—2019 年医疗质量数据比较

1. 口腔门诊医疗质量数据比较（表 2-206，表 2-207）

表 2-206　内蒙古自治区 13 家医疗机构口腔门诊重点病种、重点技术在不同年份中的年服务量构成比比较

分类	质控指标	2019 年 /%	2018 年 /%	增量 /%	变化趋势
门诊重点病种	牙列缺损	13.85	19.14	−5.29	↓
	慢性根尖周炎	10.60	19.95	−9.35	↓
	慢性牙周炎	10.58	19.27	−8.69	↓
	错殆畸形	20.13	4.18	15.95	↑
	急性牙髓炎	10.64	16.89	−6.25	↓
	颞下颌关节紊乱病	18.60	0.78	17.82	↑
	下颌阻生第三磨牙	11.73	8.30	3.43	↑
	牙列缺失	1.72	6.70	−4.98	↓
	口腔扁平苔藓	1.04	4.01	−2.97	↓
	年轻恒牙牙外伤	1.11	0.79	0.32	↑
门诊重点技术	根管治疗术	31.15	28.08	3.07	↑
	牙周洁治术	10.30	31.39	−21.09	↓
	错殆畸形矫治术	25.99	3.58	22.41	↑
	烤瓷冠修复技术	10.51	9.71	0.80	↑
	阻生牙拔除术	12.48	6.66	5.82	↑
	慢性牙周炎系统治疗	2.38	11.53	−9.15	↓
	可摘局部义齿修复技术	5.83	6.33	−0.50	↓
	全口义齿修复技术	0.95	2.35	−1.40	↓
	种植体植入术	0.42	0.37	0.05	↑

表 2-207　内蒙古自治区 13 家医疗机构口腔门诊常见并发症在不同年份中的年平均发生人次比较

分类	质控指标	2019 年	2018 年	增量	变化趋势
门诊患者安全类指标	口腔软组织损伤	0.31	47.23	−46.92	↓
	根管内器械分离（根管治疗断针）	1.46	1.46	0.00	—
	门诊手术并发症	1.15	1.23	−0.08	↓
	种植体脱落	0.23	0.08	0.15	↑
	拔牙错误	0.08	0.00	0.08	↑
	治疗牙位错误	0.00	0.00	0.00	—
	误吞或误吸异物	0.00	0.00	0.00	—
	合计	3.23	50.00	−46.77	↓

2. 口腔住院医疗质量数据比较（表 2-208，表 2-209）

表 2-208　内蒙古自治区 2 家医疗机构口腔住院重点病种、重点手术及操作在不同年份中的年服务量构成比比较

分类	质控指标	2019 年 /%	2018 年 /%	增量 /%	变化趋势
住院重点病种	腮腺良性肿瘤	38.84	39.38	−0.53	↓
	口腔颌面部间隙感染	21.49	25.00	−3.51	↓
	上颌骨骨折	14.88	26.88	−12.00	↓
	牙颌面畸形	23.97	0.00	23.97	↑
	舌癌	0.83	8.75	−7.92	↓
	先天性唇裂	0.00	0.00	0.00	—
住院重点手术及操作	腮腺肿物切除 + 面神经解剖术	94.12	84.81	9.31	↑
	舌癌扩大切除术 + 颈淋巴清扫术	3.92	10.13	−6.21	↓
	口腔颌面部肿瘤切除整复术	0.00	3.80	−3.80	↓
	放射性粒子组织间植入术	1.96	1.27	0.69	↑
	唇裂修复术	0.00	0.00	0.00	—
	牙颌面畸形矫正术：上颌 Le Fort Ⅰ 型截骨术 + 双侧下颌升支劈开截骨术	0.00	0.00	0.00	—
	游离腓骨复合组织瓣移植术	0.00	0.00	0.00	—

表 2-209　内蒙古自治区 2 家医疗机构口腔住院部分单病种相关指标在不同年份中的发生率（或构成比）比较

单病种	质控指标	2019 年	2018 年	增量	变化趋势
腮腺浅叶良性肿瘤	腮腺浅叶良性肿瘤术前术后诊断符合率 /%	100.00	100.00	0.00	—
	腮腺浅叶良性肿瘤术后面神经麻痹发生率 /%	10.64	37.50	−26.86	↓
	腮腺浅叶良性肿瘤术后唾液腺瘘发生率 /%	0.00	37.50	−37.50	↓
口腔鳞状细胞癌	T3/T4 期初发口腔鳞状细胞癌病例构成比 /%	60.00	33.33	26.67	↑
	游离 / 带蒂组织瓣技术在初发口腔鳞状细胞癌手术治疗中的应用率 /%	40.00	33.33	6.67	↑
	游离 / 带蒂组织瓣移植成功率 /%	100.00	100.00	0.00	—
下颌骨骨折（不含髁突骨折）	下颌骨骨折(不含髁突骨折)术后伤口感染发生率 /%	0.00	28.57	−28.57	↓
	下颌骨骨折(不含髁突骨折)术后咬合紊乱发生率 /%	0.00	23.81	−23.81	↓
先天性唇腭裂	先天性唇裂术后伤口延期愈合发生率 /%	—	—	—	
	先天性腭裂术后伤口裂开及穿孔发生率 /%	0.00			
骨性 Ⅲ 类错𬌗畸形	骨性Ⅲ类错𬌗畸形术后伤口感染发生率 /%	—	—	—	
	骨性Ⅲ类错𬌗畸形术后咬合关系与术前设计符合率 /%	—	—	—	

二十、宁夏回族自治区

（一）口腔门诊工作量统计

1. 2019 年重点病种工作量统计　在宁夏回族自治区的 22 家医疗机构中，2019 年门诊共治疗 10 个重点病种患者 167 668 人次，按照平均就诊人次排序，排名前 5 位的病种依次为：慢性根尖周炎、急性牙髓炎、下颌阻生第三磨牙、慢性牙周炎、牙列缺损（表 2-210，图 2-58）。

表 2-210　2019 年宁夏回族自治区口腔门诊 10 个重点病种在不同医疗机构中的年平均就诊人次比较

重点病种	三级	二级	二级以下		平均值（22 家）
	公立（2 家）	公立（2 家）	公立（15 家）	民营（3 家）	
慢性根尖周炎	4 076.50	1 596.00	1 860.00	824.00	1 896.23
急性牙髓炎	1 452.00	393.00	2 254.40	352.00	1 752.82
下颌阻生第三磨牙	1 264.50	2 133.00	1 126.00	704.67	1 172.68
慢性牙周炎	1 504.00	682.00	823.40	113.67	775.64
牙列缺损	540.00	521.00	727.20	857.00	709.14
错𬌗畸形	24.00	2 733.50	212.53	176.67	419.68
牙列缺失	89.50	86.50	528.67	124.67	393.45
颞下颌关节紊乱病	660.00	139.50	189.00	8.00	202.64
年轻恒牙牙外伤	231.00	256.00	189.00	21.33	176.05
口腔扁平苔藓	1 000.00	16.00	44.40	2.33	122.95
合计	10 841.50	8 556.50	7 954.60	3 184.33	7 621.27

注：根据门急诊实际开放牙椅数，参照口腔专科医疗机构门急诊牙椅数标准对所有医疗机构进行重新分类，其中牙椅 60 台以上比照三级分析，牙椅 20~59 台比照二级分析，牙椅 3~19 台比照二级以下分析。

图 2-58　2019 年宁夏回族自治区口腔门诊 10 个重点病种患者人次构成比

2. **2019 年重点技术工作量统计**　在宁夏回族自治区的 22 家医疗机构中，2019 年门诊 9 个重点技术患者服务总量 255 477 人次，按照平均就诊人次排序，排名前 5 位的技术依次为：根管治疗术、牙周洁治术、阻生牙拔除术、错𬌗畸形矫治术、烤瓷冠修复技术（表 2-211，图 2-59）。

表 2-211　2019 年宁夏回族自治区口腔门诊 9 个重点技术在不同医疗机构中的年平均就诊人次比较

重点技术	三级	二级	二级以下		平均值（22 家）
	公立（2 家）	公立（2 家）	公立（15 家）	民营（3 家）	
根管治疗术	16 644.00	6 548.50	3 770.47	2 278.67	4 989.91
牙周洁治术	11 273.50	2 671.00	624.33	822.00	1 805.45
阻生牙拔除术	5 712.50	2 091.00	877.67	333.67	1 353.32
错𬌗畸形矫治术	1 143.00	4 310.00	225.53	2 288.67	961.59

续表

重点技术	三级	二级	二级以下		平均值(22 家)
	公立(2 家)	公立(2 家)	公立(15 家)	民营(3 家)	
烤瓷冠修复技术	1 571.50	1 307.00	636.27	737.00	796.00
可摘局部义齿修复技术	2 567.50	556.00	520.00	247.00	672.18
慢性牙周炎系统治疗	4 684.00	1 598.00	85.80	43.67	635.55
全口义齿修复技术	1 178.50	315.00	242.40	114.33	316.64
种植体植入术	560.50	76.50	29.47	29.00	81.95
合计	45 335.00	19 473.00	7 011.93	6 894.00	11 612.59

注：根据门急诊实际开放牙椅数，参照口腔专科医疗机构门急诊牙椅数标准对所有医疗机构进行重新分类，其中牙椅 60 台以上比照三级分析，牙椅 20~59 台比照二级分析，牙椅 3~19 台比照二级以下分析。

图 2-59　2019 年宁夏回族自治区口腔门诊 9 个重点技术患者人次构成比

3. **患者安全类数据统计**　在宁夏回族自治区的 22 家医疗机构中，2019 年门诊患者 697 041 人次，门诊 7 类常见并发症共发生 1 795 例次，总体发生率为 0.26%。按照平均发生数量排序，排名前 5 位的并发症依次为：口腔软组织损伤、门诊手术并发症、根管内器械分离（根管治疗断针）、种植体脱落、治疗牙位错误（表 2-212）。口腔门诊 7 类常见并发症构成比如图 2-60 所示。

表 2-212　2019 年宁夏回族自治区口腔门诊 7 类常见并发症在每家医疗机构的年平均发生人次比较

常见并发症	三级	二级	二级以下		平均值(22 家)
	公立(2 家)	公立(2 家)	公立(15 家)	民营(3 家)	
口腔软组织损伤	37.50	75.00	79.60	1.00	64.64
门诊手术并发症	62.50	0.00	3.93	2.67	8.73
根管内器械分离（根管治疗断针）	5.00	9.50	6.33	12.67	7.36
种植体脱落	0.00	0.00	0.60	1.00	0.55
治疗牙位错误	0.00	0.00	0.07	1.00	0.18
误吞或误吸异物	0.50	0.00	0.07	0.00	0.09
拔牙错误	0.50	0.00	0.00	0.00	0.05
合计	106.00	84.50	90.60	18.33	81.59

图 2-60 2019 年宁夏回族自治区口腔门诊 7 类常见并发症构成比

4. 口腔门诊部分单病种相关指标 在宁夏回族自治区的 22 家医疗机构中,口腔门诊根管治疗 5 项单病种相关指标如表 2-213 所示。

表 2-213 2019 年宁夏回族自治区口腔门诊部分单病种相关指标在不同医疗机构中的平均值比较

质控指标	三级	二级	二级以下		平均值(22 家)
	公立(2 家)	公立(2 家)	公立(15 家)	民营(3 家)	
根管治疗患牙术前拍摄 X 线根尖片的百分比 /%	100.00	54.83	76.56	93.91	79.43
根管再治疗患牙术前拍摄 X 线根尖片的百分比 /%	96.07	21.37	97.01	83.58	60.15
橡皮障隔离术在根管治疗中的使用率 /%	83.44	8.06	2.17	28.10	20.35
根管治疗患牙根管充填临床合格率 /%	96.17	71.09	81.09	96.46	83.80
根管再治疗患牙根管充填临床合格率 /%	96.65	75.49	91.42	85.54	90.31

(二)口腔住院医疗质量数据统计

1. 2019 年重点病种数据统计 在宁夏回族自治区的 9 家医疗机构中,2019 年住院共治疗 6 个重点病种患者 680 例。按照平均出院患者例数排序,排名前 3 位的病种依次为:口腔颌面部间隙感染、腮腺良性肿瘤、上颌骨骨折。其中舌癌平均住院日最长,先天性唇裂平均住院日最短。舌癌平均住院费用最高,口腔颌面部间隙感染平均住院费用最低(表 2-214)。

表 2-214 2019 年宁夏回族自治区口腔住院 6 个重点病种的 3 项质控指标年平均值比较

重点病种	平均出院患者例数	平均住院日 / 天	平均住院费用 / 元
口腔颌面部间隙感染	41.22	8.79	6 725.88
腮腺良性肿瘤	14.56	9.57	11 773.74
上颌骨骨折	11.00	12.17	29 952.26
先天性唇裂	6.11	6.49	7 379.33
舌癌	1.44	16.93	34 273.95
牙颌面畸形	1.22	9.91	16 831.32

2. **2019 年重点手术及操作数据统计**　在宁夏回族自治区的 9 家医疗机构中,2019 年住院共治疗 7 个重点手术及操作患者 254 例。按照平均手术例数排序,排名前 3 位的手术及操作依次为:游离腓骨复合组织瓣移植术、腮腺肿物切除 + 面神经解剖术、唇裂修复术。其中口腔颌面部肿瘤切除整复术平均住院日最长,唇裂修复术平均住院日最短。口腔颌面部肿瘤切除整复术平均住院费用最高,唇裂修复术平均住院费用最低(表 2-215)。

表 2-215　2019 年宁夏回族自治区口腔住院 7 个重点手术及操作的 3 项质控指标年平均值比较

重点手术及操作	平均手术例数	平均住院日 / 天	平均住院费用 / 元
游离腓骨复合组织瓣移植术	13.67	12.27	19 230.05
腮腺肿物切除 + 面神经解剖术	10.67	9.58	10 180.28
唇裂修复术	3.33	7.67	7 274.26
口腔颌面部肿瘤切除整复术	0.33	16.67	61 424.70
舌癌扩大切除术 + 颈淋巴清扫术	0.22	10.00	12 500.00
牙颌面畸形矫正术:上颌 Le Fort Ⅰ 型截骨术 + 双侧下颌升支劈开截骨术	0.00	—	—
放射性粒子组织间植入术	0.00	—	—

3. **口腔住院部分单病种相关指标**　在宁夏回族自治区的 9 家医疗机构中,口腔住院 5 大类 12 项单病种相关指标如表 2-216 所示。

表 2-216　2019 年宁夏回族自治区口腔住院部分单病种相关指标在不同医疗机构中的发生率(或构成比)比较

单病种	质控指标	平均值
腮腺浅叶良性肿瘤	腮腺浅叶良性肿瘤术前术后诊断符合率 /%	93.28
	腮腺浅叶良性肿瘤术后面神经麻痹发生率 /%	2.52
	腮腺浅叶良性肿瘤术后唾液腺瘘发生率 /%	0.00
口腔鳞状细胞癌	T3/T4 期初发口腔鳞状细胞癌病例构成比 /%	100.00
	游离 / 带蒂组织瓣技术在初发口腔鳞状细胞癌手术治疗中的应用率 /%	66.67
	游离 / 带蒂组织瓣移植成功率 /%	100.00
下颌骨骨折	下颌骨骨折(不含髁突骨折)术后伤口感染发生率 /%	0.00
(不含髁突骨折)	下颌骨骨折(不含髁突骨折)术后咬合紊乱发生率 /%	0.00
先天性唇腭裂	先天性唇裂术后伤口延期愈合发生率 /%	0.00
	先天性腭裂术后伤口裂开及穿孔发生率 /%	0.00
骨性Ⅲ类错𬌗畸形	骨性Ⅲ类错𬌗畸形术后伤口感染发生率 /%	0.00
	骨性Ⅲ类错𬌗畸形术后咬合关系与术前设计符合率 /%	100.00

（三）2018—2019 年医疗质量数据比较

1. 口腔门诊医疗质量数据比较（表 2-217，表 2-218）

表 2-217 宁夏回族自治区 17 家医疗机构口腔门诊重点病种、重点技术在不同年份中的年服务量构成比比较

分类	质控指标	2019 年 /%	2018 年 /%	增量 /%	变化趋势
门诊重点病种	错𬌗畸形	6.37	27.46	−21.09	↓
	急性牙髓炎	19.48	19.95	−0.47	↓
	慢性根尖周炎	23.13	14.48	8.65	↑
	慢性牙周炎	11.42	13.34	−1.92	↓
	下颌阻生第三磨牙	16.37	7.45	8.92	↑
	牙列缺损	9.85	10.73	−0.88	↓
	牙列缺失	5.69	2.64	3.05	↑
	颞下颌关节紊乱病	3.06	1.48	1.58	↑
	年轻恒牙牙外伤	2.72	1.51	1.21	↑
	口腔扁平苔藓	1.91	0.94	0.97	↑
门诊重点技术	根管治疗术	40.72	35.15	5.57	↑
	牙周洁治术	16.38	13.17	3.21	↑
	错𬌗畸形矫治术	9.09	15.51	−6.42	↓
	阻生牙拔除术	11.85	11.83	0.02	↑
	烤瓷冠修复技术	6.91	8.62	−1.71	↓
	慢性牙周炎系统治疗	5.93	7.66	−1.73	↓
	可摘局部义齿修复技术	5.53	4.81	0.72	↑
	全口义齿修复技术	2.82	1.92	0.90	↑
	种植体植入术	0.78	1.32	−0.54	↓

表 2-218 宁夏回族自治区 17 家医疗机构口腔门诊常见并发症在不同年份中的年平均发生人次比较

分类	质控指标	2019 年	2018 年	增量	变化趋势
门诊患者安全类指标	口腔软组织损伤	55.29	19.41	35.88	↑
	根管内器械分离（根管治疗断针）	8.24	9.00	−0.76	↓
	门诊手术并发症	10.94	5.82	5.12	↑
	种植体脱落	0.71	0.71	0.00	—
	误吞或误吸异物	0.12	0.00	0.12	↑
	拔牙错误	0.06	0.06	0.00	—
	治疗牙位错误	0.06	0.00	0.06	↑
	合计	75.41	35.00	40.41	↑

2. 口腔住院医疗质量数据比较（表 2-219，表 2-220）

表 2-219 宁夏回族自治区 7 家医疗机构口腔住院重点病种、重点手术及操作在不同年份中的年服务量构成比比较

分类	质控指标	2019 年 /%	2018 年 /%	增量 /%	变化趋势
住院重点病种	口腔颌面部间隙感染	40.86	38.03	2.83	↑
	腮腺良性肿瘤	25.74	29.90	−4.16	↓
	上颌骨骨折	17.88	18.14	−0.26	↓
	先天性唇裂	10.81	9.43	1.38	↑
	舌癌	2.55	3.77	−1.22	↓
	牙颌面畸形	2.16	0.73	1.43	↑

续表

分类	质控指标	2019 年 /%	2018 年 /%	增量 /%	变化趋势
住院重点手术及操作	腮腺肿物切除 + 面神经解剖术	37.80	64.50	−26.70	↓
	游离腓骨复合组织瓣移植术	48.43	0.00	48.43	↑
	唇裂修复术	11.81	25.57	−13.76	↓
	口腔颌面部肿瘤切除整复术	1.18	5.73	−4.55	↓
	舌癌扩大切除术 + 颈淋巴清扫术	0.79	3.82	−3.03	↓
	牙颌面畸形矫正术：上颌 Le Fort Ⅰ 型截骨术 + 双侧下颌升支劈开截骨术	0.00	0.38	−0.38	↓
	放射性粒子组织间植入术	0.00	0.00	0.00	—

表 2-220　宁夏回族自治区 7 家医疗机构口腔住院部分单病种相关指标在不同年份中的发生率（或构成比）比较

单病种	质控指标	2019 年	2018 年	增量	变化趋势
腮腺浅叶良性肿瘤	腮腺浅叶良性肿瘤术前术后诊断符合率 /%	93.28	98.14	−4.86	↓
	腮腺浅叶良性肿瘤术后面神经麻痹发生率 /%	2.52	9.89	−7.37	↓
	腮腺浅叶良性肿瘤术后唾液腺瘘发生率 /%	0.00	3.85	−3.85	↓
口腔鳞状细胞癌	T3/T4 期初发口腔鳞状细胞癌病例构成比 /%	100.00	15.91	84.09	↑
	游离 / 带蒂组织瓣技术在初发口腔鳞状细胞癌手术治疗中的应用率 /%	66.67	32.56	34.11	↑
	游离 / 带蒂组织瓣移植成功率 /%	100.00	100.00	0.00	—
下颌骨骨折（不含髁突骨折）	下颌骨骨折（不含髁突骨折）术后伤口感染发生率 /%	0.00	0.67	−0.67	↓
	下颌骨骨折（不含髁突骨折）术后咬合紊乱发生率 /%	0.00	1.34	−1.34	↓
先天性唇腭裂	先天性唇裂术后伤口延期愈合发生率 /%	0.00	0.00	0.00	—
	先天性腭裂术后伤口裂开及穿孔发生率 /%	0.00	3.45	−3.45	↓
骨性 Ⅲ 类错𬌗畸形	骨性Ⅲ类错𬌗畸形术后伤口感染发生率 /%	0.00	—	—	
	骨性Ⅲ类错𬌗畸形术后咬合关系与术前设计符合率 /%	100.00	—	—	

二十一、青　海　省

（一）口腔门诊工作量统计

1. **2019 年重点病种工作量统计**　在青海省的 16 家医疗机构中，2019 年门诊共治疗 10 个重点病种患者 150 935 人次，按照平均就诊人次排序，排名前 5 位的病种依次为：慢性根尖周炎、急性牙髓炎、慢性牙周炎、牙列缺损、下颌阻生第三磨牙（表 2-221，图 2-61）。

表 2-221　2019 年青海省口腔门诊 10 个重点病种在不同医疗机构中的年平均就诊人次比较

重点病种	三级	二级	二级以下		平均值（16 家）
	公立（1 家）	公立（5 家）	公立（9 家）	民营（1 家）	
慢性根尖周炎	14 396.00	3 811.40	1 638.22	878.00	3 067.19
急性牙髓炎	8 275.00	1 669.80	1 440.22	0.00	1 849.13

重点病种	三级	二级	二级以下		平均值(16家)
	公立(1家)	公立(5家)	公立(9家)	民营(1家)	
慢性牙周炎	2 728.00	2 593.00	619.78	99.00	1 335.63
牙列缺损	3 650.00	2 064.80	449.33	0.00	1 126.13
下颌阻生第三磨牙	2 792.00	1 846.00	297.44	0.00	918.69
错𬌗畸形	1 886.00	1 121.00	38.22	0.00	489.69
牙列缺失	605.00	898.60	97.44	96.00	379.44
年轻恒牙牙外伤	324.00	221.40	35.00	0.00	109.13
颞下颌关节紊乱病	110.00	241.20	34.33	0.00	101.56
口腔扁平苔藓	41.00	160.00	6.67	9.00	56.88
合计	34 807.00	14 627.20	4 656.67	1 082.00	9 433.44

注:根据门急诊实际开放牙椅数,参照口腔专科医疗机构门急诊牙椅数标准对所有医疗机构进行重新分类,其中牙椅60台以上比照三级分析,牙椅20~59台比照二级分析,牙椅3~19台比照二级以下分析。

图 2-61　2019 年青海省口腔门诊 10 个重点病种患者人次构成比

2. 2019年重点技术工作量统计　在青海省的16家医疗机构中,2019年门诊9个重点技术患者服务总量192 717人次,按照平均就诊人次排序,排名前5位的技术依次为:根管治疗术、错𬌗畸形矫治术、牙周洁治术、阻生牙拔除术、可摘局部义齿修复技术(表2-222,图2-62)。

表 2-222　2019 年青海省口腔门诊 9 个重点技术在不同医疗机构中的年平均就诊人次比较

重点技术	三级	二级	二级以下		平均值(16家)
	公立(1家)	公立(5家)	公立(9家)	民营(1家)	
根管治疗术	21 385.00	5 593.60	2 278.78	0.00	4 366.38
错𬌗畸形矫治术	41 833.00	2 224.60	70.78	0.00	3 349.56
牙周洁治术	8 129.00	3 384.00	578.22	0.00	1 890.81
阻生牙拔除术	3 747.00	1 059.00	354.11	0.00	764.31
可摘局部义齿修复技术	1 782.00	994.40	175.67	0.00	520.94

续表

重点技术	三级	二级	二级以下		平均值(16家)
	公立(1家)	公立(5家)	公立(9家)	民营(1家)	
烤瓷冠修复技术	1 654.00	863.60	158.11	0.00	462.19
慢性牙周炎系统治疗	1 124.00	901.80	55.22	99.00	389.31
全口义齿修复技术	450.00	379.40	46.33	0.00	172.75
种植体植入术	646.00	196.40	47.67	0.00	128.56
合计	80 750.00	15 596.80	3 764.89	99.00	12 044.81

注:根据门急诊实际开放牙椅数,参照口腔专科医疗机构门急诊牙椅数标准对所有医疗机构进行重新分类,其中牙椅60台以上比照三级分析,牙椅20~59台比照二级分析,牙椅3~19台比照二级以下分析。

图 2-62　2019 年青海省口腔门诊 9 个重点技术患者人次构成比

3. 患者安全类数据统计　在青海省的 16 家医疗机构中,2019 年门诊患者 514 847 人次,门诊 7 类常见并发症共发生 447 例次,总体发生率为 0.09%。按照平均发生数量排序,排名前 5 位的并发症依次为:口腔软组织损伤、根管内器械分离(根管治疗断针)、门诊手术并发症、种植体脱落、治疗牙位错误(表2-223)。口腔门诊 7 类常见并发症构成比如图 2-63 所示。

表 2-223　2019 年青海省口腔门诊 7 类常见并发症在每家医疗机构的年平均发生人次比较

常见并发症	三级	二级	二级以下		平均值(16家)
	公立(1家)	公立(5家)	公立(9家)	民营(1家)	
口腔软组织损伤	5.00	3.00	16.44	0.00	10.50
根管内器械分离(根管治疗断针)	27.00	19.00	2.78	0.00	9.19
门诊手术并发症	31.00	7.20	2.11	0.00	5.38
种植体脱落	5.00	6.40	0.33	0.00	2.50
治疗牙位错误	0.00	0.80	0.00	0.00	0.25
误吞或误吸异物	0.00	0.20	0.00	0.00	0.06
拔牙错误	0.00	0.20	0.00	0.00	0.06
合计	68.00	36.80	21.67	0.00	27.94

图 2-63　2019 年青海省口腔门诊 7 类常见并发症构成比

4. 口腔门诊部分单病种相关指标　在青海省的 16 家医疗机构中, 口腔门诊根管治疗 5 项单病种相关指标如表 2-224 所示。

表 2-224　2019 年青海省口腔门诊部分单病种相关指标在不同医疗机构中的平均值比较

质控指标	三级	二级	二级以下		平均值(16 家)
	公立(1 家)	公立(5 家)	公立(9 家)	民营(1 家)	
根管治疗患牙术前拍摄 X 线根尖片的百分比 /%	90.67	99.58	74.85	100.00	90.60
根管再治疗患牙术前拍摄 X 线根尖片的百分比 /%	100.00	99.48	97.47	100.00	99.00
橡皮障隔离术在根管治疗中的使用率 /%	96.47	22.39	12.14	66.67	49.83
根管治疗患牙根管充填临床合格率 /%	95.18	94.20	76.11	66.67	90.92
根管再治疗患牙根管充填临床合格率 /%	99.21	90.63	93.22	—	95.08

(二)口腔住院医疗质量数据统计

1. 2019 年重点病种数据统计　在青海省的 8 家医疗机构中, 2019 年住院共治疗 6 个重点病种患者 746 例。按照平均出院患者例数排序, 排名前 3 位的病种依次为: 口腔颌面部间隙感染、腮腺良性肿瘤、上颌骨骨折。其中舌癌平均住院日最长, 先天性唇裂平均住院日最短。上颌骨骨折平均住院费用最高, 先天性唇裂平均住院费用最低(表 2-225)。

表 2-225　2019 年青海省口腔住院 6 个重点病种的 3 项质控指标年平均值比较

重点病种	平均出院患者例数	平均住院日 / 天	平均住院费用 / 元
口腔颌面部间隙感染	51.75	11.69	15 301.58
腮腺良性肿瘤	15.63	10.20	10 646.96
上颌骨骨折	13.75	13.52	40 784.24
先天性唇裂	7.25	9.13	6 474.69
舌癌	2.75	16.32	14 778.49
牙颌面畸形	2.13	10.76	20 833.35

2. 2019 年重点手术及操作数据统计　在青海省的 8 家医疗机构中,2019 年住院共治疗 7 个重点手术及操作患者 250 例。按照平均手术例数排序,排名前 3 位的手术及操作依次为:腮腺肿物切除 + 面神经解剖术、唇裂修复术、放射性粒子组织间植入术。其中舌癌扩大切除术 + 颈淋巴清扫术平均住院日最长,唇裂修复术平均住院日最短。口腔颌面部肿瘤切除整复术平均住院费用最高,唇裂修复术平均住院费用最低(表 2-226)。

表 2-226　2019 年青海省口腔住院 7 个重点手术及操作的 3 项质控指标年平均值比较

重点手术及操作	平均手术例数	平均住院日 / 天	平均住院费用 / 元
腮腺肿物切除 + 面神经解剖术	20.50	11.41	10 641.68
唇裂修复术	7.00	9.54	6 814.93
放射性粒子组织间植入术	2.00	17.00	31 714.00
口腔颌面部肿瘤切除整复术	0.88	19.43	35 558.58
舌癌扩大切除术 + 颈淋巴清扫术	0.63	20.56	32 812.85
游离腓骨复合组织瓣移植术	0.25	13.00	17 351.00
牙颌面畸形矫正术:上颌 Le Fort Ⅰ 型截骨术 + 双侧下颌升支劈开截骨术	0.00	—	—

3. 口腔住院部分单病种相关指标　在青海省的 8 家医疗机构中,口腔住院 5 大类 12 项单病种相关指标如表 2-227 所示。

表 2-227　2019 年青海省口腔住院部分单病种相关指标在不同医疗机构中的发生率(或构成比)比较

单病种	质控指标	平均值
腮腺浅叶良性肿瘤	腮腺浅叶良性肿瘤术前术后诊断符合率 /%	95.88
	腮腺浅叶良性肿瘤术后面神经麻痹发生率 /%	5.00
	腮腺浅叶良性肿瘤术后唾液腺瘘发生率 /%	6.00
口腔鳞状细胞癌	T3/T4 期初发口腔鳞状细胞癌病例构成比 /%	11.11
	游离 / 带蒂组织瓣技术在初发口腔鳞状细胞癌手术治疗中的应用率 /%	23.53
	游离 / 带蒂组织瓣移植成功率 /%	100.00
下颌骨骨折(不含髁突骨折)	下颌骨骨折(不含髁突骨折)术后伤口感染发生率 /%	3.66
	下颌骨骨折(不含髁突骨折)术后咬合紊乱发生率 /%	19.51
先天性唇腭裂	先天性唇裂术后伤口延期愈合发生率 /%	2.08
	先天性腭裂术后伤口裂开及穿孔发生率 /%	3.64
骨性Ⅲ类错𬌗畸形	骨性Ⅲ类错𬌗畸形术后伤口感染发生率 /%	0.00
	骨性Ⅲ类错𬌗畸形术后咬合关系与术前设计符合率 /%	100.00

（三）2018—2019 年医疗质量数据比较

1. 口腔门诊医疗质量数据比较（表 2-228，表 2-229）

表 2-228　青海省 8 家医疗机构口腔门诊重点病种、重点技术在不同年份中的年服务量构成比比较

分类	质控指标	2019 年 /%	2018 年 /%	增量 /%	变化趋势
门诊重点病种	慢性根尖周炎	26.86	26.58	0.28	↑
	急性牙髓炎	23.14	25.37	−2.23	↓
	慢性牙周炎	14.32	12.62	1.70	↑
	牙列缺损	12.39	10.41	1.98	↑
	下颌阻生第三磨牙	8.59	12.55	−3.96	↓
	错𬌗畸形	8.07	7.99	0.08	↑
	牙列缺失	3.85	2.30	1.55	↑
	年轻恒牙牙外伤	1.56	0.62	0.94	↑
	颞下颌关节紊乱病	0.70	0.97	−0.27	↓
	口腔扁平苔藓	0.53	0.58	−0.05	↓
门诊重点技术	根管治疗术	32.04	33.85	−1.81	↓
	错𬌗畸形矫治术	33.59	29.57	4.02	↑
	牙周洁治术	15.54	11.62	3.92	↑
	阻生牙拔除术	5.73	12.57	−6.84	↓
	可摘局部义齿修复技术	4.52	3.27	1.25	↑
	烤瓷冠修复技术	3.39	4.41	−1.02	↓
	慢性牙周炎系统治疗	2.57	2.87	−0.30	↓
	全口义齿修复技术	1.38	0.88	0.50	↑
	种植体植入术	1.23	0.97	0.26	↑

表 2-229　青海省 8 家医疗机构口腔门诊常见并发症在不同年份中的年平均发生人次比较

分类	质控指标	2019 年	2018 年	增量	变化趋势
门诊患者安全类指标	口腔软组织损伤	2.38	35.25	−32.88	↓
	根管内器械分离（根管治疗断针）	15.50	10.63	4.87	↑
	门诊手术并发症	7.75	9.13	−1.38	↓
	种植体脱落	3.88	2.38	1.50	↑
	治疗牙位错误	0.50	0.25	0.25	↑
	拔牙错误	0.00	0.13	−0.13	↓
	误吞或误吸异物	0.00	0.00	0.00	—
	合计	30.00	57.75	−27.75	↓

2. 口腔住院医疗质量数据比较（表 2-230，表 2-231）

表 2-230　青海省 4 家医疗机构口腔住院重点病种、重点手术及操作在不同年份中的年服务量构成比比较

分类	质控指标	2019 年 /%	2018 年 /%	增量 /%	变化趋势
住院重点病种	口腔颌面部间隙感染	46.38	52.28	−5.90	↓
	腮腺良性肿瘤	21.52	17.53	3.99	↑
	上颌骨骨折	17.07	20.03	−2.96	↓
	先天性唇裂	8.72	8.54	0.18	↑
	舌癌	3.34	0.74	2.60	↑
	牙颌面畸形	2.97	0.88	2.09	↑

续表

分类	质控指标	2019 年 /%	2018 年 /%	增量 /%	变化趋势
住院重点手术及操作	腮腺肿物切除＋面神经解剖术	66.81	66.97	−0.16	↓
	唇裂修复术	19.91	29.82	−9.91	↓
	放射性粒子组织间植入术	7.08	0.00	7.08	↑
	舌癌扩大切除术＋颈淋巴清扫术	2.21	2.29	−0.08	↓
	口腔颌面部肿瘤切除整复术	3.10	0.46	2.64	↑
	游离腓骨复合组织瓣移植术	0.88	0.46	0.42	↑
	牙颌面畸形矫正术：上颌 Le Fort Ⅰ 型截骨术＋双侧下颌升支劈开截骨术	0.00	0.00	0.00	—

表 2-231 青海省 4 家医疗机构口腔住院部分单病种相关指标在不同年份中的发生率（或构成比）比较

单病种	质控指标	2019 年	2018 年	增量	变化趋势
腮腺浅叶良性肿瘤	腮腺浅叶良性肿瘤术前术后诊断符合率 /%	95.45	88.41	7.04	↑
	腮腺浅叶良性肿瘤术后面神经麻痹发生率 /%	5.49	5.52	−0.03	↓
	腮腺浅叶良性肿瘤术后唾液腺瘘发生率 /%	6.59	4.91	1.68	↑
口腔鳞状细胞癌	T3/T4 期初发口腔鳞状细胞癌病例构成比 /%	8.33	23.08	−14.75	↓
	游离 / 带蒂组织瓣技术在初发口腔鳞状细胞癌手术治疗中的应用率 /%	23.53	33.33	−9.80	↓
	游离 / 带蒂组织瓣移植成功率 /%	100.00	100.00	0.00	—
下颌骨骨折（不含髁突骨折）	下颌骨骨折（不含髁突骨折）术后伤口感染发生率 /%	3.03	6.19	−3.16	↓
	下颌骨骨折（不含髁突骨折）术后咬合紊乱发生率 /%	24.24	5.31	18.93	↑
先天性唇腭裂	先天性唇裂术后伤口延期愈合发生率 /%	2.70	7.14	−4.44	↓
	先天性腭裂术后伤口裂开及穿孔发生率 /%	4.76	5.77	−1.01	↓
骨性Ⅲ类错𬌗畸形	骨性Ⅲ类错𬌗畸形术后伤口感染发生率 /%	0.00	0.00	0.00	—
	骨性Ⅲ类错𬌗畸形术后咬合关系与术前设计符合率 /%	100.00	100.00	0.00	—

二十二、山　东　省

（一）口腔门诊工作量统计

1. **2019 年重点病种工作量统计**　在山东省的 193 家医疗机构中，2019 年门诊共治疗 10 个重点病种患者 1 856 077 人次，按照平均就诊人次排序，排名前 5 位的病种依次为：慢性根尖周炎、慢性牙周炎、急性牙髓炎、牙列缺损、下颌阻生第三磨牙（表 2-232，图 2-64）。

表 2-232 2019 年山东省口腔门诊 10 个重点病种在不同医疗机构中的年平均就诊人次比较

重点病种	三级		二级		二级以下		平均值
	公立（10 家）	民营（2 家）	公立（24 家）	民营（2 家）	公立（139 家）	民营（16 家）	（193 家）
慢性根尖周炎	10 940.30	2 584.50	2 675.17	2 186.00	1 112.12	602.19	1 799.83
慢性牙周炎	13 975.70	4 621.00	4 121.29	481.00	648.37	498.19	1 797.75

续表

重点病种	三级		二级		二级以下		平均值
	公立（10家）	民营（2家）	公立（24家）	民营（2家）	公立（139家）	民营（16家）	（193家）
急性牙髓炎	4 935.10	2 576.00	2 606.75	1 506.00	1 132.41	676.94	1 493.85
牙列缺损	10 686.00	5 735.00	2 244.08	220.50	765.37	263.31	1 467.51
下颌阻生第三磨牙	8 166.90	1 976.50	2 605.17	1 671.50	884.73	399.75	1 455.24
错𬌗畸形	6 089.80	1 774.00	1 910.17	1 974.50	259.83	88.00	786.34
牙列缺失	2 135.50	5 287.50	448.17	307.00	169.45	115.38	355.95
颞下颌关节紊乱病	790.20	38.00	453.25	38.00	120.93	67.13	190.75
口腔扁平苔藓	1 194.70	88.50	520.25	38.50	48.63	24.88	164.99
年轻恒牙牙外伤	471.10	138.00	187.83	109.00	71.60	34.63	104.76
合计	59 385.30	24 819.00	17 772.13	8 532.00	5 213.42	2 770.38	9 616.98

注：根据门急诊实际开放牙椅数，参照口腔专科医疗机构门急诊牙椅数标准对所有医疗机构进行重新分类，其中牙椅60台以上比照三级分析，牙椅20~59台比照二级分析，牙椅3~19台比照二级以下分析。

图 2-64　2019 年山东省口腔门诊 10 个重点病种患者人次构成比

2. 2019 年重点技术工作量统计　在山东省的 193 家医疗机构中，2019 年门诊 9 个重点技术患者服务总量 2 109 064 人次，按照平均就诊人次排序，排名前 5 位的技术依次为：根管治疗术、错𬌗畸形矫治术、牙周洁治术、阻生牙拔除术、烤瓷冠修复技术（表 2-233，图 2-65）。

表 2-233　2019 年山东省口腔门诊 9 个重点技术在不同医疗机构中的年平均就诊人次比较

重点技术	三级		二级		二级以下		平均值
	公立（10家）	民营（2家）	公立（24家）	民营（2家）	公立（139家）	民营（16家）	（193家）
根管治疗术	26 274.00	12 852.00	6 632.25	5 034.00	1 923.17	1 036.06	3 842.40
错𬌗畸形矫治术	20 557.30	6 556.00	3 232.13	598.50	353.89	299.00	1 820.87
牙周洁治术	9 196.40	8 479.00	3 358.54	1 784.00	587.83	451.00	1 461.24
阻生牙拔除术	8 565.00	1 941.50	2 649.33	1 841.50	804.49	325.75	1 418.84
烤瓷冠修复技术	5 232.30	1 199.00	1 792.25	770.00	543.14	432.50	941.41

续表

重点技术	三级		二级		二级以下		平均值
	公立(10家)	民营(2家)	公立(24家)	民营(2家)	公立(139家)	民营(16家)	(193家)
慢性牙周炎系统治疗	5 208.10	1 889.50	1 562.67	369.50	178.37	202.56	632.84
可摘局部义齿修复技术	2 764.40	1 643.50	924.83	206.50	266.65	131.44	480.35
种植体植入术	1 471.90	2 204.50	384.46	152.00	46.13	48.44	185.73
全口义齿修复技术	1 036.00	1 155.00	180.67	22.00	72.30	44.56	144.11
合计	80 305.40	37 920.00	20 717.13	10 778.00	4 775.99	2 971.31	10 927.79

　　注:根据门急诊实际开放牙椅数,参照口腔专科医疗机构门急诊牙椅数标准对所有医疗机构进行重新分类,其中牙椅 60 台以上比照三级分析,牙椅 20~59 台比照二级分析,牙椅 3~19 台比照二级以下分析。

图 2-65　2019 年山东省口腔门诊 9 个重点技术患者人次构成比

　　3. 患者安全类数据统计　在山东省的 193 家医疗机构中,2019 年门诊患者 5 364 367 人次,门诊 7 类常见并发症共发生 6 067 例次,总体发生率为 0.11%。按照平均发生数量排序,排名前 5 位的并发症依次为:口腔软组织损伤、门诊手术并发症、根管内器械分离(根管治疗断针)、种植体脱落、治疗牙位错误(表 2-234)。口腔门诊 7 类常见并发症构成比如图 2-66 所示。

表 2-234　2019 年山东省口腔门诊 7 类常见并发症在每家医疗机构的年平均发生人次比较

常见并发症	三级		二级		二级以下		平均值
	公立(10家)	民营(2家)	公立(24家)	民营(2家)	公立(139家)	民营(16家)	(193家)
口腔软组织损伤	3.80	6.50	64.00	0.00	14.68	6.75	19.36
门诊手术并发症	17.40	15.50	12.33	0.00	4.28	2.56	5.89
根管内器械分离(根管治疗断针)	13.20	9.00	16.92	1.50	2.33	1.44	4.69
种植体脱落	9.10	10.00	2.38	1.00	0.54	0.31	1.30
治疗牙位错误	0.00	0.00	0.00	0.00	0.14	0.19	0.11
误吞或误吸异物	0.30	0.00	0.08	0.00	0.02	0.00	0.04
拔牙错误	0.20	0.00	0.13	0.00	0.02	0.00	0.04
合计	44.00	41.00	95.83	2.50	22.01	11.25	31.44

治疗牙位错误 0.36%
误吞或误吸异物 0.13%
种植体脱落 4.12%
拔牙错误 0.13%
根管内器械分离（根管治疗断针）14.93%
门诊手术并发症 18.74%
口腔软组织损伤 61.58%

图 2-66　2019 年山东省口腔门诊 7 类常见并发症构成比

4. **口腔门诊部分单病种相关指标**　在山东省的 193 家医疗机构中,口腔门诊根管治疗 5 项单病种相关指标如表 2-235 所示。

表 2-235　2019 年山东省口腔门诊部分单病种相关指标在不同医疗机构中的平均值比较

| 质控指标 | 三级 | | 二级 | | 二级以下 | | 平均值 |
	公立（10 家）	民营（2 家）	公立（24 家）	民营（2 家）	公立（139 家）	民营（16 家）	(193 家)
根管治疗患牙术前拍摄 X 线根尖片的百分比 /%	97.80	100.00	92.24	95.53	84.55	83.39	91.13
根管再治疗患牙术前拍摄 X 线根尖片的百分比 /%	99.97	100.00	87.73	91.49	93.02	98.77	93.45
橡皮障隔离术在根管治疗中的使用率 /%	46.61	90.95	42.74	28.29	21.83	24.11	38.01
根管治疗患牙根管充填临床合格率 /%	94.75	96.26	96.91	97.01	87.43	80.64	91.96
根管再治疗患牙根管充填临床合格率 /%	91.50	89.35	95.68	95.74	87.03	96.75	90.10

（二）口腔住院医疗质量数据统计

1. **2019 年重点病种数据统计**　在山东省的 97 家医疗机构中,2019 年住院共治疗 6 个重点病种患者 7 827 例。按照平均出院患者例数排序,排名前 3 位的病种依次为:腮腺良性肿瘤、口腔颌面部间隙感染、上颌骨骨折。其中舌癌平均住院日最长,先天性唇裂平均住院日最短。牙颌面畸形平均住院费用最高,口腔颌面部间隙感染平均住院费用最低(表 2-236)。

表 2-236　2019 年山东省口腔住院 6 个重点病种的 3 项质控指标年平均值比较

重点病种	平均出院患者例数	平均住院日 / 天	平均住院费用 / 元
腮腺良性肿瘤	35.51	8.32	13 590.25
口腔颌面部间隙感染	20.93	8.98	9 000.20
上颌骨骨折	9.33	10.34	21 362.52
舌癌	6.91	13.98	36 032.07
牙颌面畸形	4.62	8.71	37 175.99
先天性唇裂	3.40	6.03	9 590.67

2. **2019 年重点手术及操作数据统计**　在山东省的 97 家医疗机构中,2019 年住院共治疗 7 个重点手术及操作患者 5 693 例。按照平均手术例数排序,排名前 3 位的手术及操作依次为:腮腺肿物切除 + 面神经解剖术、口腔颌面部肿瘤切除整复术、舌癌扩大切除术 + 颈淋巴清扫术。其中游离腓骨复合组织瓣移植术平均住院日最长,放射性粒子组织间植入术平均住院日最短。游离腓骨复合组织瓣移植术平均住院费用最高,唇裂修复术平均住院费用最低(表 2-237)。

表 2-237　2019 年山东省口腔住院 7 个重点手术及操作的 3 项质控指标年平均值比较

重点手术及操作	平均手术例数	平均住院日 / 天	平均住院费用 / 元
腮腺肿物切除 + 面神经解剖术	40.64	8.31	14 325.40
口腔颌面部肿瘤切除整复术	4.78	14.09	51 207.44
舌癌扩大切除术 + 颈淋巴清扫术	4.73	14.97	45 883.04
唇裂修复术	3.31	6.25	9 739.46
牙颌面畸形矫正术:上颌 Le Fort I 型截骨术 + 双侧下颌升支劈开截骨术	2.89	10.02	48 849.23
游离腓骨复合组织瓣移植术	1.22	16.64	81 079.78
放射性粒子组织间植入术	1.12	5.55	43 841.43

3. **口腔住院部分单病种相关指标**　在山东省的 97 家医疗机构中,口腔住院 5 大类 12 项单病种相关指标如表 2-238 所示。

表 2-238　2019 年山东省口腔住院部分单病种相关指标在不同医疗机构中的发生率(或构成比)比较

单病种	质控指标	平均值
腮腺浅叶良性肿瘤	腮腺浅叶良性肿瘤术前术后诊断符合率 /%	87.40
	腮腺浅叶良性肿瘤术后面神经麻痹发生率 /%	19.12
	腮腺浅叶良性肿瘤术后唾液腺瘘发生率 /%	14.49
口腔鳞状细胞癌	T3/T4 期初发口腔鳞状细胞癌病例构成比 /%	39.94
	游离 / 带蒂组织瓣技术在初发口腔鳞状细胞癌手术治疗中的应用率 /%	54.96
	游离 / 带蒂组织瓣移植成功率 /%	96.19
下颌骨骨折(不含髁突骨折)	下颌骨骨折(不含髁突骨折)术后伤口感染发生率 /%	2.79
	下颌骨骨折(不含髁突骨折)术后咬合紊乱发生率 /%	3.89
先天性唇腭裂	先天性唇裂术后伤口延期愈合发生率 /%	0.81
	先天性腭裂术后伤口裂开及穿孔发生率 /%	1.70
骨性 III 类错𬌗畸形	骨性 III 类错𬌗畸形术后伤口感染发生率 /%	0.53
	骨性 III 类错𬌗畸形术后咬合关系与术前设计符合率 /%	96.30

（三）2018—2019 年医疗质量数据比较

1. 口腔门诊医疗质量数据比较（表 2-239，表 2-240）

表 2-239　山东省 109 家医疗机构口腔门诊重点病种、重点技术在不同年份中的年服务量构成比比较

分类	质控指标	2019 年 /%	2018 年 /%	增量 /%	变化趋势
门诊重点病种	慢性牙周炎	21.03	20.00	1.03	↑
	慢性根尖周炎	17.51	18.38	−0.87	↓
	下颌阻生第三磨牙	15.17	15.72	−0.55	↓
	牙列缺损	15.71	13.02	2.69	↑
	急性牙髓炎	13.04	13.49	−0.45	↓
	错𬌗畸形	8.88	12.40	−3.52	↓
	牙列缺失	3.86	2.64	1.22	↑
	口腔扁平苔藓	1.96	1.56	0.40	↑
	颞下颌关节紊乱病	1.86	1.66	0.20	↑
	年轻恒牙牙外伤	0.98	1.13	−0.15	↓
门诊重点技术	根管治疗术	32.56	34.07	−1.51	↓
	错𬌗畸形矫治术	18.60	12.91	5.69	↑
	牙周洁治术	13.95	16.19	−2.24	↓
	阻生牙拔除术	12.72	14.20	−1.48	↓
	烤瓷冠修复技术	8.23	8.22	0.01	↑
	慢性牙周炎系统治疗	6.42	6.97	−0.55	↓
	可摘局部义齿修复技术	4.28	4.60	−0.32	↓
	种植体植入术	1.94	1.70	0.24	↑
	全口义齿修复技术	1.28	1.13	0.15	↑

表 2-240　山东省 109 家医疗机构口腔门诊常见并发症在不同年份中的年平均发生人次比较

分类	质控指标	2019 年	2018 年	增量	变化趋势
门诊患者安全类指标	口腔软组织损伤	27.26	16.26	11.00	↑
	根管内器械分离（根管治疗断针）	6.26	7.22	−0.96	↓
	门诊手术并发症	8.06	5.25	2.81	↑
	种植体脱落	1.87	1.58	0.29	↑
	治疗牙位错误	0.10	0.05	0.05	↑
	拔牙错误	0.06	0.07	−0.01	↓
	误吞或误吸异物	0.05	0.07	−0.02	↓
	合计	43.66	30.50	13.16	↑

2. 口腔住院医疗质量数据比较（表 2-241，表 2-242）

表 2-241　山东省 63 家医疗机构口腔住院重点病种、重点手术及操作在不同年份中的年服务量构成比比较

分类	质控指标	2019 年 /%	2018 年 /%	增量 /%	变化趋势
住院重点病种	腮腺良性肿瘤	43.08	41.32	1.76	↑
	口腔颌面部间隙感染	28.38	28.88	−0.50	↓
	上颌骨骨折	12.23	13.52	−1.29	↓
	舌癌	8.86	8.84	0.02	↑
	牙颌面畸形	4.10	3.79	0.31	↑
	先天性唇裂	3.35	3.66	−0.31	↓

续表

分类	质控指标	2019 年 /%	2018 年 /%	增量 /%	变化趋势
住院重点手术及操作	腮腺肿物切除＋面神经解剖术	67.40	61.80	5.60	↑
	口腔颌面部肿瘤切除整复术	9.66	11.68	−2.02	↓
	舌癌扩大切除术＋颈淋巴清扫术	9.02	10.25	−1.23	↓
	唇裂修复术	4.95	7.01	−2.06	↓
	牙颌面畸形矫正术：上颌 Le Fort Ⅰ型截骨术＋双侧下颌升支劈开截骨术	4.33	3.32	1.01	↑
	游离腓骨复合组织瓣移植术	2.87	3.46	−0.59	↓
	放射性粒子组织间植入术	1.77	2.46	−0.69	↓

表 2-242　山东省 63 家医疗机构口腔住院部分单病种相关指标在不同年份中的发生率（或构成比）比较

单病种	质控指标	2019 年	2018 年	增量	变化趋势
腮腺浅叶良性肿瘤	腮腺浅叶良性肿瘤术前术后诊断符合率 /%	85.46	92.72	−7.26	↓
	腮腺浅叶良性肿瘤术后面神经麻痹发生率 /%	10.32	9.50	0.83	↑
	腮腺浅叶良性肿瘤术后唾液腺瘘发生率 /%	5.09	4.70	0.39	↑
口腔鳞状细胞癌	T3/T4 期初发口腔鳞状细胞癌病例构成比 /%	42.36	42.09	0.27	↑
	游离 / 带蒂组织瓣技术在初发口腔鳞状细胞癌手术治疗中的应用率 /%	55.22	49.59	5.63	↑
	游离 / 带蒂组织瓣移植成功率 /%	94.97	97.19	−2.22	↓
下颌骨骨折（不含髁突骨折）	下颌骨骨折（不含髁突骨折）术后伤口感染发生率 /%	2.48	2.15	0.33	↑
	下颌骨骨折（不含髁突骨折）术后咬合紊乱发生率 /%	3.85	3.01	0.84	↑
先天性唇腭裂	先天性唇裂术后伤口延期愈合发生率 /%	0.45	0.83	−0.38	↓
	先天性腭裂术后伤口裂开及穿孔发生率 /%	0.97	3.57	−2.60	↓
骨性Ⅲ类错𬌗畸形	骨性Ⅲ类错𬌗畸形术后伤口感染发生率 /%	0.00	1.71	−1.71	↓
	骨性Ⅲ类错𬌗畸形术后咬合关系与术前设计符合率 /%	95.83	93.16	2.67	↑

二十三、山　西　省

（一）口腔门诊工作量统计

1. 2019 年重点病种工作量统计　在山西省的 91 家医疗机构中，2019 年门诊共治疗 10 个重点病种患者 428 716 人次，按照平均就诊人次排序，排名前 5 位的病种依次为：慢性根尖周炎、急性牙髓炎、慢性牙周炎、牙列缺损、下颌阻生第三磨牙（表 2-243，图 2-67）。

表 2-243　2019 年山西省口腔门诊 10 个重点病种在不同医疗机构中的年平均就诊人次比较

重点病种	三级		二级		二级以下		平均值
	公立（3 家）	民营（1 家）	公立（9 家）	民营（1 家）	公立（75 家）	民营（2 家）	（91 家）
慢性根尖周炎	7 955.33	2 815.00	1 957.78	1 877.00	711.03	507.00	1 104.60
急性牙髓炎	2 609.67	367.00	1 925.89	245.00	731.55	594.50	899.22

续表

重点病种	三级		二级		二级以下		平均值
	公立(3家)	民营(1家)	公立(9家)	民营(1家)	公立(75家)	民营(2家)	(91家)
慢性牙周炎	7 448.00	7 245.00	1 081.89	4 830.00	368.91	947.00	810.09
牙列缺损	3 106.00	8 115.00	1 309.33	5 410.00	373.61	1 231.00	715.49
下颌阻生第三磨牙	3 072.67	2 099.00	1 312.44	1 403.00	284.37	266.50	509.81
错𬌗畸形	1 582.00	1 400.00	1 699.22	818.00	137.08	580.50	370.32
牙列缺失	234.00	367.00	234.89	306.00	102.73	323.50	130.12
颞下颌关节紊乱病	555.33	8.00	149.67	5.00	43.99	24.50	70.04
年轻恒牙牙外伤	220.33	40.00	65.89	27.00	55.87	27.50	61.16
口腔扁平苔藓	426.33	0.00	122.56	0.00	16.89	9.00	40.30
合计	27 209.67	22 456.00	9 859.56	14 921.00	2 826.03	4 511.00	4 711.16

注:根据门急诊实际开放牙椅数,参照口腔专科医疗机构门急诊牙椅数标准对所有医疗机构进行重新分类,其中牙椅 60 台以上比照三级分析,牙椅 20~59 台比照二级分析,牙椅 3~19 台比照二级以下分析。

图 2-67　2019 年山西省口腔门诊 10 个重点病种患者人次构成比

2. 2019 年重点技术工作量统计　在山西省的 91 家医疗机构中,2019 年门诊 9 个重点技术患者服务总量 508 910 人次,按照平均就诊人次排序,排名前 5 位的技术依次为:根管治疗术、牙周洁治术、错𬌗畸形矫治术、阻生牙拔除术、烤瓷冠修复技术(表 2-244,图 2-68)。

表 2-244　2019 年山西省口腔门诊 9 个重点技术在不同医疗机构中的年平均就诊人次比较

重点技术	三级		二级		二级以下		平均值
	公立(3家)	民营(1家)	公立(9家)	民营(1家)	公立(75家)	民营(2家)	(91家)
根管治疗术	16 219.33	3 885.00	4 046.11	2 591.00	1 139.51	1 153.50	1 970.54
牙周洁治术	8 593.33	9 668.00	2 285.00	6 445.00	320.84	1 458.00	982.82
错𬌗畸形矫治术	14 425.33	1 400.00	1 858.22	818.00	208.76	819.50	873.78
阻生牙拔除术	2 276.33	2 099.00	1 378.56	1 400.00	262.37	305.00	472.78
烤瓷冠修复技术	2 987.33	3 138.00	1 039.00	2 092.00	215.53	1 161.50	461.88

续表

重点技术	三级		二级		二级以下		平均值
	公立(3家)	民营(1家)	公立(9家)	民营(1家)	公立(75家)	民营(2家)	(91家)
慢性牙周炎系统治疗	6 834.33	2 173.00	447.44	1 449.00	115.96	533.50	416.66
可摘局部义齿修复技术	2 279.67	1 804.00	380.22	1 203.00	142.43	687.50	278.30
全口义齿修复技术	185.33	367.00	76.67	245.00	53.65	246.50	70.05
种植体植入术	816.33	1 196.00	109.56	222.00	12.76	80.00	65.60
合计	54 617.33	25 730.00	11 620.78	16 465.00	2 471.81	6 445.00	5 592.42

注：根据门急诊实际开放牙椅数，参照口腔专科医疗机构门急诊牙椅数标准对所有医疗机构进行重新分类，其中牙椅60台以上比照三级分析，牙椅20~59台比照二级分析，牙椅3~19台比照二级以下分析。

图 2-68 2019 年山西省口腔门诊 9 个重点技术患者人次构成比

3. 患者安全类数据统计 在山西省的 91 家医疗机构中，2019 年门诊患者 1 279 992 人次，门诊 7 类常见并发症共发生 1 813 例次，总体发生率为 0.14%。按照平均发生数量排序，排名前 5 位的并发症依次为：口腔软组织损伤、根管内器械分离（根管治疗断针）、门诊手术并发症、种植体脱落、治疗牙位错误（表2-245）。口腔门诊 7 类常见并发症构成比如图 2-69 所示。

表 2-245 2019 年山西省口腔门诊 7 类常见并发症在每家医疗机构的年平均发生人次比较

常见并发症	三级		二级		二级以下		平均值
	公立(3家)	民营(1家)	公立(9家)	民营(1家)	公立(75家)	民营(2家)	(91家)
口腔软组织损伤	0.67	0.00	24.89	0.00	15.27	2.50	15.12
根管内器械分离（根管治疗断针）	1.33	0.00	4.00	0.00	2.20	20.00	2.69
门诊手术并发症	2.33	0.00	4.00	0.00	0.97	4.00	1.36
种植体脱落	12.00	0.00	1.22	0.00	0.16	1.00	0.67
治疗牙位错误	0.00	0.00	0.00	0.00	0.05	0.00	0.04
拔牙错误	0.00	0.00	0.00	0.00	0.03	0.00	0.02
误吞或误吸异物	0.00	0.00	0.00	0.00	0.01	0.00	0.01
合计	16.33	0.00	34.11	0.00	18.69	27.50	19.92

图 2-69　2019 年山西省口腔门诊 7 类常见并发症构成比

4. 口腔门诊部分单病种相关指标　在山西省的 91 家医疗机构中，口腔门诊根管治疗 5 项单病种相关指标如表 2-246 所示。

表 2-246　2019 年山西省口腔门诊部分单病种相关指标在不同医疗机构中的平均值比较

质控指标	三级		二级		二级以下		平均值（91 家）
	公立（3 家）	民营（1 家）	公立（9 家）	民营（1 家）	公立（75 家）	民营（2 家）	
根管治疗患牙术前拍摄 X 线根尖片的百分比 /%	99.89	100.00	99.13	100.00	89.19	97.75	94.53
根管再治疗患牙术前拍摄 X 线根尖片的百分比 /%	86.02	100.00	99.96	100.00	88.88	99.32	91.49
橡皮障隔离术在根管治疗中的使用率 /%	76.63	85.02	41.16	85.02	25.40	62.95	44.42
根管治疗患牙根管充填临床合格率 /%	97.46	100.00	96.23	100.00	82.84	98.09	90.79
根管再治疗患牙根管充填临床合格率 /%	98.33	100.00	69.01	100.00	90.83	94.31	90.94

（二）口腔住院医疗质量数据统计

1. 2019 年重点病种数据统计　在山西省的 27 家医疗机构中，2019 年住院共治疗 6 个重点病种患者 1 432 例。按照平均出院患者例数排序，排名前 3 位的病种依次为：口腔颌面部间隙感染、腮腺良性肿瘤、上颌骨骨折。其中舌癌平均住院日最长，先天性唇裂平均住院日最短。舌癌平均住院费用最高，先天性唇裂平均住院费用最低（表 2-247）。

表 2-247　2019 年山西省口腔住院 6 个重点病种的 3 项质控指标年平均值比较

重点病种	平均出院患者例数	平均住院日 / 天	平均住院费用 / 元
口腔颌面部间隙感染	22.41	9.86	7 214.21
腮腺良性肿瘤	19.15	9.78	11 699.95
上颌骨骨折	6.70	12.55	17 368.05
先天性唇裂	2.22	9.69	6 578.29
舌癌	2.07	18.21	28 410.77
牙颌面畸形	0.48	12.62	15 360.05

2. 2019 年重点手术及操作数据统计　在山西省的 27 家医疗机构中,2019 年住院共治疗 7 个重点手术及操作患者 758 例。按照平均手术例数排序,排名前 3 位的手术及操作依次为:腮腺肿物切除 + 面神经解剖术、唇裂修复术、口腔颌面部肿瘤切除整复术。其中游离腓骨复合组织瓣移植术平均住院日最长,腮腺肿物切除 + 面神经解剖术平均住院日最短。游离腓骨复合组织瓣移植术平均住院费用最高,唇裂修复术平均住院费用最低(表 2-248)。

表 2-248　2019 年山西省口腔住院 7 个重点手术及操作的 3 项质控指标年平均值比较

重点手术及操作	平均手术例数	平均住院日 / 天	平均住院费用 / 元
腮腺肿物切除 + 面神经解剖术	18.44	9.69	12 010.57
唇裂修复术	3.67	11.11	5 863.62
口腔颌面部肿瘤切除整复术	3.33	23.21	38 873.23
舌癌扩大切除术 + 颈淋巴清扫术	1.56	19.10	37 038.88
游离腓骨复合组织瓣移植术	0.96	27.98	46 044.18
牙颌面畸形矫正术:上颌 Le Fort Ⅰ 型截骨术 + 双侧下颌升支劈开截骨术	0.11	13.30	30 941.00
放射性粒子组织间植入术	0.00	—	—

3. 口腔住院部分单病种相关指标　在山西省的 27 家医疗机构中,口腔住院 5 大类 12 项单病种相关指标如表 2-249 所示。

表 2-249　2019 年山西省口腔住院部分单病种相关指标在不同医疗机构中的发生率(或构成比)比较

单病种	质控指标	平均值
腮腺浅叶良性肿瘤	腮腺浅叶良性肿瘤术前术后诊断符合率 /%	96.43
	腮腺浅叶良性肿瘤术后面神经麻痹发生率 /%	13.18
	腮腺浅叶良性肿瘤术后唾液腺瘘发生率 /%	4.00
口腔鳞状细胞癌	T3/T4 期初发口腔鳞状细胞癌病例构成比 /%	44.78
	游离 / 带蒂组织瓣技术在初发口腔鳞状细胞癌手术治疗中的应用率 /%	32.16
	游离 / 带蒂组织瓣移植成功率 /%	97.83
下颌骨骨折 (不含髁突骨折)	下颌骨骨折(不含髁突骨折)术后伤口感染发生率 /%	1.05
	下颌骨骨折(不含髁突骨折)术后咬合紊乱发生率 /%	1.05
先天性唇腭裂	先天性唇裂术后伤口延期愈合发生率 /%	1.49
	先天性腭裂术后伤口裂开及穿孔发生率 /%	1.04
骨性Ⅲ类错𬌗畸形	骨性Ⅲ类错𬌗畸形术后伤口感染发生率 /%	0.00
	骨性Ⅲ类错𬌗畸形术后咬合关系与术前设计符合率 /%	100.00

（三）2018—2019 年医疗质量数据比较

1. 口腔门诊医疗质量数据比较（表 2-250，表 2-251）

表 2-250　山西省 57 家医疗机构口腔门诊重点病种、重点技术在不同年份中的年服务量构成比比较

分类	质控指标	2019 年 /%	2018 年 /%	增量 /%	变化趋势
门诊重点病种	慢性根尖周炎	22.02	22.94	−0.92	↓
	急性牙髓炎	16.54	18.49	−1.95	↓
	慢性牙周炎	19.07	13.34	5.73	↑
	牙列缺损	14.95	13.20	1.75	↑
	下颌阻生第三磨牙	12.20	12.51	−0.31	↓
	错𬌗畸形	8.53	11.56	−3.03	↓
	牙列缺失	2.81	2.56	0.25	↑
	颞下颌关节紊乱病	1.80	3.14	−1.34	↓
	年轻恒牙牙外伤	1.03	1.17	−0.14	↓
	口腔扁平苔藓	1.06	1.09	−0.03	↓
门诊重点技术	根管治疗术	31.21	46.64	−15.43	↓
	牙周洁治术	18.69	16.39	2.30	↑
	错𬌗畸形矫治术	17.15	5.31	11.84	↑
	阻生牙拔除术	8.59	11.38	−2.79	↓
	烤瓷冠修复技术	8.34	7.19	1.15	↑
	慢性牙周炎系统治疗	8.33	5.67	2.66	↑
	可摘局部义齿修复技术	5.08	4.83	0.25	↑
	全口义齿修复技术	1.30	1.32	−0.02	↓
	种植体植入术	1.31	1.27	0.04	↑

表 2-251　山西省 57 家医疗机构口腔门诊常见并发症在不同年份中的年平均发生人次比较

分类	质控指标	2019 年	2018 年	增量	变化趋势
门诊患者安全类指标	口腔软组织损伤	12.86	24.39	−11.53	↓
	根管内器械分离（根管治疗断针）	2.77	3.79	−1.02	↓
	门诊手术并发症	1.89	4.67	−2.78	↓
	种植体脱落	0.96	0.84	0.12	↑
	治疗牙位错误	0.02	0.05	−0.03	↓
	误吞或误吸异物	0.00	0.04	−0.04	↓
	拔牙错误	0.00	0.00	0.00	—
	合计	18.51	33.77	−15.26	↓

2. 口腔住院医疗质量数据比较（表 2-252，表 2-253）

表 2-252 山西省 22 家医疗机构口腔住院重点病种、重点手术及操作在不同年份中的年服务量构成比比较

分类	质控指标	2019 年 /%	2018 年 /%	增量 /%	变化趋势
住院重点病种	腮腺良性肿瘤	39.97	33.45	6.52	↑
	口腔颌面部间隙感染	35.79	32.73	3.06	↑
	上颌骨骨折	13.88	22.06	−8.18	↓
	舌癌	4.49	6.46	−1.97	↓
	先天性唇裂	4.82	4.50	0.32	↑
	牙颌面畸形	1.04	0.80	0.24	↑
住院重点手术及操作	腮腺肿物切除 + 面神经解剖术	64.82	56.99	7.83	↑
	口腔颌面部肿瘤切除整复术	12.18	16.70	−4.52	↓
	唇裂修复术	13.40	12.01	1.39	↑
	舌癌扩大切除术 + 颈淋巴清扫术	5.68	10.26	−4.58	↓
	游离腓骨复合组织瓣移植术	3.52	3.06	0.46	↑
	牙颌面畸形矫正术：上颌 Le Fort Ⅰ 型截骨术 + 双侧下颌升支劈开截骨术	0.41	0.98	−0.57	↓
	放射性粒子组织间植入术	0.00	0.00	0.00	——

表 2-253 山西省 22 家医疗机构口腔住院部分单病种相关指标在不同年份中的发生率（或构成比）比较

单病种	质控指标	2019 年	2018 年	增量	变化趋势
腮腺浅叶良性肿瘤	腮腺浅叶良性肿瘤术前术后诊断符合率 /%	96.34	95.80	0.54	↑
	腮腺浅叶良性肿瘤术后面神经麻痹发生率 /%	12.56	8.77	3.79	↑
	腮腺浅叶良性肿瘤术后唾液腺瘘发生率 /%	4.19	2.37	1.82	↑
口腔鳞状细胞癌	T3/T4 期初发口腔鳞状细胞癌病例构成比 /%	44.36	36.59	7.77	↑
	游离 / 带蒂组织瓣技术在初发口腔鳞状细胞癌手术治疗中的应用率 /%	32.41	45.58	−13.17	↓
	游离 / 带蒂组织瓣移植成功率 /%	97.83	100.00	−2.17	↓
下颌骨骨折（不含髁突骨折）	下颌骨骨折（不含髁突骨折）术后伤口感染发生率 /%	1.10	0.85	0.25	↑
	下颌骨骨折（不含髁突骨折）术后咬合紊乱发生率 /%	1.10	2.14	−1.04	↓
先天性唇腭裂	先天性唇裂术后伤口延期愈合发生率 /%	1.49	1.39	0.10	↑
	先天性腭裂术后伤口裂开及穿孔发生率 /%	1.04	1.16	−0.12	↓
骨性 Ⅲ 类错𬌗畸形	骨性 Ⅲ 类错𬌗畸形术后伤口感染发生率 /%	0.00	0.00	0.00	——
	骨性Ⅲ类错𬌗畸形术后咬合关系与术前设计符合率 /%	100.00	100.00	0.00	——

二十四、陕 西 省

（一）口腔门诊工作量统计

1. 2019 年重点病种工作量统计　在陕西省的 116 家医疗机构中，2019 年门诊共治疗 10 个重点病种

患者 876 822 人次,按照平均就诊人次排序,排名前 5 位的病种依次为:慢性根尖周炎、慢性牙周炎、急性牙髓炎、下颌阻生第三磨牙、牙列缺损(表 2-254,图 2-70)。

表 2-254　2019 年陕西省口腔门诊 10 个重点病种在不同医疗机构中的年平均就诊人次比较

| 重点病种 | 三级 | 二级 | | 二级以下 | | 平均值 |
	公立(2 家)	公立(9 家)	民营(5 家)	公立(88 家)	民营(12 家)	(116 家)
慢性根尖周炎	16 792.00	3 042.11	1 615.80	1 168.08	489.00	1 531.91
慢性牙周炎	21 881.50	3 955.78	840.20	715.32	581.75	1 323.23
急性牙髓炎	9 514.00	2 516.33	1 831.20	1 054.90	432.92	1 283.25
下颌阻生第三磨牙	19 427.00	3 148.44	1 517.80	595.61	465.42	1 144.64
牙列缺损	12 415.50	2 306.00	2 321.00	686.05	144.00	1 028.36
错𬌗畸形	18 121.50	2 255.89	3 274.60	205.83	77.00	792.72
牙列缺失	692.50	306.78	572.80	179.65	63.83	203.32
颞下颌关节紊乱病	1 663.50	474.44	43.60	68.66	30.50	122.61
年轻恒牙牙外伤	649.50	164.67	107.00	54.47	17.92	71.76
口腔扁平苔藓	577.00	151.78	21.00	44.82	3.67	57.01
合计	101 734.00	18 322.22	12 145.00	4 773.38	2 306.00	7 558.81

注:根据门急诊实际开放牙椅数,参照口腔专科医疗机构门急诊牙椅数标准对所有医疗机构进行重新分类,其中牙椅 60 台以上比照三级分析,牙椅 20~59 台比照二级分析,牙椅 3~19 台比照二级以下分析。

图 2-70　2019 年陕西省口腔门诊 10 个重点病种患者人次构成比

　　2. **2019 年重点技术工作量统计**　在陕西省的 116 家医疗机构中,2019 年门诊 9 个重点技术患者服务总量 1 027 088 人次,按照平均就诊人次排序,排名前 5 位的技术依次为:根管治疗术、错𬌗畸形矫治术、牙周洁治术、阻生牙拔除术、烤瓷冠修复技术(表 2-255,图 2-71)。

表 2-255　2019 年陕西省口腔门诊 9 个重点技术在不同医疗机构中的年平均就诊人次比较

| 重点技术 | 三级 | 二级 | | 二级以下 | | 平均值 |
	公立(2 家)	公立(9 家)	民营(5 家)	公立(88 家)	民营(12 家)	(116 家)
根管治疗术	36 503.50	6 246.22	4 517.20	2 064.78	1 251.67	3 004.57
错𬌗畸形矫治术	46 978.00	5 682.89	3 563.80	268.03	143.17	1 622.64
牙周洁治术	23 476.50	3 030.89	3 181.40	503.90	856.67	1 247.94
阻生牙拔除术	21 041.50	3 150.00	1 270.80	560.58	518.33	1 140.84
烤瓷冠修复技术	4 022.00	1 640.00	1 884.20	537.08	286.17	714.84
可摘局部义齿修复技术	7 105.50	1 267.67	1 066.40	348.58	108.58	542.50
慢性牙周炎系统治疗	11 886.00	966.22	478.60	120.25	273.17	420.01
全口义齿修复技术	508.50	188.00	299.20	64.15	51.00	90.19
种植体植入术	1 020.00	180.67	572.60	13.85	37.50	70.67
合计	152 541.50	22 352.56	16 834.20	4 481.20	3 526.25	8 854.21

注：根据门急诊实际开放牙椅数，参照口腔专科医疗机构门急诊牙椅数标准对所有医疗机构进行重新分类，其中牙椅 60 台以上比照三级分析，牙椅 20~59 台比照二级分析，牙椅 3~19 台比照二级以下分析。

图 2-71　2019 年陕西省口腔门诊 9 个重点技术患者人次构成比

3. 患者安全类数据统计　在陕西省的 116 家医疗机构中，2019 年门诊患者 2 459 016 人次，门诊 7 类常见并发症共发生 2 638 例次，总体发生率为 0.11%。按照平均发生数量排序，排名前 5 位的并发症依次为：口腔软组织损伤、门诊手术并发症、根管内器械分离(根管治疗断针)、种植体脱落、误吞或误吸异物(表 2-256)。口腔门诊 7 类常见并发症构成比如图 2-72 所示。

表 2-256　2019 年陕西省口腔门诊 7 类常见并发症在每家医疗机构的年平均发生人次比较

| 常见并发症 | 三级 | 二级 | | 二级以下 | | 平均值 |
	公立(2 家)	公立(9 家)	民营(5 家)	公立(88 家)	民营(12 家)	(116 家)
口腔软组织损伤	2.00	5.33	21.20	8.19	21.00	9.75
门诊手术并发症	0.00	12.44	5.80	6.94	4.50	6.95
根管内器械分离(根管治疗断针)	27.50	7.78	30.20	3.39	4.00	5.36

续表

| 常见并发症 | 三级 | 二级 | | 二级以下 | | 平均值 |
	公立（2家）	公立（9家）	民营（5家）	公立（88家）	民营（12家）	（116家）
种植体脱落	5.00	1.22	2.80	0.23	0.83	0.56
误吞或误吸异物	0.50	0.11	0.00	0.06	0.00	0.06
治疗牙位错误	0.00	0.00	0.00	0.05	0.00	0.03
拔牙错误	0.00	0.00	0.00	0.03	0.00	0.03
合计	35.00	26.89	60.00	18.89	30.33	22.74

图 2-72　2019 年陕西省口腔门诊 7 类常见并发症构成比

4. 口腔门诊部分单病种相关指标　在陕西省的 116 家医疗机构中，口腔门诊根管治疗 5 项单病种相关指标如表 2-257 所示。

表 2-257　2019 年陕西省口腔门诊部分单病种相关指标在不同医疗机构中的平均值比较

| 质控指标 | 三级 | 二级 | | 二级以下 | | 平均值 |
	公立（2家）	公立（9家）	民营（5家）	公立（88家）	民营（12家）	（116家）
根管治疗患牙术前拍摄 X 线根尖片的百分比 /%	71.82	87.10	96.20	79.00	96.70	81.19
根管再治疗患牙术前拍摄 X 线根尖片的百分比 /%	99.65	98.81	100.00	92.61	84.98	95.69
橡皮障隔离术在根管治疗中的使用率 /%	6.36	10.47	46.01	9.09	26.78	11.80
根管治疗患牙根管充填临床合格率 /%	98.88	87.29	89.40	83.13	97.21	87.76
根管再治疗患牙根管充填临床合格率 /%	98.40	97.54	84.06	80.91	80.58	91.73

（二）口腔住院医疗质量数据统计

1. 2019 年重点病种数据统计　在陕西省的 25 家医疗机构中，2019 年住院共治疗 6 个重点病种患者 1 898 例。按照平均出院患者例数排序，排名前 3 位的病种依次为：口腔颌面部间隙感染、腮腺良性肿瘤、上颌骨骨折。其中舌癌平均住院日最长，先天性唇裂平均住院日最短。牙颌面畸形平均住院费用最高，口腔颌面部间隙感染平均住院费用最低（表 2-258）。

表 2-258 2019 年陕西省口腔住院 6 个重点病种的 3 项质控指标年平均值比较

重点病种	平均出院患者例数	平均住院日 / 天	平均住院费用 / 元
口腔颌面部间隙感染	29.40	9.47	8 156.59
腮腺良性肿瘤	20.16	9.63	10 801.90
上颌骨骨折	14.12	10.42	16 448.63
先天性唇裂	6.36	8.52	10 075.22
舌癌	3.04	14.33	20 181.16
牙颌面畸形	2.84	9.46	29 959.78

2. **2019 年重点手术及操作数据统计** 在陕西省的 25 家医疗机构中,2019 年住院共治疗 7 个重点手术及操作患者 777 例。按照平均手术例数排序,排名前 3 位的手术及操作依次为:腮腺肿物切除 + 面神经解剖术、唇裂修复术、口腔颌面部肿瘤切除整复术。其中舌癌扩大切除术 + 颈淋巴清扫术平均住院日最长,唇裂修复术平均住院日最短。牙颌面畸形矫正术:上颌 Le Fort Ⅰ型截骨术 + 双侧下颌升支劈开截骨术平均住院费用最高,唇裂修复术平均住院费用最低(表 2-259)。

表 2-259 2019 年陕西省口腔住院 7 个重点手术及操作的 3 项质控指标年平均值比较

重点手术及操作	平均手术例数	平均住院日 / 天	平均住院费用 / 元
腮腺肿物切除 + 面神经解剖术	19.80	9.79	10 823.45
唇裂修复术	6.56	8.76	10 139.25
口腔颌面部肿瘤切除整复术	2.32	15.15	19 786.30
舌癌扩大切除术 + 颈淋巴清扫术	1.28	15.41	26 047.22
牙颌面畸形矫正术:上颌 Le Fort Ⅰ型截骨术 + 双侧下颌升支劈开截骨术	1.00	11.44	53 410.53
游离腓骨复合组织瓣移植术	0.12	13.00	10 524.04
放射性粒子组织间植入术	0.00	—	—

3. **口腔住院部分单病种相关指标** 在陕西省的 25 家医疗机构中,口腔住院 5 大类 12 项单病种相关指标如表 2-260 所示。

表 2-260 2019 年陕西省口腔住院部分单病种相关指标在不同医疗机构中的发生率(或构成比)比较

单病种	质控指标	平均值
腮腺浅叶良性肿瘤	腮腺浅叶良性肿瘤术前术后诊断符合率 /%	95.54
	腮腺浅叶良性肿瘤术后面神经麻痹发生率 /%	5.76
	腮腺浅叶良性肿瘤术后唾液腺瘘发生率 /%	0.69
口腔鳞状细胞癌	T3/T4 期初发口腔鳞状细胞癌病例构成比 /%	62.75
	游离 / 带蒂组织瓣技术在初发口腔鳞状细胞癌手术治疗中的应用率 /%	29.71
	游离 / 带蒂组织瓣移植成功率 /%	100.00
下颌骨骨折 (不含髁突骨折)	下颌骨骨折(不含髁突骨折)术后伤口感染发生率 /%	1.40
	下颌骨骨折(不含髁突骨折)术后咬合紊乱发生率 /%	1.05
先天性唇腭裂	先天性唇裂术后伤口延期愈合发生率 /%	0.00
	先天性腭裂术后伤口裂开及穿孔发生率 /%	0.37
骨性Ⅲ类错𬌗畸形	骨性Ⅲ类错𬌗畸形术后伤口感染发生率 /%	0.00
	骨性Ⅲ类错𬌗畸形术后咬合关系与术前设计符合率 /%	100.00

（三）2018—2019 年医疗质量数据比较

1. 口腔门诊医疗质量数据比较（表 2-261，表 2-262）

表 2-261　陕西省 75 家医疗机构口腔门诊重点病种、重点技术在不同年份中的年服务量构成比比较

分类	质控指标	2019 年 /%	2018 年 /%	增量 /%	变化趋势
门诊重点病种	慢性根尖周炎	19.27	21.63	−2.36	↓
	急性牙髓炎	16.34	17.66	−1.32	↓
	慢性牙周炎	17.34	15.99	1.35	↑
	牙列缺损	13.00	16.09	−3.09	↓
	下颌阻生第三磨牙	16.24	12.07	4.17	↑
	错𬌗畸形	12.23	10.96	1.27	↑
	牙列缺失	2.16	2.45	−0.29	↓
	颞下颌关节紊乱病	1.69	1.76	−0.07	↓
	年轻恒牙牙外伤	0.92	0.67	0.25	↑
	口腔扁平苔藓	0.81	0.70	0.11	↑
门诊重点技术	根管治疗术	33.29	37.37	−4.08	↓
	错𬌗畸形矫治术	20.40	11.32	9.08	↑
	牙周洁治术	13.85	15.04	−1.19	↓
	阻生牙拔除术	13.05	12.52	0.53	↑
	烤瓷冠修复技术	7.24	9.35	−2.11	↓
	可摘局部义齿修复技术	5.77	7.45	−1.68	↓
	慢性牙周炎系统治疗	4.68	4.91	−0.23	↓
	全口义齿修复技术	0.84	1.43	−0.59	↓
	种植体植入术	0.87	0.62	0.25	↑

表 2-262　陕西省 75 家医疗机构口腔门诊常见并发症在不同年份中的年平均发生人次比较

分类	质控指标	2019 年	2018 年	增量	变化趋势
门诊患者安全类指标	口腔软组织损伤	9.13	16.80	−7.67	↓
	门诊手术并发症	5.17	9.39	−4.22	↓
	根管内器械分离（根管治疗断针）	7.03	6.96	0.07	↑
	种植体脱落	0.71	0.87	−0.16	↓
	治疗牙位错误	0.04	0.24	−0.20	↓
	误吞或误吸异物	0.09	0.05	0.04	↑
	拔牙错误	0.03	0.04	−0.01	↓
	合计	22.20	34.35	−12.15	↓

2. 口腔住院医疗质量数据比较（表 2-263，表 2-264）

表 2-263　陕西省 21 家医疗机构口腔住院重点病种、重点手术及操作在不同年份中的年服务量构成比比较

分类	质控指标	2019 年 /%	2018 年 /%	增量 /%	变化趋势
住院重点病种	口腔颌面部间隙感染	39.90	32.14	7.76	↑
	腮腺良性肿瘤	26.11	31.13	−5.02	↓
	上颌骨骨折	16.77	18.25	−1.48	↓
	先天性唇裂	8.07	11.10	−3.03	↓
	舌癌	4.64	4.58	0.06	↑
	牙颌面畸形	4.51	2.80	1.71	↑
住院重点手术及操作	腮腺肿物切除 + 面神经解剖术	64.13	67.29	−3.16	↓
	唇裂修复术	18.94	24.24	−5.30	↓
	口腔颌面部肿瘤切除整复术	8.32	2.03	6.29	↑
	舌癌扩大切除术 + 颈淋巴清扫术	4.59	4.92	−0.33	↓
	牙颌面畸形矫正术：上颌 Le Fort Ⅰ 型截骨术 + 双侧下颌升支劈开截骨术	3.59	1.19	2.40	↑
	游离腓骨复合组织瓣移植术	0.43	0.00	0.43	↑
	放射性粒子组织间植入术	0.00	0.34	−0.34	↓

表 2-264　陕西省 21 家医疗机构口腔住院部分单病种相关指标在不同年份中的发生率（或构成比）比较

单病种	质控指标	2019 年	2018 年	增量	变化趋势
腮腺浅叶良性肿瘤	腮腺浅叶良性肿瘤术前术后诊断符合率 /%	94.76	96.01	−1.25	↓
	腮腺浅叶良性肿瘤术后面神经麻痹发生率 /%	6.96	9.13	−2.17	↓
	腮腺浅叶良性肿瘤术后唾液腺瘘发生率 /%	0.58	3.73	−3.15	↓
口腔鳞状细胞癌	T3/T4 期初发口腔鳞状细胞癌病例构成比 /%	64.00	34.85	29.15	↑
	游离 / 带蒂组织瓣技术在初发口腔鳞状细胞癌手术治疗中的应用率 /%	29.71	65.00	−35.29	↓
	游离 / 带蒂组织瓣移植成功率 /%	100.00	97.67	2.33	↑
下颌骨骨折（不含髁突骨折）	下颌骨骨折（不含髁突骨折）术后伤口感染发生率 /%	1.59	1.89	−0.30	↓
	下颌骨骨折（不含髁突骨折）术后咬合紊乱发生率 /%	1.19	3.77	−2.58	↓
先天性唇腭裂	先天性唇裂术后伤口延期愈合发生率 /%	0.00	0.00	0.00	—
	先天性腭裂术后伤口裂开及穿孔发生率 /%	0.60	0.00	0.60	↑
骨性 Ⅲ 类错𬌗畸形	骨性 Ⅲ 类错𬌗畸形术后伤口感染发生率 /%	0.00	—	—	—
	骨性 Ⅲ 类错𬌗畸形术后咬合关系与术前设计符合率 /%	100.00	—	—	—

二十五、上　海　市

（一）口腔门诊工作量统计

1. 2019 年重点病种工作量统计　在上海市的 65 家医疗机构中，2019 年门诊共治疗 10 个重点病种

患者 1 842 188 人次,按照平均就诊人次排序,排名前 5 位的病种依次为:慢性牙周炎、慢性根尖周炎、下颌阻生第三磨牙、牙列缺损、错𬌗畸形(表 2-265,图 2-73)。

表 2-265　2019 年上海市口腔门诊 10 个重点病种在不同医疗机构中的年平均就诊人次比较

重点病种	三级	二级	二级以下		平均值(65 家)
	公立(2 家)	公立(17 家)	公立(39 家)	民营(7 家)	
慢性牙周炎	41 860.00	6 847.94	3 402.85	529.86	5 177.77
慢性根尖周炎	37 004.50	8 114.18	2 973.31	384.14	5 086.12
下颌阻生第三磨牙	61 152.50	5 802.94	1 704.97	235.14	4 447.62
牙列缺损	59 666.50	6 063.00	1 290.54	553.57	4 255.54
错𬌗畸形	99 652.00	1 346.82	199.05	34.43	3 541.60
急性牙髓炎	8 133.00	5 188.18	2 045.56	409.57	2 878.60
颞下颌关节紊乱病	30 284.50	644.24	170.15	86.14	1 211.69
牙列缺失	7 905.50	1 479.29	253.72	427.00	828.35
口腔扁平苔藓	19 644.00	151.24	73.69	0.29	688.23
年轻恒牙牙外伤	4 083.50	90.76	122.49	27.43	225.83
合计	369 386.00	35 728.59	12 236.33	2 687.57	28 341.35

注:根据门急诊实际开放牙椅数,参照口腔专科医疗机构门急诊牙椅数标准对所有医疗机构进行重新分类,其中牙椅 60 台以上比照三级分析,牙椅 20~59 台比照二级分析,牙椅 3~19 台比照二级以下分析。

图 2-73　2019 年上海市口腔门诊 10 个重点病种患者人次构成比

2. 2019 年重点技术工作量统计　在上海市的 65 家医疗机构中,2019 年门诊 9 个重点技术患者服务总量 2 002 173 人次,按照平均就诊人次排序,排名前 5 位的技术依次为:根管治疗术、错𬌗畸形矫治术、阻生牙拔除术、牙周洁治术、烤瓷冠修复技术(表 2-266,图 2-74)。

表 2-266　2019 年上海市口腔门诊 9 个重点技术在不同医疗机构中的年平均就诊人次比较

重点技术	三级	二级	二级以下		平均值(65 家)
	公立(2 家)	公立(17 家)	公立(39 家)	民营(7 家)	
根管治疗术	68 101.00	16 763.06	3 562.10	573.86	8 678.66
错𬌗畸形矫治术	182 384.00	2 127.82	355.23	176.00	6 400.42

续表

重点技术	三级	二级	二级以下		平均值(65家)
	公立(2家)	公立(17家)	公立(39家)	民营(7家)	
阻生牙拔除术	59 986.00	4 904.18	1 853.41	223.29	4 264.45
牙周洁治术	45 166.50	4 898.71	1 518.79	423.00	3 627.77
烤瓷冠修复技术	53 598.00	3 177.18	747.15	448.43	2 976.71
可摘局部义齿修复技术	47 042.50	2 493.35	654.10	202.14	2 513.80
慢性牙周炎系统治疗	6 711.00	1 761.71	588.79	214.43	1 043.62
全口义齿修复技术	22 556.00	590.00	139.67	111.14	944.11
种植体植入术	5 842.50	470.71	74.21	53.29	353.14
合计	491 387.50	37 186.71	9 493.46	2 425.57	30 802.66

注:根据门急诊实际开放牙椅数,参照口腔专科医疗机构门急诊牙椅数标准对所有医疗机构进行重新分类,其中牙椅60台以上比照三级分析,牙椅20~59台比照二级分析,牙椅3~19台比照二级以下分析。

图 2-74　2019 年上海市口腔门诊 9 个重点技术患者人次构成比

3. **患者安全类数据统计**　在上海市的 65 家医疗机构中,2019 年门诊患者 4 831 677 人次,门诊 7 类常见并发症共发生 1 428 例次,总体发生率为 0.03%。按照平均发生数量排序,排名前 5 位的并发症依次为:根管内器械分离(根管治疗断针)、门诊手术并发症、种植体脱落、口腔软组织损伤、误吞或误吸异物(表 2-267)。口腔门诊 7 类常见并发症构成比如图 2-75 所示。

表 2-267　2019 年上海市口腔门诊 7 类常见并发症在每家医疗机构的年平均发生人次比较

常见并发症	三级	二级	二级以下		平均值(65家)
	公立(2家)	公立(17家)	公立(39家)	民营(7家)	
根管内器械分离(根管治疗断针)	73.50	13.59	4.51	1.14	8.65
门诊手术并发症	17.50	14.94	3.92	0.00	6.80
种植体脱落	66.00	6.94	0.72	1.00	4.38
口腔软组织损伤	1.50	1.53	2.46	0.00	1.92
误吞或误吸异物	1.00	0.06	0.05	0.00	0.08

续表

常见并发症	三级	二级	二级以下		平均值(65 家)
	公立(2 家)	公立(17 家)	公立(39 家)	民营(7 家)	
拔牙错误	1.50	0.12	0.00	0.00	0.08
治疗牙位错误	0.00	0.12	0.05	0.00	0.06
合计	161.00	37.29	11.72	2.14	21.97

图 2-75　2019 年上海市口腔门诊 7 类常见并发症构成比

4. 口腔门诊部分单病种相关指标　在上海市的 65 家医疗机构中,口腔门诊根管治疗 5 项单病种相关指标如表 2-268 所示。

表 2-268　2019 年上海市口腔门诊部分单病种相关指标在不同医疗机构中的平均值比较

质控指标	三级	二级	二级以下		平均值 (65 家)
	公立 (2 家)	公立 (17 家)	公立 (39 家)	民营 (7 家)	
根管治疗患牙术前拍摄 X 线根尖片的百分比 /%	93.58	93.15	85.23	82.69	91.09
根管再治疗患牙术前拍摄 X 线根尖片的百分比 /%	95.37	98.34	91.41	41.61	95.61
橡皮障隔离术在根管治疗中的使用率 /%	27.49	31.05	9.47	23.28	26.08
根管治疗患牙根管充填临床合格率 /%	91.22	94.32	94.99	92.65	94.25
根管再治疗患牙根管充填临床合格率 /%	88.39	94.31	94.77	70.56	93.12

（二）口腔住院医疗质量数据统计

1. 2019 年重点病种数据统计　在上海市的 11 家医疗机构中,2019 年住院共治疗 6 个重点病种患者 2 733 例。按照平均出院患者例数排序,排名前 3 位的病种依次为:腮腺良性肿瘤、牙颌面畸形、舌癌。其中口腔颌面部间隙感染平均住院日最长,先天性唇裂平均住院日最短。舌癌平均住院费用最高,先天性唇裂平均住院费用最低(表 2-269)。

表 2-269　2019 年上海市口腔住院 6 个重点病种的 3 项质控指标年平均值比较

重点病种	平均出院患者例数	平均住院日 / 天	平均住院费用 / 元
腮腺良性肿瘤	86.27	7.22	24 762.68
牙颌面畸形	58.18	7.10	73 569.75
舌癌	54.73	14.27	91 600.67
先天性唇裂	27.09	5.86	15 940.23
上颌骨骨折	18.64	7.23	40 451.51
口腔颌面部间隙感染	3.55	15.35	20 021.20

2. 2019 年重点手术及操作数据统计　在上海市的 11 家医疗机构中,2019 年住院共治疗 7 个重点手术及操作患者 2 611 例。按照平均手术例数排序,排名前 3 位的手术及操作依次为:腮腺肿物切除 + 面神经解剖术、牙颌面畸形矫正术:上颌 Le Fort Ⅰ 型截骨术 + 双侧下颌升支劈开截骨术、舌癌扩大切除术 + 颈淋巴清扫术。其中游离腓骨复合组织瓣移植术平均住院日最长,唇裂修复术平均住院日最短。游离腓骨复合组织瓣移植术平均住院费用最高,唇裂修复术平均住院费用最低(表 2-270)。

表 2-270　2019 年上海市口腔住院 7 个重点手术及操作的 3 项质控指标年平均值比较

重点手术及操作	平均手术例数	平均住院日 / 天	平均住院费用 / 元
腮腺肿物切除 + 面神经解剖术	90.73	7.77	26 262.91
牙颌面畸形矫正术:上颌 Le Fort Ⅰ 型截骨术 + 双侧下颌升支劈开截骨术	44.00	7.10	78 471.18
舌癌扩大切除术 + 颈淋巴清扫术	40.09	16.83	108 257.73
口腔颌面部肿瘤切除整复术	34.73	10.53	43 656.37
唇裂修复术	25.64	6.04	16 788.82
游离腓骨复合组织瓣移植术	2.18	20.75	131 510.83
放射性粒子组织间植入术	0.00	—	—

3. 口腔住院部分单病种相关指标　在上海市的 11 家医疗机构中,口腔住院 5 大类 12 项单病种相关指标如表 2-271 所示。

表 2-271　2019 年上海市口腔住院部分单病种相关指标在不同医疗机构中的发生率(或构成比)比较

单病种	质控指标	平均值
腮腺浅叶良性肿瘤	腮腺浅叶良性肿瘤术前术后诊断符合率 /%	99.11
	腮腺浅叶良性肿瘤术后面神经麻痹发生率 /%	34.60
	腮腺浅叶良性肿瘤术后唾液腺瘘发生率 /%	3.81
口腔鳞状细胞癌	T3/T4 期初发口腔鳞状细胞癌病例构成比 /%	44.59
	游离 / 带蒂组织瓣技术在初发口腔鳞状细胞癌手术治疗中的应用率 /%	61.18
	游离 / 带蒂组织瓣移植成功率 /%	99.25
下颌骨骨折 (不含髁突骨折)	下颌骨骨折(不含髁突骨折)术后伤口感染发生率 /%	0.00
	下颌骨骨折(不含髁突骨折)术后咬合紊乱发生率 /%	0.58
先天性唇腭裂	先天性唇裂术后伤口延期愈合发生率 /%	2.13
	先天性腭裂术后伤口裂开及穿孔发生率 /%	1.15
骨性Ⅲ类错𬌗畸形	骨性Ⅲ类错𬌗畸形术后伤口感染发生率 /%	0.00
	骨性Ⅲ类错𬌗畸形术后咬合关系与术前设计符合率 /%	100.00

（三）2018—2019 年医疗质量数据比较

1. 口腔门诊医疗质量数据比较（表 2-272，表 2-273）

表 2-272　上海市 42 家医疗机构口腔门诊重点病种、重点技术在不同年份中的年服务量构成比比较

分类	质控指标	2019 年 /%	2018 年 /%	增量 /%	变化趋势
门诊重点病种	慢性牙周炎	18.18	22.34	−4.16	↓
	慢性根尖周炎	17.77	16.34	1.43	↑
	下颌阻生第三磨牙	15.97	16.15	−0.18	↓
	牙列缺损	13.45	13.58	−0.13	↓
	错𬌗畸形	14.48	10.57	3.91	↑
	急性牙髓炎	9.45	10.56	−1.11	↓
	颞下颌关节紊乱病	4.44	3.94	0.50	↑
	口腔扁平苔藓	2.75	2.71	0.04	↑
	牙列缺失	2.73	2.47	0.26	↑
	年轻恒牙牙外伤	0.78	1.33	−0.55	↓
门诊重点技术	根管治疗术	25.44	40.36	−14.92	↓
	阻生牙拔除术	14.54	18.89	−4.35	↓
	错𬌗畸形矫治术	23.98	1.46	22.52	↑
	牙周洁治术	11.36	16.40	−5.04	↓
	烤瓷冠修复技术	9.62	8.99	0.63	↑
	可摘局部义齿修复技术	7.87	6.68	1.19	↑
	慢性牙周炎系统治疗	2.76	4.06	−1.30	↓
	全口义齿修复技术	3.22	1.59	1.63	↑
	种植体植入术	1.22	1.56	−0.34	↓

表 2-273　上海市 42 家医疗机构口腔门诊常见并发症在不同年份中的年平均发生人次比较

分类	质控指标	2019 年	2018 年	增量	变化趋势
门诊患者安全类指标	根管内器械分离（根管治疗断针）	11.83	11.19	0.64	↑
	门诊手术并发症	8.71	4.88	3.83	↑
	种植体脱落	6.10	4.10	2.00	↑
	口腔软组织损伤	2.62	3.24	−0.62	↓
	误吞或误吸异物	0.10	0.14	−0.04	↓
	治疗牙位错误	0.07	0.14	−0.07	↓
	拔牙错误	0.12	0.10	0.02	↑
	合计	29.55	23.79	5.76	↑

2. 口腔住院医疗质量数据比较（表 2-274，表 2-275）

表 2-274　上海市 10 家医疗机构口腔住院重点病种、重点手术及操作在不同年份中的年服务量构成比比较

分类	质控指标	2019 年 /%	2018 年 /%	增量 /%	变化趋势
住院重点病种	牙颌面畸形	23.39	38.72	−15.33	↓
	上颌骨骨折	7.50	36.72	−29.22	↓
	腮腺良性肿瘤	34.74	11.85	22.89	↑
	舌癌	22.04	6.68	15.36	↑
	先天性唇裂	10.91	5.07	5.84	↑
	口腔颌面部间隙感染	1.43	0.96	0.47	↑
住院重点手术及操作	腮腺肿物切除 + 面神经解剖术	38.22	37.03	1.19	↑
	牙颌面畸形矫正术：上颌 Le Fort Ⅰ 型截骨术 + 双侧下颌升支劈开截骨术	18.54	27.50	−8.96	↓
	舌癌扩大切除术 + 颈淋巴清扫术	16.89	7.86	9.03	↑
	口腔颌面部肿瘤切除整复术	14.63	8.15	6.48	↑
	唇裂修复术	10.80	5.26	5.54	↑
	游离腓骨复合组织瓣移植术	0.92	14.19	−13.27	↓
	放射性粒子组织间植入术	0.00	0.00	0.00	—

表 2-275　上海市 10 家医疗机构口腔住院部分单病种相关指标在不同年份中的发生率（或构成比）比较

单病种	质控指标	2019 年	2018 年	增量	变化趋势
腮腺浅叶良性肿瘤	腮腺浅叶良性肿瘤术前术后诊断符合率 /%	99.11	99.46	−0.35	↓
	腮腺浅叶良性肿瘤术后面神经麻痹发生率 /%	34.60	0.67	33.93	↑
	腮腺浅叶良性肿瘤术后唾液腺瘘发生率 /%	3.81	0.93	2.88	↑
口腔鳞状细胞癌	T3/T4 期初发口腔鳞状细胞癌病例构成比 /%	44.59	51.70	−7.11	↓
	游离 / 带蒂组织瓣技术在初发口腔鳞状细胞癌手术治疗中的应用率 /%	61.18	27.36	33.82	↑
	游离 / 带蒂组织瓣移植成功率 /%	99.25	98.63	0.62	↑
下颌骨骨折（不含髁突骨折）	下颌骨骨折（不含髁突骨折）术后伤口感染发生率 /%	0.00	0.00	0.00	—
	下颌骨骨折（不含髁突骨折）术后咬合紊乱发生率 /%	0.58	0.00	0.58	↑
先天性唇腭裂	先天性唇裂术后伤口延期愈合发生率 /%	2.13	0.00	2.13	↑
	先天性腭裂术后伤口裂开及穿孔发生率 /%	1.15	0.00	1.15	↑
骨性Ⅲ类错𬌗畸形	骨性Ⅲ类错𬌗畸形术后伤口感染发生率 /%	0.00	0.00	0.00	—
	骨性Ⅲ类错𬌗畸形术后咬合关系与术前设计符合率 /%	100.00	0.00	100.00	↑

二十六、四 川 省

（一）口腔门诊工作量统计

1. 2019 年重点病种工作量统计　在四川省的 142 家医疗机构中，2019 年门诊共治疗 10 个重点病种

患者 1 556 164 人次,按照平均就诊人次排序,排名前 5 位的病种依次为:慢性根尖周炎、牙列缺损、急性牙髓炎、下颌阻生第三磨牙、慢性牙周炎(表 2-276,图 2-76)。

表 2-276　2019 年四川省口腔门诊 10 个重点病种在不同医疗机构中的年平均就诊人次比较

| 重点病种 | 三级 | | 二级 | | 二级以下 | | 平均值 |
	公立(2 家)	民营(2 家)	公立(12 家)	民营(1 家)	公立(114 家)	民营(11 家)	(142 家)
慢性根尖周炎	23 089.50	4 302.00	3 464.92	140.00	1 926.27	609.00	2 273.21
牙列缺损	40 385.00	883.50	1 804.58	120.00	1 208.66	679.73	1 757.58
急性牙髓炎	3 938.00	3 465.00	3 452.58	42.00	1 580.66	741.91	1 722.78
下颌阻生第三磨牙	17 221.50	1 611.00	4 418.17	0.00	1 247.90	560.27	1 683.85
慢性牙周炎	19 136.00	3 573.00	2 161.08	218.00	1 243.22	350.73	1 529.25
错𬌗畸形	43 131.00	2 333.00	1 404.00	250.00	319.06	55.36	1 021.18
牙列缺失	1 177.00	558.50	199.17	0.00	420.09	161.64	391.05
口腔扁平苔藓	11 358.50	186.50	296.00	0.00	95.43	10.64	265.06
颞下颌关节紊乱病	5 268.00	256.50	238.83	0.00	128.28	46.91	204.61
年轻恒牙牙外伤	1 829.50	312.50	63.42	11.00	91.01	21.36	110.32
合计	166 534.00	17 481.50	17 502.75	781.00	8 260.58	3 237.55	10 958.90

注:根据门急诊实际开放牙椅数,参照口腔专科医疗机构门急诊牙椅数标准对所有医疗机构进行重新分类,其中牙椅 60 台以上比照三级分析,牙椅 20~59 台比照二级分析,牙椅 3~19 台比照二级以下分析。

图 2-76　2019 年四川省口腔门诊 10 个重点病种患者人次构成比

2. 2019 年重点技术工作量统计　在四川省的 142 家医疗机构中,2019 年门诊 9 个重点技术患者服务总量 1 509 966 人次,按照平均就诊人次排序,排名前 5 位的技术依次为:根管治疗术、错𬌗畸形矫治术、阻生牙拔除术、烤瓷冠修复技术、牙周洁治术(表 2-277,图 2-77)。

表 2-277　2019 年四川省口腔门诊 9 个重点技术在不同医疗机构中的年平均就诊人次比较

| 重点技术 | 三级 | | 二级 | | 二级以下 | | 平均值 |
	公立 (2 家)	民营 (2 家)	公立 (12 家)	民营 (1 家)	公立 (114 家)	民营 (11 家)	(142 家)
根管治疗术	38 555.00	8 181.50	6 157.50	500.00	2 689.96	1 061.18	3 423.88
错𬌗畸形矫治术	117 162.50	15 400.00	1 511.83	280.00	456.32	84.45	2 369.70
阻生牙拔除术	22 809.50	3 981.00	2 342.42	21.00	1 185.73	389.00	1 557.49
烤瓷冠修复技术	12 958.50	2 614.00	1 179.58	130.00	866.64	328.91	1 041.16
牙周洁治术	15 896.50	3 068.00	1 300.08	730.00	657.91	568.36	954.32
可摘局部义齿修复技术	12 705.50	899.00	796.25	110.00	537.39	354.55	718.56
慢性牙周炎系统治疗	12 413.50	2 596.50	607.58	150.00	120.83	137.55	371.47
全口义齿修复技术	708.00	415.00	93.75	0.00	97.72	94.82	109.54
种植体植入术	3 880.50	432.00	116.42	120.00	18.35	16.64	87.44
合计	237 089.50	37 587.00	14 105.42	2 041.00	6 630.85	3 035.45	10 633.56

注:根据门急诊实际开放牙椅数,参照口腔专科医疗机构门急诊牙椅数标准对所有医疗机构进行重新分类,其中牙椅 60 台以上比照三级分析,牙椅 20~59 台比照二级分析,牙椅 3~19 台比照二级以下分析。

图 2-77　2019 年四川省口腔门诊 9 个重点技术患者人次构成比

3. **患者安全类数据统计**　在四川省的 142 家医疗机构中,2019 年门诊患者 4 348 072 人次,门诊 7 类常见并发症共发生 3 335 例次,总体发生率为 0.08%。按照平均发生数量排序,排名前 5 位的并发症依次为:门诊手术并发症、口腔软组织损伤、根管内器械分离(根管治疗断针)、种植体脱落、治疗牙位错误(表 2-278)。口腔门诊 7 类常见并发症构成比如图 2-78 所示。

表 2-278　2019 年四川省口腔门诊 7 类常见并发症在每家医疗机构的年平均发生人次比较

| 常见并发症 | 三级 | | 二级 | | 二级以下 | | 平均值 |
	公立(2 家)	民营(2 家)	公立(12 家)	民营(1 家)	公立(114 家)	民营(11 家)	(142 家)
门诊手术并发症	113.00	13.00	6.33	0.00	9.12	2.36	9.82
口腔软组织损伤	6.00	18.50	12.92	0.00	6.00	1.18	6.35
根管内器械分离(根管治疗断针)	27.50	8.50	8.58	0.00	5.26	1.00	5.54

续表

常见并发症	三级		二级		二级以下		平均值
	公立(2家)	民营(2家)	公立(12家)	民营(1家)	公立(114家)	民营(11家)	(142家)
种植体脱落	69.00	10.00	1.25	0.00	0.19	0.45	1.41
治疗牙位错误	0.50	0.50	0.00	0.00	0.28	0.00	0.24
拔牙错误	1.00	0.00	0.00	0.00	0.11	0.00	0.10
误吞或误吸异物	0.50	0.50	0.00	0.00	0.04	0.00	0.04
合计	217.50	51.00	29.08	0.00	21.00	5.00	23.49

图 2-78 2019 年四川省口腔门诊 7 类常见并发症构成比

4. **口腔门诊部分单病种相关指标** 在四川省的 142 家医疗机构中,口腔门诊根管治疗 5 项单病种相关指标如表 2-279 所示。

表 2-279 2019 年四川省口腔门诊部分单病种相关指标在不同医疗机构中的平均值比较

质控指标	三级		二级		二级以下		平均值
	公立(2家)	民营(2家)	公立(12家)	民营(1家)	公立(114家)	民营(11家)	(142家)
根管治疗患牙术前拍摄 X 线根尖片的百分比 /%	96.06	90.56	97.01	98.33	90.69	91.08	92.18
根管再治疗患牙术前拍摄 X 线根尖片的百分比 /%	99.22	100.00	99.88	92.50	96.69	69.63	96.87
橡皮障隔离术在根管治疗中的使用率 /%	64.74	59.58	4.67	100.00	7.36	13.24	21.22
根管治疗患牙根管充填临床合格率 /%	97.19	90.25	96.23	99.76	86.96	86.34	89.67
根管再治疗患牙根管充填临床合格率 /%	92.65	100.00	66.91	99.44	88.97	88.03	89.41

（二）口腔住院医疗质量数据统计

1. **2019 年重点病种数据统计** 在四川省的 20 家医疗机构中,2019 年住院共治疗 6 个重点病种患者 4 098 例。按照平均出院患者例数排序,排名前 3 位的病种依次为：口腔颌面部间隙感染、腮腺良性肿瘤、牙颌面畸形。其中舌癌平均住院日最长,先天性唇裂平均住院日最短。牙颌面畸形平均住院费用最高,口腔颌面部间隙感染平均住院费用最低（表 2-280）。

表 2-280　2019 年四川省口腔住院 6 个重点病种的 3 项质控指标年平均值比较

重点病种	平均出院患者例数	平均住院日 / 天	平均住院费用 / 元
口腔颌面部间隙感染	68.40	11.61	12 920.65
腮腺良性肿瘤	49.25	8.33	15 783.49
牙颌面畸形	30.75	8.01	50 196.30
舌癌	21.10	12.75	42 619.18
先天性唇裂	17.95	6.85	15 852.61
上颌骨骨折	17.45	11.50	27 438.54

2. **2019 年重点手术及操作数据统计**　在四川省的 20 家医疗机构中,2019 年住院共治疗 7 个重点手术及操作患者 2 009 例。按照平均手术例数排序,排名前 3 位的手术及操作依次为:腮腺肿物切除 + 面神经解剖术、唇裂修复术、舌癌扩大切除术 + 颈淋巴清扫术。其中舌癌扩大切除术 + 颈淋巴清扫术平均住院日最长,唇裂修复术平均住院日最短。游离腓骨复合组织瓣移植术平均住院费用最高,腮腺肿物切除 + 面神经解剖术平均住院费用最低(表 2-281)。

表 2-281　2019 年四川省口腔住院 7 个重点手术及操作的 3 项质控指标年平均值比较

重点手术及操作	平均手术例数	平均住院日 / 天	平均住院费用 / 元
腮腺肿物切除 + 面神经解剖术	51.70	8.70	15 804.02
唇裂修复术	15.80	7.28	17 853.90
舌癌扩大切除术 + 颈淋巴清扫术	9.80	16.70	65 614.43
口腔颌面部肿瘤切除整复术	9.70	12.70	49 459.68
牙颌面畸形矫正术:上颌 Le Fort Ⅰ 型截骨术 + 双侧下颌升支劈开截骨术	9.30	9.22	75 306.96
游离腓骨复合组织瓣移植术	4.15	14.07	92 737.11
放射性粒子组织间植入术	0.00	—	—

3. **口腔住院部分单病种相关指标**　在四川省的 20 家医疗机构中,口腔住院 5 大类 12 项单病种相关指标如表 2-282 所示。

表 2-282　2019 年四川省口腔住院部分单病种相关指标在不同医疗机构中的发生率(或构成比)比较

单病种	质控指标	平均值
腮腺浅叶良性肿瘤	腮腺浅叶良性肿瘤术前术后诊断符合率 /%	93.07
	腮腺浅叶良性肿瘤术后面神经麻痹发生率 /%	3.64
	腮腺浅叶良性肿瘤术后唾液腺瘘发生率 /%	1.82
口腔鳞状细胞癌	T3/T4 期初发口腔鳞状细胞癌病例构成比 /%	48.00
	游离 / 带蒂组织瓣技术在初发口腔鳞状细胞癌手术治疗中的应用率 /%	47.41
	游离 / 带蒂组织瓣移植成功率 /%	96.44
下颌骨骨折 (不含髁突骨折)	下颌骨骨折(不含髁突骨折)术后伤口感染发生率 /%	1.27
	下颌骨骨折(不含髁突骨折)术后咬合紊乱发生率 /%	0.76
先天性唇腭裂	先天性唇裂术后伤口延期愈合发生率 /%	0.00
	先天性腭裂术后伤口裂开及穿孔发生率 /%	0.00
骨性Ⅲ类错𬌗畸形	骨性Ⅲ类错𬌗畸形术后伤口感染发生率 /%	0.00
	骨性Ⅲ类错𬌗畸形术后咬合关系与术前设计符合率 /%	100.00

（三）2018—2019 年医疗质量数据比较

1. 口腔门诊医疗质量数据比较（表 2-283，表 2-284）

表 2-283　四川省 74 家医疗机构口腔门诊重点病种、重点技术在不同年份中的年服务量构成比比较

分类	质控指标	2019 年 /%	2018 年 /%	增量 /%	变化趋势
门诊重点病种	慢性根尖周炎	19.27	20.89	−1.62	↓
	牙列缺损	17.42	13.12	4.30	↑
	慢性牙周炎	13.44	15.97	−2.53	↓
	错𬌗畸形	12.94	16.24	−3.30	↓
	下颌阻生第三磨牙	15.80	12.32	3.48	↑
	急性牙髓炎	12.39	11.63	0.76	↑
	口腔扁平苔藓	3.34	3.41	−0.07	↓
	牙列缺失	2.26	3.28	−1.02	↓
	颞下颌关节紊乱病	2.21	2.26	−0.05	↓
	年轻恒牙牙外伤	0.93	0.88	0.05	↑
门诊重点技术	根管治疗术	26.87	34.71	−7.84	↓
	错𬌗畸形矫治术	30.66	15.02	15.64	↑
	阻生牙拔除术	13.98	16.29	−2.31	↓
	牙周洁治术	9.11	10.99	−1.88	↓
	烤瓷冠修复技术	7.48	9.31	−1.83	↓
	可摘局部义齿修复技术	6.17	7.98	−1.81	↓
	慢性牙周炎系统治疗	3.98	3.42	0.56	↑
	种植体植入术	0.96	1.13	−0.17	↓
	全口义齿修复技术	0.81	1.16	−0.35	↓

表 2-284　四川省 74 家医疗机构口腔门诊常见并发症在不同年份中的年平均发生人次比较

分类	质控指标	2019 年	2018 年	增量	变化趋势
门诊患者安全类指标	门诊手术并发症	12.80	11.76	1.04	↑
	口腔软组织损伤	10.16	6.97	3.19	↑
	根管内器械分离（根管治疗断针）	6.62	7.20	−0.58	↓
	种植体脱落	2.18	1.92	0.26	↑
	治疗牙位错误	0.19	0.36	−0.17	↓
	拔牙错误	0.09	0.09	0.00	——
	误吞或误吸异物	0.05	0.03	0.02	↑
	合计	32.09	28.34	3.75	↑

2. 口腔住院医疗质量数据比较（表 2-285，表 2-286）

表 2-285　四川省 9 家医疗机构口腔住院重点病种、重点手术及操作在不同年份中的年服务量构成比比较

分类	质控指标	2019 年 /%	2018 年 /%	增量 /%	变化趋势
住院重点病种	口腔颌面部间隙感染	28.68	24.78	3.90	↑
	牙颌面畸形	24.79	19.95	4.84	↑
	腮腺良性肿瘤	15.08	19.28	−4.20	↓
	先天性唇裂	13.64	16.56	−2.92	↓
	舌癌	14.01	13.11	0.90	↑
	上颌骨骨折	3.80	6.32	−2.52	↓
住院重点手术及操作	唇裂修复术	26.50	23.04	3.46	↑
	腮腺肿物切除 + 面神经解剖术	24.28	23.49	0.79	↑
	游离腓骨复合组织瓣移植术	6.93	24.38	−17.45	↓
	牙颌面畸形矫正术：上颌 Le Fort Ⅰ 型截骨术 + 双侧下颌升支劈开截骨术	16.99	11.11	5.88	↑
	口腔颌面部肿瘤切除整复术	13.94	8.35	5.59	↑
	舌癌扩大切除术 + 颈淋巴清扫术	11.36	9.62	1.74	↑
	放射性粒子组织间植入术	0.00	0.00	0.00	—

表 2-286　四川省 9 家医疗机构口腔住院部分单病种相关指标在不同年份中的发生率（或构成比）比较

单病种	质控指标	2019 年	2018 年	增量	变化趋势
腮腺浅叶良性肿瘤	腮腺浅叶良性肿瘤术前术后诊断符合率 /%	83.51	93.33	−9.82	↓
	腮腺浅叶良性肿瘤术后面神经麻痹发生率 /%	8.09	5.86	2.23	↑
	腮腺浅叶良性肿瘤术后唾液腺瘘发生率 /%	4.41	2.25	2.16	↑
口腔鳞状细胞癌	T3/T4 期初发口腔鳞状细胞癌病例构成比 /%	46.50	45.52	0.98	↑
	游离 / 带蒂组织瓣技术在初发口腔鳞状细胞癌手术治疗中的应用率 /%	46.55	46.35	0.20	↑
	游离 / 带蒂组织瓣移植成功率 /%	96.07	94.95	1.12	↑
下颌骨骨折（不含髁突骨折）	下颌骨骨折（不含髁突骨折）术后伤口感染发生率 /%	2.46	3.13	−0.67	↓
	下颌骨骨折（不含髁突骨折）术后咬合紊乱发生率 /%	1.64	4.69	−3.05	↓
先天性唇腭裂	先天性唇裂术后伤口延期愈合发生率 /%	0.00	1.54	−1.54	↓
	先天性腭裂术后伤口裂开及穿孔发生率 /%	0.00	0.25	−0.25	↓
骨性 Ⅲ 类错𬌗畸形	骨性 Ⅲ 类错𬌗畸形术后伤口感染发生率 /%	0.00	0.00	0.00	—
	骨性 Ⅲ 类错𬌗畸形术后咬合关系与术前设计符合率 /%	100.00	100.00	0.00	—

二十七、天　津　市

（一）口腔门诊工作量统计

1. 2019 年重点病种工作量统计　在天津市的 50 家医疗机构中，2019 年门诊共治疗 10 个重点病种患者 678 234 人次，按照平均就诊人次排序，排名前 5 位的病种依次为：慢性牙周炎、慢性根尖周炎、牙列缺损、急性牙髓炎、下颌阻生第三磨牙（表 2-287，图 2-79）。

表 2-287　2019 年天津市口腔门诊 10 个重点病种在不同医疗机构中的年平均就诊人次比较

重点病种	三级	二级		二级以下		平均值(50 家)
	公立(2 家)	公立(7 家)	民营(4 家)	公立(31 家)	民营(6 家)	
慢性牙周炎	54 533.50	4 806.29	878.75	1 719.16	648.50	4 068.22
慢性根尖周炎	10 078.00	4 731.00	467.50	1 984.68	980.33	2 451.00
牙列缺损	17 437.50	1 889.43	1 447.00	1 068.19	315.67	1 777.94
急性牙髓炎	4 774.00	3 378.14	139.25	1 603.87	449.50	1 723.38
下颌阻生第三磨牙	13 446.00	1 902.86	71.25	1 201.97	226.50	1 582.34
错𬌗畸形	16 972.00	938.29	23.25	301.81	35.67	1 003.50
牙列缺失	3 544.50	346.00	735.25	227.10	56.83	396.66
口腔扁平苔藓	7 422.00	5.71	0.00	32.77	0.33	318.04
颞下颌关节紊乱病	1 376.50	276.14	24.50	149.23	1.00	188.32
年轻恒牙牙外伤	322.00	35.57	71.25	49.84	6.83	55.28
合计	129 906.00	18 309.43	3 858.00	8 338.61	2 721.17	13 564.68

注:根据门急诊实际开放牙椅数,参照口腔专科医疗机构门急诊牙椅数标准对所有医疗机构进行重新分类,其中牙椅 60 台以上比照三级分析,牙椅 20~59 台比照二级分析,牙椅 3~19 台比照二级以下分析。

图 2-79　2019 年天津市口腔门诊 10 个重点病种患者人次构成比

2. **2019 年重点技术工作量统计**　在天津市的 50 家医疗机构中,2019 年门诊 9 个重点技术患者服务总量 640 403 人次,按照平均就诊人次排序,排名前 5 位的技术依次为:根管治疗术、牙周洁治术、阻生牙拔除术、错𬌗畸形矫治术、慢性牙周炎系统治疗(表 2-288,图 2-80)。

表 2-288　2019 年天津市口腔门诊 9 个重点技术在不同医疗机构中的年平均就诊人次比较

重点技术	三级	二级		二级以下		平均值(50 家)
	公立(2 家)	公立(7 家)	民营(4 家)	公立(31 家)	民营(6 家)	
根管治疗术	27 356.50	7 347.43	1 638.00	3 095.94	1 408.50	4 342.44
牙周洁治术	19 716.50	3 589.14	314.50	1 150.74	950.17	2 143.78
阻生牙拔除术	12 784.50	2 464.71	935.50	1 157.97	306.00	1 685.94
错𬌗畸形矫治术	20 850.00	1 473.86	53.75	397.87	54.83	1 297.90

重点技术	三级	二级		二级以下		平均值(50家)
	公立(2家)	公立(7家)	民营(4家)	公立(31家)	民营(6家)	
慢性牙周炎系统治疗	21 914.00	752.71	129.25	242.61	384.00	1 188.78
烤瓷冠修复技术	7 617.00	1 429.29	432.50	767.06	436.67	1 067.36
可摘局部义齿修复技术	6 223.00	1 082.57	80.50	503.90	128.67	734.78
全口义齿修复技术	809.00	294.14	42.00	171.03	46.50	188.52
种植体植入术	1 280.50	106.14	665.50	31.52	164.17	158.56
合计	118 551.00	18 540.00	4 291.50	7 518.65	3 879.50	12 808.06

注：根据门急诊实际开放牙椅数，参照口腔专科医疗机构门急诊牙椅数标准对所有医疗机构进行重新分类，其中牙椅 60 台以上比照三级分析，牙椅 20~59 台比照二级分析，牙椅 3~19 台比照二级以下分析。

图 2-80　2019 年天津市口腔门诊 9 个重点技术患者人次构成比

3. 患者安全类数据统计　在天津市的 50 家医疗机构中，2019 年门诊患者 2 001 193 人次，门诊 7 类常见并发症共发生 1 326 例次，总体发生率为 0.07%。按照平均发生数量排序，排名前 5 位的并发症依次为：门诊手术并发症、根管内器械分离（根管治疗断针）、口腔软组织损伤、种植体脱落、误吞或误吸异物（表 2-289）。口腔门诊 7 类常见并发症构成比如图 2-81 所示。

表 2-289　2019 年天津市口腔门诊 7 类常见并发症在每家医疗机构的年平均发生人次比较

常见并发症	三级	二级		二级以下		平均值(50家)
	公立(2家)	公立(7家)	民营(4家)	公立(31家)	民营(6家)	
门诊手术并发症	229.50	12.86	3.00	6.61	1.17	15.46
根管内器械分离（根管治疗断针）	41.00	6.29	0.00	5.61	3.67	6.44
口腔软组织损伤	1.00	5.43	1.00	3.35	0.00	2.96
种植体脱落	17.00	1.29	3.00	0.26	2.50	1.56
误吞或误吸异物	0.50	0.14	0.25	0.00	0.00	0.06
拔牙错误	0.00	0.29	0.00	0.00	0.00	0.04
治疗牙位错误	0.00	0.00	0.00	0.00	0.00	0.00
合计	289.00	26.29	7.25	15.84	7.33	26.52

图 2-81　2019 年天津市口腔门诊 7 类常见并发症构成比

4. **口腔门诊部分单病种相关指标**　在天津市的 50 家医疗机构中,口腔门诊根管治疗 5 项单病种相关指标如表 2-290 所示。

表 2-290　2019 年天津市口腔门诊部分单病种相关指标在不同医疗机构中的平均值比较

质控指标	三级	二级		二级以下		平均值(50 家)
	公立(2 家)	公立(7 家)	民营(4 家)	公立(31 家)	民营(6 家)	
根管治疗患牙术前拍摄 X 线根尖片的百分比 /%	90.87	79.23	74.97	92.91	84.03	89.33
根管再治疗患牙术前拍摄 X 线根尖片的百分比 /%	100.00	97.30	62.04	91.57	95.47	93.80
橡皮障隔离术在根管治疗中的使用率 /%	53.09	42.28	17.42	27.87	64.77	39.96
根管治疗患牙根管充填临床合格率 /%	94.94	84.79	86.26	94.51	85.49	92.53
根管再治疗患牙根管充填临床合格率 /%	92.00	83.50	62.04	80.93	93.42	83.44

(二) 口腔住院医疗质量数据统计

1. **2019 年重点病种数据统计**　在天津市的 10 家医疗机构中,2019 年住院共治疗 6 个重点病种患者 990 例。按照平均出院患者例数排序,排名前 3 位的病种依次为:腮腺良性肿瘤、口腔颌面部间隙感染、牙颌面畸形。其中舌癌平均住院日最长,口腔颌面部间隙感染平均住院日最短。上颌骨骨折平均住院费用最高,口腔颌面部间隙感染平均住院费用最低(表 2-291)。

表 2-291　2019 年天津市口腔住院 6 个重点病种的 3 项质控指标年平均值比较

重点病种	平均出院患者例数	平均住院日 / 天	平均住院费用 / 元
腮腺良性肿瘤	38.20	8.51	15 843.58
口腔颌面部间隙感染	23.20	7.56	6 369.16
牙颌面畸形	18.60	11.01	35 754.28
上颌骨骨折	9.40	12.81	55 746.47
舌癌	7.50	16.22	38 923.08
先天性唇裂	2.10	9.00	12 322.16

2. **2019 年重点手术及操作数据统计** 在天津市的 10 家医疗机构中,2019 年住院共治疗 7 个重点手术及操作患者 574 例。按照平均手术例数排序,排名前 3 位的手术及操作依次为:腮腺肿物切除 + 面神经解剖术、牙颌面畸形矫正术:上颌 Le Fort I 型截骨术 + 双侧下颌升支劈开截骨术、唇裂修复术。其中游离腓骨复合组织瓣移植术平均住院日最长,腮腺肿物切除 + 面神经解剖术平均住院日最短。游离腓骨复合组织瓣移植术平均住院费用最高,唇裂修复术平均住院费用最低(表 2-292)。

表 2-292 2019 年天津市口腔住院 7 个重点手术及操作的 3 项质控指标年平均值比较

重点手术及操作	平均手术例数	平均住院日 / 天	平均住院费用 / 元
腮腺肿物切除 + 面神经解剖术	40.10	9.03	16 697.09
牙颌面畸形矫正术:上颌 Le Fort I 型截骨术 + 双侧下颌升支劈开截骨术	8.50	12.00	47 058.88
唇裂修复术	5.00	10.00	15 079.81
舌癌扩大切除术 + 颈淋巴清扫术	3.30	17.14	55 508.69
口腔颌面部肿瘤切除整复术	0.40	37.00	55 694.34
游离腓骨复合组织瓣移植术	0.10	47.00	73 910.94
放射性粒子组织间植入术	0.00	—	—

3. **口腔住院部分单病种相关指标** 在天津市的 10 家医疗机构中,口腔住院 5 大类 12 项单病种相关指标如表 2-293 所示。

表 2-293 2019 年天津市口腔住院部分单病种相关指标在不同医疗机构中的发生率(或构成比)比较

单病种	质控指标	平均值
腮腺浅叶良性肿瘤	腮腺浅叶良性肿瘤术前术后诊断符合率 /%	85.10
	腮腺浅叶良性肿瘤术后面神经麻痹发生率 /%	0.00
	腮腺浅叶良性肿瘤术后唾液腺瘘发生率 /%	1.10
口腔鳞状细胞癌	T3/T4 期初发口腔鳞状细胞癌病例构成比 /%	8.15
	游离 / 带蒂组织瓣技术在初发口腔鳞状细胞癌手术治疗中的应用率 /%	2.22
	游离 / 带蒂组织瓣移植成功率 /%	8.82
下颌骨骨折(不含髁突骨折)	下颌骨骨折(不含髁突骨折)术后伤口感染发生率 /%	1.39
	下颌骨骨折(不含髁突骨折)术后咬合紊乱发生率 /%	0.00
先天性唇腭裂	先天性唇裂术后伤口延期愈合发生率 /%	0.00
	先天性腭裂术后伤口裂开及穿孔发生率 /%	0.00
骨性 III 类错𬌗畸形	骨性 III 类错𬌗畸形术后伤口感染发生率 /%	0.00
	骨性 III 类错𬌗畸形术后咬合关系与术前设计符合率 /%	0.00

（三）2018—2019 年医疗质量数据比较

1. 口腔门诊医疗质量数据比较（表 2-294，表 2-295）

表 2-294　天津市 34 家医疗机构口腔门诊重点病种、重点技术在不同年份中的年服务量构成比比较

分类	质控指标	2019 年 /%	2018 年 /%	增量 /%	变化趋势
门诊重点病种	慢性牙周炎	30.56	26.41	4.15	↑
	慢性根尖周炎	17.22	16.42	0.80	↑
	下颌阻生第三磨牙	11.98	14.74	−2.76	↓
	急性牙髓炎	11.79	12.75	−0.96	↓
	牙列缺损	13.14	10.41	2.73	↑
	错𬌗畸形	7.56	10.43	−2.87	↓
	牙列缺失	3.06	3.70	−0.64	↓
	口腔扁平苔藓	2.75	2.61	0.14	↑
	颞下颌关节紊乱病	1.52	1.61	−0.09	↓
	年轻恒牙牙外伤	0.42	0.92	−0.50	↓
门诊重点技术	根管治疗术	33.73	34.74	−1.01	↓
	牙周洁治术	16.33	20.57	−4.24	↓
	阻生牙拔除术	13.40	13.65	−0.25	↓
	错𬌗畸形矫治术	10.28	8.81	1.47	↑
	慢性牙周炎系统治疗	10.14	8.88	1.26	↑
	烤瓷冠修复技术	7.93	5.84	2.09	↑
	可摘局部义齿修复技术	5.83	4.71	1.12	↑
	全口义齿修复技术	1.58	2.08	−0.50	↓
	种植体植入术	0.78	0.71	0.07	↑

表 2-295　天津市 34 家医疗机构口腔门诊常见并发症在不同年份中的年平均发生人次比较

分类	质控指标	2019 年	2018 年	增量	变化趋势
门诊患者安全类指标	门诊手术并发症	19.62	13.24	6.38	↑
	根管内器械分离（根管治疗断针）	8.62	7.50	1.12	↑
	口腔软组织损伤	3.59	2.03	1.56	↑
	种植体脱落	1.24	0.65	0.59	↑
	误吞或误吸异物	0.03	0.15	−0.12	↓
	治疗牙位错误	0.00	0.03	−0.03	↓
	拔牙错误	0.00	0.00	0.00	—
	合计	33.09	23.59	9.50	↑

2. 口腔住院医疗质量数据比较（表 2-296，表 2-297）

表 2-296 天津市 9 家医疗机构口腔住院重点病种、重点手术及操作在不同年份中的年服务量构成比比较

分类	质控指标	2019 年 /%	2018 年 /%	增量 /%	变化趋势
住院重点病种	腮腺良性肿瘤	37.55	39.91	−2.36	↓
	口腔颌面部间隙感染	23.18	19.63	3.55	↑
	牙颌面畸形	19.96	18.22	1.74	↑
	上颌骨骨折	9.33	9.98	−0.65	↓
	舌癌	7.73	7.59	0.14	↑
	先天性唇裂	2.25	4.66	−2.41	↓
住院重点手术及操作	腮腺肿物切除 + 面神经解剖术	68.21	72.02	−3.81	↓
	唇裂修复术	9.24	17.17	−7.93	↓
	牙颌面畸形矫正术：上颌 Le Fort Ⅰ 型截骨术 + 双侧下颌升支劈开截骨术	15.71	0.00	15.71	↑
	舌癌扩大切除术 + 颈淋巴清扫术	5.91	7.20	−1.29	↓
	游离腓骨复合组织瓣移植术	0.18	3.05	−2.87	↓
	口腔颌面部肿瘤切除整复术	0.74	0.55	0.19	↑
	放射性粒子组织间植入术	0.00	0.00	0.00	—

表 2-297 天津市 9 家医疗机构口腔住院部分单病种相关指标在不同年份中的发生率（或构成比）比较

单病种	质控指标	2019 年	2018 年	增量	变化趋势
腮腺浅叶良性肿瘤	腮腺浅叶良性肿瘤术前术后诊断符合率 /%	84.35	99.71	−15.36	↓
	腮腺浅叶良性肿瘤术后面神经麻痹发生率 /%	0.00	0.00	0.00	—
	腮腺浅叶良性肿瘤术后唾液腺瘘发生率 /%	1.20	0.00	1.20	↑
口腔鳞状细胞癌	T3/T4 期初发口腔鳞状细胞癌病例构成比 /%	8.33	8.28	0.05	↑
	游离 / 带蒂组织瓣技术在初发口腔鳞状细胞癌手术治疗中的应用率 /%	2.22	13.77	−11.55	↓
	游离 / 带蒂组织瓣移植成功率 /%	8.82	100.00	−91.18	↓
下颌骨骨折（不含髁突骨折）	下颌骨骨折（不含髁突骨折）术后伤口感染发生率 /%	1.54	2.47	−0.93	↓
	下颌骨骨折（不含髁突骨折）术后咬合紊乱发生率 /%	0.00	0.00	0.00	—
先天性唇腭裂	先天性唇裂术后伤口延期愈合发生率 /%	0.00	0.00	0.00	—
	先天性腭裂术后伤口裂开及穿孔发生率 /%	0.00	0.00	0.00	—
骨性Ⅲ类错𬌗畸形	骨性Ⅲ类错𬌗畸形术后伤口感染发生率 /%	0.00	0.00	0.00	—
	骨性Ⅲ类错𬌗畸形术后咬合关系与术前设计符合率 /%	0.00	100.00	−100.00	↓

二十八、西藏自治区

（一）口腔门诊工作量统计

1. 2019 **年重点病种工作量统计**　在西藏自治区的 5 家医疗机构中,2019 年门诊共治疗 10 个重点病种患者 17 523 人次,按照平均就诊人次排序,排名前 5 位的病种依次为:慢性根尖周炎、慢性牙周炎、急性牙髓炎、牙列缺损、牙列缺失(表 2-298,图 2-82)。

表 2-298　2019 年西藏自治区口腔门诊 10 个重点病种在不同医疗机构中的年平均就诊人次比较

重点病种	二级	平均值(5 家)
	公立(5 家)	
慢性根尖周炎	875.80	875.80
慢性牙周炎	843.00	843.00
急性牙髓炎	817.00	817.00
牙列缺损	421.80	421.80
牙列缺失	244.00	244.00
下颌阻生第三磨牙	225.00	225.00
错𬌗畸形	31.00	31.00
颞下颌关节紊乱病	21.40	21.40
年轻恒牙牙外伤	17.80	17.80
口腔扁平苔藓	7.80	7.80
合计	3 504.60	3 504.60

注:根据门急诊实际开放牙椅数,参照口腔专科医疗机构门急诊牙椅数标准对所有医疗机构进行重新分类,其中牙椅 60 台以上比照三级分析,牙椅 20~59 台比照二级分析,牙椅 3~19 台比照二级以下分析。

图 2-82　2019 年西藏自治区口腔门诊 10 个重点病种患者人次构成比

2. 2019 **年重点技术工作量统计**　在西藏自治区的 5 家医疗机构中,2019 年门诊 9 个重点技术患者服务总量 12 034 人次,按照平均就诊人次排序,排名前 5 位的技术依次为:根管治疗术、牙周洁治术、阻生牙拔除术、烤瓷冠修复技术、可摘局部义齿修复技术(表 2-299,图 2-83)。

表 2-299　2019 年西藏自治区口腔门诊 9 个重点技术在不同医疗机构中的年平均就诊人次比较

重点技术	二级	平均值（5 家）
	公立（5 家）	
根管治疗术	1 228.40	1 228.40
牙周洁治术	315.00	315.00
阻生牙拔除术	271.00	271.00
烤瓷冠修复技术	219.40	219.40
可摘局部义齿修复技术	155.00	155.00
全口义齿修复技术	88.20	88.20
慢性牙周炎系统治疗	76.00	76.00
错𬌗畸形矫治术	31.00	31.00
种植体植入术	22.80	22.80
合计	2 406.80	2 406.80

注：根据门急诊实际开放牙椅数，参照口腔专科医疗机构门急诊牙椅数标准对所有医疗机构进行重新分类，其中牙椅 60 台以上比照三级分析，牙椅 20~59 台比照二级分析，牙椅 3~19 台比照二级以下分析。

图 2-83　2019 年西藏自治区口腔门诊 9 个重点技术患者人次构成比

3. **患者安全类数据统计**　在西藏自治区的 5 家医疗机构中，2019 年门诊患者 43 102 人次，门诊 7 类常见并发症共发生 21 例次，总体发生率为 0.05%。按照平均发生数量排序，排名前 5 位的并发症依次为：根管内器械分离（根管治疗断针）、门诊手术并发症、治疗牙位错误、误吞或误吸异物、种植体脱落（表 2-300）。口腔门诊 7 类常见并发症构成比如图 2-84 所示。

表 2-300　2019 年西藏自治区口腔门诊 7 类常见并发症在每家医疗机构的年平均发生人次比较

常见并发症	二级	平均值（5 家）
	公立（5 家）	
根管内器械分离（根管治疗断针）	3.80	3.80
门诊手术并发症	0.40	0.40
治疗牙位错误	0.00	0.00
误吞或误吸异物	0.00	0.00
种植体脱落	0.00	0.00

续表

常见并发症	二级	平均值（5 家）
	公立（5 家）	
口腔软组织损伤	0.00	0.00
拔牙错误	0.00	0.00
合计	4.20	4.20

图 2-84　2019 年西藏自治区口腔门诊 7 类常见并发症构成比

4. 口腔门诊部分单病种相关指标　在西藏自治区的 5 家医疗机构中,口腔门诊根管治疗 5 项单病种相关指标如表 2-301 所示。

表 2-301　2019 年西藏自治区口腔门诊部分单病种相关指标在不同医疗机构中的平均值比较

质控指标	二级以下	平均值（5 家）
	公立（5 家）	
根管治疗患牙术前拍摄 X 线根尖片的百分比 /%	48.15	48.15
根管再治疗患牙术前拍摄 X 线根尖片的百分比 /%	98.74	98.74
橡皮障隔离术在根管治疗中的使用率 /%	1.99	1.99
根管治疗患牙根管充填临床合格率 /%	42.78	42.78
根管再治疗患牙根管充填临床合格率 /%	87.94	87.94

（二）口腔住院医疗质量数据统计

1. 2019 年重点病种数据统计　在西藏自治区的 1 家医疗机构中,2019 年住院共治疗 6 个重点病种患者 102 例。其中口腔颌面部间隙感染患者 101 例,先天性唇裂患者 1 例,其他 4 个重点病种患者 0 例。口腔颌面部间隙感染平均住院日最长,先天性唇裂平均住院日最短。先天性唇裂平均住院费用最高,口腔颌面部间隙感染平均住院费用最低（表 2-302）。

表 2-302　2019 年西藏自治区口腔住院 6 个重点病种的 3 项质控指标年平均值比较

重点病种	平均出院患者例数	平均住院日 / 天	平均住院费用 / 元
口腔颌面部间隙感染	101.00	7.00	1 700.00
先天性唇裂	1.00	5.00	3 200.00
腮腺良性肿瘤	0.00	—	—
舌癌	0.00	—	—
牙颌面畸形	0.00	—	—
上颌骨骨折	0.00	—	—

2. 2019 年重点手术及操作数据统计　在西藏自治区的 1 家医疗机构中，2019 年住院共治疗 7 个重点手术及操作患者 1 例，为唇裂修复术患者（表 2-303）。

表 2-303　2019 年西藏自治区口腔住院 7 个重点手术及操作的 3 项质控指标年平均值比较

重点手术及操作	平均手术例数	平均住院日 / 天	平均住院费用 / 元
唇裂修复术	1.00	5.00	3 200.00
腮腺肿物切除术 + 面神经解剖术	0.00	—	—
舌癌扩大切除术 + 颈淋巴清扫术	0.00	—	—
口腔颌面部肿瘤切除整复术	0.00	—	—
牙颌面畸形矫正术：上颌 Le Fort Ⅰ 型截骨术 + 双侧下颌升支劈开截骨术	0.00	—	—
放射性粒子组织间植入术	0.00	—	—
游离腓骨复合组织瓣移植术	0.00	—	—

3. 口腔住院部分单病种相关指标　在西藏自治区的 1 家医疗机构中，口腔住院 5 大类 12 项单病种相关指标如表 2-304 所示。

表 2-304　2019 年西藏自治区口腔住院部分单病种相关指标在不同医疗机构中的发生率（或构成比）比较

单病种	质控指标	平均值
腮腺浅叶良性肿瘤	腮腺浅叶良性肿瘤术前术后诊断符合率 /%	—
	腮腺浅叶良性肿瘤术后面神经麻痹发生率 /%	—
	腮腺浅叶良性肿瘤术后唾液腺瘘发生率 /%	—
口腔鳞状细胞癌	T3/T4 期初发口腔鳞状细胞癌病例构成比 /%	—
	游离 / 带蒂组织瓣技术在初发口腔鳞状细胞癌手术治疗中的应用率 /%	—
	游离 / 带蒂组织瓣移植成功率 /%	—
下颌骨骨折（不含髁突骨折）	下颌骨骨折（不含髁突骨折）术后伤口感染发生率 /%	0.00
	下颌骨骨折（不含髁突骨折）术后咬合紊乱发生率 /%	0.00
先天性唇腭裂	先天性唇裂术后伤口延期愈合发生率 /%	0.00
	先天性腭裂术后伤口裂开及穿孔发生率 /%	0.00
骨性Ⅲ类错𬌗畸形	骨性Ⅲ类错𬌗畸形术后伤口感染发生率 /%	—
	骨性Ⅲ类错𬌗畸形术后咬合关系与术前设计符合率 /%	—

（三）2018—2019 年医疗质量数据比较

1. 口腔门诊医疗质量数据比较（表 2-305，表 2-306）

表 2-305　西藏自治区 3 家医疗机构口腔门诊重点病种、重点技术在不同年份中的年服务量构成比比较

分类	质控指标	2019 年 /%	2018 年 /%	增量 /%	变化趋势
门诊重点病种	急性牙髓炎	24.02	30.66	−6.64	↓
	慢性根尖周炎	26.45	19.55	6.90	↑
	慢性牙周炎	22.87	14.86	8.01	↑
	下颌阻生第三磨牙	6.59	17.45	−10.86	↓
	牙列缺损	12.73	10.76	1.97	↑
	牙列缺失	5.66	1.08	4.58	↑
	口腔扁平苔藓	0.28	2.44	−2.16	↓
	年轻恒牙牙外伤	0.51	1.18	−0.67	↓
	颞下颌关节紊乱病	0.79	0.92	−0.13	↓
	错𬌗畸形	0.09	1.11	−1.02	↓
门诊重点技术	根管治疗术	52.87	51.53	1.34	↑
	阻生牙拔除术	13.60	25.46	−11.86	↓
	牙周洁治术	15.58	10.91	4.67	↑
	烤瓷冠修复技术	6.06	4.34	1.72	↑
	可摘局部义齿修复技术	5.31	4.42	0.89	↑
	慢性牙周炎系统治疗	4.37	2.32	2.04	↑
	全口义齿修复技术	1.63	0.81	0.82	↑
	错𬌗畸形矫治术	0.14	0.20	−0.06	↓
	种植体植入术	0.43	0.00	0.43	↑

表 2-306　西藏自治区 3 家医疗机构口腔门诊常见并发症在不同年份中的年平均发生人次比较

分类	质控指标	2019 年	2018 年	增量	变化趋势
门诊患者安全类指标	根管内器械分离（根管治疗断针）	5.00	8.67	−3.67	↓
	门诊手术并发症	0.00	3.33	−3.33	↓
	口腔软组织损伤	0.00	2.00	−2.00	↓
	治疗牙位错误	0.00	1.33	−1.33	↓
	误吞或误吸异物	0.00	0.00	0.00	—
	种植体脱落	0.00	0.00	0.00	—
	拔牙错误	0.00	0.00	0.00	—
	合计	5.00	15.33	−10.33	↓

2. 口腔住院医疗质量数据比较（表2-307，表2-308）

表2-307　西藏自治区1家医疗机构口腔住院重点病种、重点手术及操作在不同年份中的年服务量构成比比较

分类	质控指标	2019年/%	2018年/%	增量/%	变化趋势
住院重点病种	口腔颌面部间隙感染	99.02	47.73	51.29	↑
	先天性唇裂	0.98	36.36	−35.38	↓
	上颌骨骨折	0.00	11.36	−11.36	↓
	腮腺良性肿瘤	0.00	4.55	−4.55	↓
	舌癌	0.00	0.00	0.00	—
	牙颌面畸形	0.00	0.00	0.00	—
住院重点手术及操作	唇裂修复术	100.00	100.00	0.00	—
	腮腺肿物切除+面神经解剖术	0.00	0.00	0.00	—
	舌癌扩大切除术+颈淋巴清扫术	0.00	0.00	0.00	—
	口腔颌面部肿瘤切除整复术	0.00	0.00	0.00	—
	牙颌面畸形矫正术：上颌Le Fort I型截骨术+双侧下颌升支劈开截骨术	0.00	0.00	0.00	—
	放射性粒子组织间植入术	0.00	0.00	0.00	—
	游离腓骨复合组织瓣移植术	0.00	0.00	0.00	—

表2-308　西藏自治区1家医疗机构口腔住院部分单病种相关指标在不同年份中的发生率（或构成比）比较

单病种	质控指标	2019年	2018年	增量	变化趋势
腮腺浅叶良性肿瘤	腮腺浅叶良性肿瘤术前术后诊断符合率/%	—	100.00	—	—
	腮腺浅叶良性肿瘤术后面神经麻痹发生率/%	—	0.00	—	—
	腮腺浅叶良性肿瘤术后唾液腺瘘发生率/%	—	0.00	—	—
口腔鳞状细胞癌	T3/T4期初发口腔鳞状细胞癌病例构成比/%	—	—	—	—
	游离/带蒂组织瓣技术在初发口腔鳞状细胞癌手术治疗中的应用率/%	—	—	—	—
	游离/带蒂组织瓣移植成功率/%	—	—	—	—
下颌骨骨折（不含髁突骨折）	下颌骨骨折（不含髁突骨折）术后伤口感染发生率/%	0.00	0.00	0.00	—
	下颌骨骨折（不含髁突骨折）术后咬合紊乱发生率/%	0.00	0.00	0.00	—
先天性唇腭裂	先天性唇裂术后伤口延期愈合发生率/%	0.00	12.50	−12.50	↓
	先天性腭裂术后伤口裂开及穿孔发生率/%	0.00	0.00	0.00	—
骨性Ⅲ类错𬌗畸形	骨性Ⅲ类错𬌗畸形术后伤口感染发生率/%	—	—	—	—
	骨性Ⅲ类错𬌗畸形术后咬合关系与术前设计符合率/%	—	—	—	—

二十九、新疆维吾尔自治区

（一）口腔门诊工作量统计

1. **2019年重点病种工作量统计**　在新疆维吾尔自治区的35家医疗机构中，2019年门诊共治疗10个重点病种患者275 449人次，按照平均就诊人次排序，排名前5位的病种依次为：慢性根尖周炎、急性牙髓炎、慢性牙周炎、牙列缺损、下颌阻生第三磨牙（表2-309，图2-85）。

表2-309　2019年新疆维吾尔自治区口腔门诊10个重点病种在不同医疗机构中的年平均就诊人次比较

重点病种	三级	二级		二级以下	平均值（35家）
	公立（2家）	公立（6家）	民营（1家）	公立（26家）	
慢性根尖周炎	4 435.50	3 327.67	502.00	1 386.35	1 868.11
急性牙髓炎	3 266.50	2 330.50	482.00	1 473.50	1 694.54
慢性牙周炎	8 891.00	1 962.00	565.00	711.62	1 389.17
牙列缺损	5 843.00	862.00	490.00	798.38	1 088.74
下颌阻生第三磨牙	2 408.50	1 683.17	398.00	583.92	871.31
错𬌗畸形	2 275.50	1 591.33	150.00	197.19	553.60
牙列缺失	440.00	333.67	125.00	87.50	150.91
年轻恒牙牙外伤	327.50	330.67	20.00	70.27	128.17
颞下颌关节紊乱病	492.00	90.00	18.00	44.31	76.97
口腔扁平苔藓	280.50	107.33	12.00	18.38	48.43
合计	28 660.00	12 618.33	2 762.00	5 371.42	7 869.97

注：根据门急诊实际开放牙椅数，参照口腔专科医疗机构门急诊牙椅数标准对所有医疗机构进行重新分类，其中牙椅60台以上比照三级分析，牙椅20~59台比照二级分析，牙椅3~19台比照二级以下分析。

图2-85　2019年新疆维吾尔自治区口腔门诊10个重点病种患者人次构成比

2. **2019 年重点技术工作量统计** 在新疆维吾尔自治区的 35 家医疗机构中,2019 年门诊 9 个重点技术患者服务总量 333 842 人次,按照平均就诊人次排序,排名前 5 位的技术依次为:根管治疗术、错𬌗畸形矫治术、牙周洁治术、阻生牙拔除术、烤瓷冠修复技术(表 2-310,图 2-86)。

表 2-310 2019 年新疆维吾尔自治区口腔门诊 9 个重点技术在不同医疗机构中的年平均就诊人次比较

重点技术	三级	二级		二级以下	平均值(35 家)
	公立(2 家)	公立(6 家)	民营(1 家)	公立(26 家)	
根管治疗术	11 814.50	6 405.00	984.00	2 588.19	3 723.89
错𬌗畸形矫治术	21 084.00	1 517.67	150.00	236.62	1 645.03
牙周洁治术	5 877.50	1 975.33	1 021.00	491.04	1 068.43
阻生牙拔除术	5 391.50	1 333.50	526.00	693.77	1 067.09
烤瓷冠修复技术	5 057.00	1 123.33	502.00	437.23	820.69
慢性牙周炎系统治疗	5 797.00	1 375.50	172.00	162.96	693.06
可摘局部义齿修复技术	797.00	456.50	245.00	308.88	360.26
全口义齿修复技术	353.00	142.33	58.00	54.08	86.40
种植体植入术	578.00	117.17	95.00	23.81	73.51
合计	56 750.00	14 446.33	3 753.00	4 996.58	9 538.34

注:根据门急诊实际开放牙椅数,参照口腔专科医疗机构门急诊牙椅数标准对所有医疗机构进行重新分类,其中牙椅 60 台以上比照三级分析,牙椅 20~59 台比照二级分析,牙椅 3~19 台比照二级以下分析。

图 2-86 2019 年新疆维吾尔自治区口腔门诊 9 个重点技术患者人次构成比

3. **患者安全类数据统计** 在新疆维吾尔自治区的 35 家医疗机构中,2019 年门诊患者 860 910 人次,门诊 7 类常见并发症共发生 1 818 例次,总体发生率为 0.21%。按照平均发生数量排序,排名前 5 位的并发症依次为:门诊手术并发症、口腔软组织损伤、根管内器械分离(根管治疗断针)、种植体脱落、治疗牙位错误(表 2-311)。口腔门诊 7 类常见并发症构成比如图 2-87 所示。

表 2-311 2019 年新疆维吾尔自治区口腔门诊 7 类常见并发症在每家医疗机构的年平均发生人次比较

常见并发症	三级	二级		二级以下	平均值(35 家)
	公立(2 家)	公立(6 家)	民营(1 家)	公立(26 家)	
门诊手术并发症	5.50	37.33	1.00	17.42	19.69
口腔软组织损伤	4.50	5.67	0.00	22.62	18.03
根管内器械分离(根管治疗断针)	10.50	48.67	1.00	5.38	12.97
种植体脱落	8.00	1.00	2.00	0.08	0.74
治疗牙位错误	0.00	0.00	0.00	0.54	0.40
拔牙错误	1.00	0.00	0.00	0.04	0.09
误吞或误吸异物	0.00	0.00	0.00	0.04	0.03
合计	29.50	92.67	4.00	46.12	51.94

图 2-87 2019 年新疆维吾尔自治区口腔门诊 7 类常见并发症构成比

4. 口腔门诊部分单病种相关指标 在新疆维吾尔自治区的 35 家医疗机构中,口腔门诊根管治疗 5 项单病种相关指标如表 2-312 所示。

表 2-312 2019 年新疆维吾尔自治区口腔门诊部分单病种相关指标在不同医疗机构中的平均值比较

质控指标	三级	二级		二级以下	平均值(35 家)
	公立(2 家)	公立(6 家)	民营(1 家)	公立(26 家)	
根管治疗患牙术前拍摄 X 线根尖片的百分比 /%	100.00	94.69	73.68	85.11	92.63
根管再治疗患牙术前拍摄 X 线根尖片的百分比 /%	100.00	93.64	72.00	98.54	97.32
橡皮障隔离术在根管治疗中的使用率 /%	56.39	75.32	83.54	5.00	41.63
根管治疗患牙根管充填临床合格率 /%	94.55	97.00	93.50	91.27	93.86
根管再治疗患牙根管充填临床合格率 /%	95.28	96.75	92.31	78.43	88.45

(二)口腔住院医疗质量数据统计

1. 2019 年重点病种数据统计 在新疆维吾尔自治区的 13 家医疗机构中,2019 年住院共治疗 6 个重点病种患者 2 385 例。按照平均出院患者例数排序,排名前 3 位的病种依次为:口腔颌面部间隙感染、上颌骨骨折、腮腺良性肿瘤。其中舌癌平均住院日最长,先天性唇裂平均住院日最短。舌癌平均住院费用最高,口腔颌面部间隙感染平均住院费用最低(表 2-313)。

表 2-313 2019 年新疆维吾尔自治区口腔住院 6 个重点病种的 3 项质控指标年平均值比较

重点病种	平均出院患者例数	平均住院日 / 天	平均住院费用 / 元
口腔颌面部间隙感染	60.85	9.23	8 179.54
上颌骨骨折	37.85	11.66	27 249.41
腮腺良性肿瘤	34.38	9.42	13 937.48
先天性唇裂	31.69	7.63	8 754.03
牙颌面畸形	9.92	9.03	24 313.52
舌癌	8.77	18.78	44 355.88

2. 2019 年重点手术及操作数据统计 在新疆维吾尔自治区的 13 家医疗机构中,2019 年住院共治疗 7 个重点手术及操作患者 1 382 例。按照平均手术例数排序,排名前 3 位的手术及操作依次为:腮腺肿物切除 + 面神经解剖术、口腔颌面部肿瘤切除整复术、唇裂修复术。其中舌癌扩大切除术 + 颈淋巴清扫术平均住院日最长,唇裂修复术平均住院日最短。舌癌扩大切除术 + 颈淋巴清扫术平均住院费用最高,唇裂修复术平均住院费用最低(表 2-314)。

表 2-314 2019 年新疆维吾尔自治区口腔住院 7 个重点手术及操作的 3 项质控指标年平均值比较

重点手术及操作	平均手术例数	平均住院日 / 天	平均住院费用 / 元
腮腺肿物切除 + 面神经解剖术	44.92	17.05	18 776.94
口腔颌面部肿瘤切除整复术	30.15	11.84	39 873.90
唇裂修复术	17.85	8.81	8 584.35
游离腓骨复合组织瓣移植术	7.77	14.76	44 475.96
舌癌扩大切除术 + 颈淋巴清扫术	4.15	20.67	48 056.16
牙颌面畸形矫正术:上颌 Le Fort Ⅰ型截骨术 + 双侧下颌升支劈开截骨术	1.31	12.01	38 400.42
放射性粒子组织间植入术	0.15	12.50	38 073.89

3. 口腔住院部分单病种相关指标 在新疆维吾尔自治区的 13 家医疗机构中,口腔住院 5 大类 12 项单病种相关指标如表 2-315 所示。

表 2-315 2019 年新疆维吾尔自治区口腔住院部分单病种相关指标在不同医疗机构中的发生率(或构成比)比较

单病种	质控指标	平均值
腮腺浅叶良性肿瘤	腮腺浅叶良性肿瘤术前术后诊断符合率 /%	98.18
	腮腺浅叶良性肿瘤术后面神经麻痹发生率 /%	32.41
	腮腺浅叶良性肿瘤术后唾液腺瘘发生率 /%	23.27
口腔鳞状细胞癌	T3/T4 期初发口腔鳞状细胞癌病例构成比 /%	89.79
	游离 / 带蒂组织瓣技术在初发口腔鳞状细胞癌手术治疗中的应用率 /%	80.41
	游离 / 带蒂组织瓣移植成功率 /%	58.68
下颌骨骨折	下颌骨骨折(不含髁突骨折)术后伤口感染发生率 /%	2.93
(不含髁突骨折)	下颌骨骨折(不含髁突骨折)术后咬合紊乱发生率 /%	0.98

续表

单病种	质控指标	平均值
先天性唇腭裂	先天性唇裂术后伤口延期愈合发生率 /%	0.00
	先天性腭裂术后伤口裂开及穿孔发生率 /%	4.73
骨性Ⅲ类错𬌗畸形	骨性Ⅲ类错𬌗畸形术后伤口感染发生率 /%	0.00
	骨性Ⅲ类错𬌗畸形术后咬合关系与术前设计符合率 /%	83.33

（三）2018—2019 年医疗质量数据比较

1. 口腔门诊医疗质量数据比较（表 2-316，表 2-317）

表 2-316　新疆维吾尔自治区 19 家医疗机构口腔门诊重点病种、重点技术在不同年份中的年服务量构成比比较

分类	质控指标	2019 年 /%	2018 年 /%	增量 /%	变化趋势
门诊重点病种	慢性根尖周炎	25.07	17.69	7.38	↑
	急性牙髓炎	18.76	19.65	−0.89	↓
	慢性牙周炎	19.53	18.01	1.52	↑
	牙列缺损	12.91	14.23	−1.32	↓
	下颌阻生第三磨牙	11.51	13.14	−1.63	↓
	错𬌗畸形	6.44	10.20	−3.76	↓
	牙列缺失	1.81	2.67	−0.86	↓
	颞下颌关节紊乱病	1.25	2.39	−1.14	↓
	年轻恒牙牙外伤	1.95	0.77	1.18	↑
	口腔扁平苔藓	0.77	1.25	−0.48	↓
门诊重点技术	根管治疗术	35.06	46.93	−11.87	↓
	错𬌗畸形矫治术	21.79	3.13	18.66	↑
	牙周洁治术	10.79	14.64	−3.85	↓
	阻生牙拔除术	10.55	11.78	−1.23	↓
	烤瓷冠修复技术	9.03	9.17	−0.14	↓
	慢性牙周炎系统治疗	8.46	6.63	1.83	↑
	可摘局部义齿修复技术	2.69	4.91	−2.22	↓
	全口义齿修复技术	0.82	1.79	−0.97	↓
	种植体植入术	0.82	1.03	−0.21	↓

表 2-317　新疆维吾尔自治区 19 家医疗机构口腔门诊常见并发症在不同年份中的年平均发生人次比较

分类	质控指标	2019 年	2018 年	增量	变化趋势
门诊患者安全类指标	门诊手术并发症	32.21	13.53	18.68	↑
	根管内器械分离（根管治疗断针）	16.84	8.26	8.58	↑
	口腔软组织损伤	3.79	5.53	−1.74	↓
	种植体脱落	1.21	1.53	−0.32	↓
	治疗牙位错误	0.53	0.00	0.53	↑
	拔牙错误	0.11	0.11	0.00	—
	误吞或误吸异物	0.00	0.00	0.00	—
	合计	54.68	28.95	25.73	↑

2. 口腔住院医疗质量数据比较（表 2-318，表 2-319）

表 2-318　新疆维吾尔自治区 7 家医疗机构口腔住院重点病种、重点手术及操作在不同年份中的年服务量构成比比较

分类	质控指标	2019 年 /%	2018 年 /%	增量 /%	变化趋势
住院重点病种	口腔颌面部间隙感染	30.02	29.02	1.00	↑
	上颌骨骨折	21.67	26.32	−4.65	↓
	腮腺良性肿瘤	17.95	18.66	−0.71	↓
	先天性唇裂	19.90	11.33	8.57	↑
	牙颌面畸形	6.69	8.20	−1.51	↓
	舌癌	3.77	6.47	−2.70	↓
住院重点手术及操作	腮腺肿物切除 + 面神经解剖术	45.49	43.21	2.28	↑
	唇裂修复术	16.25	38.21	−21.96	↓
	口腔颌面部肿瘤切除整复术	24.84	2.14	22.70	↑
	游离腓骨复合组织瓣移植术	8.70	9.64	−0.94	↓
	舌癌扩大切除术 + 颈淋巴清扫术	2.73	3.93	−1.20	↓
	牙颌面畸形矫正术：上颌 Le Fort Ⅰ 型截骨术 + 双侧下颌升支劈开截骨术	1.78	2.14	−0.36	↓
	放射性粒子组织间植入术	0.21	0.71	−0.50	↓

表 2-319　新疆维吾尔自治区 7 家医疗机构口腔住院部分单病种相关指标在不同年份中的发生率（或构成比）比较

单病种	质控指标	2019 年	2018 年	增量	变化趋势
腮腺浅叶良性肿瘤	腮腺浅叶良性肿瘤术前术后诊断符合率 /%	98.58	95.54	3.04	↑
	腮腺浅叶良性肿瘤术后面神经麻痹发生率 /%	34.80	1.32	33.48	↑
	腮腺浅叶良性肿瘤术后唾液腺瘘发生率 /%	34.80	0.66	34.14	↑
口腔鳞状细胞癌	T3/T4 期初发口腔鳞状细胞癌病例构成比 /%	95.95	30.43	65.52	↑
	游离 / 带蒂组织瓣技术在初发口腔鳞状细胞癌手术治疗中的应用率 /%	83.62	31.33	52.29	↑
	游离 / 带蒂组织瓣移植成功率 /%	93.42	94.44	−1.02	↓
下颌骨骨折	下颌骨骨折（不含髁突骨折）术后伤口感染发生率 /%	1.54	0.00	1.54	↑
（不含髁突骨折）	下颌骨骨折（不含髁突骨折）术后咬合紊乱发生率 /%	1.54	0.76	0.78	↑
先天性唇腭裂	先天性唇裂术后伤口延期愈合发生率 /%	0.00	0.00	0.00	—
	先天性腭裂术后伤口裂开及穿孔发生率 /%	9.62	0.00	9.62	↑
骨性Ⅲ类错𬌗畸形	骨性Ⅲ类错𬌗畸形术后伤口感染发生率 /%	0.00	0.00	0.00	—
	骨性Ⅲ类错𬌗畸形术后咬合关系与术前设计符合率 /%	83.33	100.00	−16.67	↓

三十、新疆生产建设兵团

(一) 口腔门诊工作量统计

1. 2019 年重点病种工作量统计　在新疆生产建设兵团的 12 家医疗机构中,2019 年门诊共治疗 10 个重点病种患者 67 902 人次,按照平均就诊人次排序,排名前 5 位的病种依次为:慢性根尖周炎、急性牙髓炎、下颌阻生第三磨牙、错𬌗畸形、牙列缺损(表 2-320,图 2-88)。

表 2-320　2019 年新疆生产建设兵团口腔门诊 10 个重点病种在不同医疗机构中的年平均就诊人次比较

重点病种	二级 公立(3 家)	二级以下 公立(9 家)	平均值(12 家)
慢性根尖周炎	2 377.00	838.33	1 223.00
急性牙髓炎	1 683.00	947.11	1 131.08
下颌阻生第三磨牙	1 218.33	826.44	924.42
错𬌗畸形	2 468.67	227.00	787.42
牙列缺损	1 200.33	545.11	708.92
慢性牙周炎	1 074.33	496.11	640.67
牙列缺失	148.67	58.11	80.75
颞下颌关节紊乱病	139.33	46.22	69.50
年轻恒牙牙外伤	97.00	43.22	56.67
口腔扁平苔藓	85.00	19.78	36.08
合计	10 491.67	4 047.44	5 658.50

注:根据门急诊实际开放牙椅数,参照口腔专科医疗机构门急诊牙椅数标准对所有医疗机构进行重新分类,其中牙椅 60 台以上比照三级分析,牙椅 20~59 台比照二级分析,牙椅 3~19 台比照二级以下分析。

图 2-88　2019 年新疆生产建设兵团口腔门诊 10 个重点病种患者人次构成比

2. 2019 年重点技术工作量统计　在新疆生产建设兵团的 12 家医疗机构中,2019 年门诊 9 个重点技术患者服务总量 91 115 人次,按照平均就诊人次排序,排名前 5 位的技术依次为:根管治疗术、错𬌗畸形矫治术、阻生牙拔除术、烤瓷冠修复技术、牙周洁治术(表 2-321,图 2-89)。

表 2-321　2019 年新疆生产建设兵团口腔门诊 9 个重点技术在不同医疗机构中的年平均就诊人次比较

重点技术	二级	二级以下	平均值(12 家)
	公立(3 家)	公立(9 家)	
根管治疗术	5 995.33	2 539.78	3 403.67
错𬌗畸形矫治术	2 903.33	1 121.00	1 566.58
阻生牙拔除术	1 503.00	625.22	844.67
烤瓷冠修复技术	1 166.33	420.56	607.00
牙周洁治术	1 008.33	400.11	552.17
可摘局部义齿修复技术	731.67	261.44	379.00
慢性牙周炎系统治疗	343.33	66.89	136.00
全口义齿修复技术	135.00	58.00	77.25
种植体植入术	84.33	7.33	26.58
合计	13 870.67	5 500.33	7 592.92

注:根据门急诊实际开放牙椅数,参照口腔专科医疗机构门急诊牙椅数标准对所有医疗机构进行重新分类,其中牙椅 60 台以上比照三级分析,牙椅 20~59 台比照二级分析,牙椅 3~19 台比照二级以下分析。

图 2-89　2019 年新疆生产建设兵团口腔门诊 9 个重点技术患者人次构成比

3. **患者安全类数据统计**　在新疆生产建设兵团的 12 家医疗机构中,2019 年门诊患者 183 136 人次,门诊 7 类常见并发症共发生 825 例次,总体发生率为 0.45%。按照平均发生数量排序,排名前 5 位的并发症依次为:口腔软组织损伤、门诊手术并发症、根管内器械分离(根管治疗断针)、种植体脱落、治疗牙位错误(表 2-322)。口腔门诊 7 类常见并发症构成比如图 2-90 所示。

表 2-322　2019 年新疆生产建设兵团口腔门诊 7 类常见并发症在每家医疗机构的年平均发生人次比较

常见并发症	二级	二级以下	平均值(12 家)
	公立(3 家)	公立(9 家)	
口腔软组织损伤	8.67	46.22	36.83
门诊手术并发症	55.67	5.67	18.17
根管内器械分离(根管治疗断针)	23.00	9.89	13.17

续表

常见并发症	二级	二级以下	平均值（12家）
	公立（3家）	公立（9家）	
种植体脱落	0.67	0.33	0.42
治疗牙位错误	0.33	0.00	0.08
误吞或误吸异物	0.33	0.00	0.08
拔牙错误	0.00	0.00	0.00
合计	88.67	62.11	68.75

图 2-90 2019 年新疆生产建设兵团口腔门诊 7 类常见并发症构成比

4. 口腔门诊部分单病种相关指标 在新疆生产建设兵团的 12 家医疗机构中,口腔门诊根管治疗 5 项单病种相关指标如表 2-323 所示。

表 2-323 2019 年新疆生产建设兵团口腔门诊部分单病种相关指标在不同医疗机构中的平均值比较

质控指标	二级	二级以下	平均值（12家）
	公立（3家）	公立（9家）	
根管治疗患牙术前拍摄 X 线根尖片的百分比 /%	66.14	96.79	81.12
根管再治疗患牙术前拍摄 X 线根尖片的百分比 /%	99.63	94.22	94.74
橡皮障隔离术在根管治疗中的使用率 /%	3.78	30.79	17.60
根管治疗患牙根管充填临床合格率 /%	91.41	98.36	94.85
根管再治疗患牙根管充填临床合格率 /%	33.37	99.63	89.79

（二）口腔住院医疗质量数据统计

1. 2019 年重点病种数据统计 在新疆生产建设兵团的 5 家医疗机构中,2019 年住院共治疗 6 个重点病种患者 195 例。按照平均出院患者例数排序,排名前 3 位的病种依次为:口腔颌面部间隙感染、腮腺良性肿瘤、牙颌面畸形。其中舌癌平均住院日最长,先天性唇裂平均住院日最短。舌癌平均住院费用最高,腮腺良性肿瘤平均住院费用最低(表 2-324)。

表 2-324 2019 年新疆生产建设兵团口腔住院 6 个重点病种的 3 项质控指标年平均值比较

重点病种	平均出院患者例数	平均住院日 / 天	平均住院费用 / 元
口腔颌面部间隙感染	15.40	7.66	4 438.88
腮腺良性肿瘤	12.00	9.42	3 918.84
牙颌面畸形	4.60	8.09	11 069.13
上颌骨骨折	4.20	9.85	15 766.58
舌癌	1.80	12.67	31 423.40
先天性唇裂	1.00	5.00	7 628.20

2. **2019 年重点手术及操作数据统计** 在新疆生产建设兵团的 5 家医疗机构中,2019 年住院共治疗 7 个重点手术及操作患者 149 例。按照平均手术例数排序,排名前 3 位的手术及操作依次为:腮腺肿物切除 + 面神经解剖术、舌癌扩大切除术 + 颈淋巴清扫术、口腔颌面部肿瘤切除整复术。其中牙颌面畸形矫正术:上颌 Le Fort Ⅰ 型截骨术 + 双侧下颌升支劈开截骨术平均住院日最长,唇裂修复术平均住院日最短。牙颌面畸形矫正术:上颌 Le Fort Ⅰ 型截骨术 + 双侧下颌升支劈开截骨术平均住院费用最高,唇裂修复术平均住院费用最低(表 2-325)。

表 2-325 2019 年新疆生产建设兵团口腔住院 7 个重点手术及操作的 3 项质控指标年平均值比较

重点手术及操作	平均手术例数	平均住院日 / 天	平均住院费用 / 元
腮腺肿物切除 + 面神经解剖术	22.40	10.62	15 614.02
舌癌扩大切除术 + 颈淋巴清扫术	4.60	15.25	31 468.43
口腔颌面部肿瘤切除整复术	1.40	15.86	25 943.85
唇裂修复术	1.00	5.00	7 628.20
牙颌面畸形矫正术:上颌 Le Fort Ⅰ 型截骨术 + 双侧下颌升支劈开截骨术	0.40	19.00	61 849.58
放射性粒子组织间植入术	0.00	—	—
游离腓骨复合组织瓣移植术	0.00	—	—

3. **口腔住院部分单病种相关指标** 在新疆生产建设兵团的 5 家医疗机构中,口腔住院 5 大类 12 项单病种相关指标如表 2-326 所示。

表 2-326 2019 年新疆生产建设兵团口腔住院部分单病种相关指标在不同医疗机构中的发生率(或构成比)比较

单病种	质控指标	平均值
腮腺浅叶良性肿瘤	腮腺浅叶良性肿瘤术前术后诊断符合率 /%	100.00
	腮腺浅叶良性肿瘤术后面神经麻痹发生率 /%	0.00
	腮腺浅叶良性肿瘤术后唾液腺瘘发生率 /%	0.00
口腔鳞状细胞癌	T3/T4 期初发口腔鳞状细胞癌病例构成比 /%	60.53
	游离 / 带蒂组织瓣技术在初发口腔鳞状细胞癌手术治疗中的应用率 /%	92.11
	游离 / 带蒂组织瓣移植成功率 /%	25.00
下颌骨骨折	下颌骨骨折(不含髁突骨折)术后伤口感染发生率 /%	0.00
(不含髁突骨折)	下颌骨骨折(不含髁突骨折)术后咬合紊乱发生率 /%	0.00
先天性唇腭裂	先天性唇裂术后伤口延期愈合发生率 /%	0.00
	先天性腭裂术后伤口裂开及穿孔发生率 /%	0.00
骨性Ⅲ类错𬌗畸形	骨性Ⅲ类错𬌗畸形术后伤口感染发生率 /%	—
	骨性Ⅲ类错𬌗畸形术后咬合关系与术前设计符合率 /%	—

（三）2018—2019 年医疗质量数据比较

1. 口腔门诊医疗质量数据比较（表 2-327，表 2-328）

表 2-327　新疆生产建设兵团 10 家医疗机构口腔门诊重点病种、重点技术在不同年份中的年服务量构成比比较

分类	质控指标	2019 年 /%	2018 年 /%	增量 /%	变化趋势
门诊重点病种	慢性根尖周炎	21.62	17.89	3.73	↑
	急性牙髓炎	18.85	18.92	−0.07	↓
	错𬌗畸形	15.09	17.40	−2.31	↓
	下颌阻生第三磨牙	15.75	15.57	0.18	↑
	牙列缺损	12.51	14.87	−2.36	↓
	慢性牙周炎	11.81	10.06	1.75	↑
	牙列缺失	1.34	2.46	−1.12	↓
	颞下颌关节紊乱病	1.34	1.16	0.18	↑
	年轻恒牙牙外伤	1.00	1.06	−0.06	↓
	口腔扁平苔藓	0.68	0.61	0.07	↑
门诊重点技术	根管治疗术	47.40	42.50	4.90	↑
	错𬌗畸形矫治术	15.56	11.91	3.65	↑
	阻生牙拔除术	11.80	13.57	−1.77	↓
	牙周洁治术	7.60	10.89	−3.29	↓
	烤瓷冠修复技术	8.56	8.94	−0.38	↓
	可摘局部义齿修复技术	5.32	5.68	−0.36	↓
	慢性牙周炎系统治疗	2.20	4.32	−2.12	↓
	全口义齿修复技术	1.13	1.71	−0.58	↓
	种植体植入术	0.41	0.48	−0.07	↓

表 2-328　新疆生产建设兵团 10 家医疗机构口腔门诊常见并发症在不同年份中的年平均发生人次比较

分类	质控指标	2019 年	2018 年	增量	变化趋势
门诊患者安全类指标	口腔软组织损伤	42.20	50.60	−8.40	↓
	门诊手术并发症	18.80	24.40	−5.60	↓
	根管内器械分离（根管治疗断针）	13.80	13.40	0.40	↑
	治疗牙位错误	0.10	1.20	−1.10	↓
	种植体脱落	0.40	0.60	−0.20	↓
	误吞或误吸异物	0.10	0.30	−0.20	↓
	拔牙错误	0.00	0.20	−0.20	↓
	合计	75.40	90.70	−15.30	↓

2. 口腔住院医疗质量数据比较（表 2-329，表 2-330）

表 2-329 新疆生产建设兵团 4 家医疗机构口腔住院重点病种、重点手术及操作在不同年份中的年服务量构成比比较

分类	质控指标	2019 年 /%	2018 年 /%	增量 /%	变化趋势
住院重点病种	口腔颌面部间隙感染	38.50	34.36	4.15	↑
	腮腺良性肿瘤	30.48	36.20	−5.72	↓
	舌癌	4.81	16.56	−11.75	↓
	上颌骨骨折	11.23	6.75	4.48	↑
	牙颌面畸形	12.30	0.00	12.30	↑
	先天性唇裂	2.67	6.13	−3.46	↓
住院重点手术及操作	腮腺肿物切除 + 面神经解剖术	74.31	65.63	8.68	↑
	舌癌扩大切除术 + 颈淋巴清扫术	15.97	16.41	−0.43	↓
	口腔颌面部肿瘤切除整复术	4.86	9.38	−4.52	↓
	唇裂修复术	3.47	7.81	−4.34	↓
	牙颌面畸形矫正术：上颌 Le Fort Ⅰ 型截骨术 + 双侧下颌升支劈开截骨术	1.39	0.00	1.39	↑
	游离腓骨复合组织瓣移植术	0.00	0.78	−0.78	↓
	放射性粒子组织间植入术	0.00	0.00	0.00	—

表 2-330 新疆生产建设兵团 4 家医疗机构口腔住院部分单病种相关指标在不同年份中的发生率（或构成比）比较

单病种	质控指标	2019 年	2018 年	增量	变化趋势
腮腺浅叶良性肿瘤	腮腺浅叶良性肿瘤术前术后诊断符合率 /%	100.00	95.56	4.44	↑
	腮腺浅叶良性肿瘤术后面神经麻痹发生率 /%	0.00	3.03	−3.03	↓
	腮腺浅叶良性肿瘤术后唾液腺瘘发生率 /%	0.00	3.03	−3.03	↓
口腔鳞状细胞癌	T3/T4 期初发口腔鳞状细胞癌病例构成比 /%	60.53	27.03	33.50	↑
	游离 / 带蒂组织瓣技术在初发口腔鳞状细胞癌手术治疗中的应用率 /%	92.11	89.47	2.64	↑
	游离 / 带蒂组织瓣移植成功率 /%	25.00	97.14	−72.14	↓
下颌骨骨折（不含髁突骨折）	下颌骨骨折（不含髁突骨折）术后伤口感染发生率 /%	0.00	4.55	−4.55	↓
	下颌骨骨折（不含髁突骨折）术后咬合紊乱发生率 /%	0.00	0.00	0.00	—
先天性唇腭裂	先天性唇裂术后伤口延期愈合发生率 /%	0.00	0.00	0.00	—
	先天性腭裂术后伤口裂开及穿孔发生率 /%	0.00	0.00	0.00	—
骨性Ⅲ类错𬌗畸形	骨性Ⅲ类错𬌗畸形术后伤口感染发生率 /%	—	0.00	—	—
	骨性Ⅲ类错𬌗畸形术后咬合关系与术前设计符合率 /%	—	0.00	—	—

三十一、云 南 省

（一）口腔门诊工作量统计

1. 2019 年重点病种工作量统计 在云南省的 122 家医疗机构中，2019 年门诊共治疗 10 个重点病种患者 887 566 人次，按照平均就诊人次排序，排名前 5 位的病种依次为：急性牙髓炎、慢性根尖周炎、下颌阻生第三磨牙、慢性牙周炎、牙列缺损（表 2-331，图 2-91）。

表 2-331　2019 年云南省口腔门诊 10 个重点病种在不同医疗机构中的年平均就诊人次比较

重点病种	三级	二级		二级以下		平均值(122 家)
	公立(1 家)	公立(9 家)	民营(1 家)	公立(105 家)	民营(6 家)	
急性牙髓炎	7 909.00	3 263.11	114.00	1 584.87	421.67	1 691.25
慢性根尖周炎	7 180.00	2 505.00	405.00	1 478.61	392.17	1 538.83
下颌阻生第三磨牙	23 575.00	2 917.00	506.00	796.91	674.33	1 131.61
慢性牙周炎	4 382.00	2 647.67	270.00	798.46	630.67	951.66
牙列缺损	6 191.00	2 135.89	186.00	755.66	253.17	872.65
错𬌗畸形	4 489.00	4 785.22	282.00	369.16	85.17	714.02
牙列缺失	2 263.00	481.11	36.00	151.84	198.33	194.77
颞下颌关节紊乱病	700.00	304.89	12.00	52.67	29.50	75.11
年轻恒牙牙外伤	593.00	166.89	12.00	61.56	22.50	71.36
口腔扁平苔藓	521.00	104.44	0.00	24.63	14.33	33.88
合计	57 803.00	19 311.22	1 823.00	6 074.36	2 721.83	7 275.13

注:根据门急诊实际开放牙椅数,参照口腔专科医疗机构门急诊牙椅数标准对所有医疗机构进行重新分类,其中牙椅 60 台以上比照三级分析,牙椅 20~59 台比照二级分析,牙椅 3~19 台比照二级以下分析。

图 2-91　2019 年云南省口腔门诊 10 个重点病种患者人次构成比

2. 2019 年重点技术工作量统计　在云南省的 122 家医疗机构中,2019 年门诊 9 个重点技术患者服务总量 959 156 人次,按照平均就诊人次排序,排名前 5 位的技术依次为:根管治疗术、阻生牙拔除术、错𬌗畸形矫治术、牙周洁治术、烤瓷冠修复技术(表 2-332,图 2-92)。

表 2-332　2019 年云南省口腔门诊 9 个重点技术在不同医疗机构中的年平均就诊人次比较

重点技术	三级	二级		二级以下		平均值(122 家)
	公立(1 家)	公立(9 家)	民营(1 家)	公立(105 家)	民营(6 家)	
根管治疗术	18 507.00	8 093.78	212.00	2 834.63	715.00	3 225.32
阻生牙拔除术	25 612.00	3 406.56	658.00	764.97	354.00	1 142.42
错𬌗畸形矫治术	4 489.00	8 880.00	752.00	334.57	62.17	989.05
牙周洁治术	4 487.00	3 589.44	3 198.00	733.34	546.17	985.80

续表

| 重点技术 | 三级 | 二级 | | 二级以下 | | 平均值(122 家) |
	公立(1 家)	公立(9 家)	民营(1 家)	公立(105 家)	民营(6 家)	
烤瓷冠修复技术	6 669.00	1 863.67	116.00	590.14	173.50	709.54
可摘局部义齿修复技术	3 106.00	1 056.67	50.00	326.90	99.00	390.04
慢性牙周炎系统治疗	2 735.00	1 046.56	115.00	195.05	45.67	270.68
全口义齿修复技术	616.00	233.00	20.00	88.67	43.50	100.85
种植体植入术	2 270.00	202.22	188.00	14.29	17.67	48.23
合计	68 491.00	28 371.89	5 309.00	5 882.56	2 056.67	7 861.93

注:根据门急诊实际开放牙椅数,参照口腔专科医疗机构门急诊牙椅数标准对所有医疗机构进行重新分类,其中牙椅 60 台以上比照三级分析,牙椅 20~59 台比照二级分析,牙椅 3~19 台比照二级以下分析。

图 2-92　2019 年云南省口腔门诊 9 个重点技术患者人次构成比

3. **患者安全类数据统计**　在云南省的 122 家医疗机构中,2019 年门诊患者 2 286 899 人次,门诊 7 类常见并发症共发生 3 038 例次,总体发生率为 0.13%。按照平均发生数量排序,排名前 5 位的并发症依次为:口腔软组织损伤、门诊手术并发症、根管内器械分离(根管治疗断针)、种植体脱落、治疗牙位错误(表 2-333)。口腔门诊 7 类常见并发症构成比如图 2-93 所示。

表 2-333　2019 年云南省口腔门诊 7 类常见并发症在每家医疗机构的年平均发生人次比较

| 常见并发症 | 三级 | 二级 | | 二级以下 | | 平均值(122 家) |
	公立(1 家)	公立(9 家)	民营(1 家)	公立(105 家)	民营(6 家)	
口腔软组织损伤	1.00	15.33	0.00	14.66	0.50	13.78
门诊手术并发症	0.00	12.44	0.00	6.90	0.83	6.90
根管内器械分离(根管治疗断针)	0.00	6.11	0.00	3.53	2.33	3.61
种植体脱落	0.00	1.67	2.00	0.16	0.17	0.29
治疗牙位错误	0.00	0.11	0.00	0.28	0.00	0.25
误吞或误吸异物	0.00	0.00	1.00	0.04	0.17	0.05
拔牙错误	0.00	0.11	0.00	0.03	0.00	0.03
合计	1.00	35.78	3.00	25.60	4.00	24.90

图 2-93　2019 年云南省口腔门诊 7 类常见并发症构成比

4. 口腔门诊部分单病种相关指标　在云南省的 122 家医疗机构中,口腔门诊根管治疗 5 项单病种相关指标如表 2-334 所示。

表 2-334　2019 年云南省口腔门诊部分单病种相关指标在不同医疗机构中的平均值比较

质控指标	三级	二级		二级以下		平均值
	公立(1 家)	公立(9 家)	民营(1 家)	公立(105 家)	民营(6 家)	(122 家)
根管治疗患牙术前拍摄 X 线根尖片的百分比 /%	100.00	95.38	100.00	71.86	62.21	75.52
根管再治疗患牙术前拍摄 X 线根尖片的百分比 /%	100.00	95.92	100.00	74.80	61.27	76.99
橡皮障隔离术在根管治疗中的使用率 /%	29.64	6.63	100.00	15.80	18.66	14.78
根管治疗患牙根管充填临床合格率 /%	98.78	95.48	100.00	83.55	62.65	84.98
根管再治疗患牙根管充填临床合格率 /%	98.17	93.84	100.00	72.89	38.31	72.47

(二)口腔住院医疗质量数据统计

1. 2019 年重点病种数据统计　在云南省的 19 家医疗机构中,2019 年住院共治疗 6 个重点病种患者 3 478 例。按照平均出院患者例数排序,排名前 3 位的病种依次为:口腔颌面部间隙感染、腮腺良性肿瘤、上颌骨骨折。其中舌癌平均住院日最长,先天性唇裂平均住院日最短。上颌骨骨折平均住院费用最高,口腔颌面部间隙感染平均住院费用最低(表 2-335)。

表 2-335　2019 年云南省口腔住院 6 个重点病种的 3 项质控指标年平均值比较

重点病种	平均出院患者例数	平均住院日 / 天	平均住院费用 / 元
口腔颌面部间隙感染	57.63	8.34	6 291.89
腮腺良性肿瘤	52.68	7.92	7 998.66
上颌骨骨折	52.11	10.68	16 631.35
先天性唇裂	10.05	6.22	7 723.05
舌癌	5.42	11.47	12 125.09
牙颌面畸形	5.16	7.82	14 049.56

2. **2019 年重点手术及操作数据统计** 在云南省的 19 家医疗机构中,2019 年住院共治疗 7 个重点手术及操作患者 1 980 例。按照平均手术例数排序,排名前 3 位的手术及操作依次为:腮腺肿物切除 + 面神经解剖术、口腔颌面部肿瘤切除整复术、唇裂修复术。其中游离腓骨复合组织瓣移植术平均住院日最长,唇裂修复术平均住院日最短。牙颌面畸形矫正术:上颌 Le Fort Ⅰ型截骨术 + 双侧下颌升支劈开截骨术平均住院费用最高,腮腺肿物切除 + 面神经解剖术平均住院费用最低(表 2-336)。

表 2-336 2019 年云南省口腔住院 7 个重点手术及操作的 3 项质控指标年平均值比较

重点手术及操作	平均手术例数	平均住院日 / 天	平均住院费用 / 元
腮腺肿物切除 + 面神经解剖术	52.05	8.37	8 139.43
口腔颌面部肿瘤切除整复术	30.26	10.66	13 449.95
唇裂修复术	13.89	6.27	9 356.63
舌癌扩大切除术 + 颈淋巴清扫术	4.95	10.92	11 970.75
牙颌面畸形矫正术:上颌 Le Fort Ⅰ型截骨术 + 双侧下颌升支劈开截骨术	1.63	10.34	22 063.97
游离腓骨复合组织瓣移植术	1.42	12.87	16 350.63
放射性粒子组织间植入术	0.00	—	—

3. **口腔住院部分单病种相关指标** 在云南省的 19 家医疗机构中,口腔住院 5 大类 12 项单病种相关指标如表 2-337 所示。

表 2-337 2019 年云南省口腔住院部分单病种相关指标在不同医疗机构中的发生率(或构成比)比较

单病种	质控指标	平均值
腮腺浅叶良性肿瘤	腮腺浅叶良性肿瘤术前术后诊断符合率 /%	94.66
	腮腺浅叶良性肿瘤术后面神经麻痹发生率 /%	3.60
	腮腺浅叶良性肿瘤术后唾液腺瘘发生率 /%	1.68
口腔鳞状细胞癌	T3/T4 期初发口腔鳞状细胞癌病例构成比 /%	36.73
	游离 / 带蒂组织瓣技术在初发口腔鳞状细胞癌手术治疗中的应用率 /%	46.85
	游离 / 带蒂组织瓣移植成功率 /%	98.86
下颌骨骨折 (不含髁突骨折)	下颌骨骨折(不含髁突骨折)术后伤口感染发生率 /%	0.58
	下颌骨骨折(不含髁突骨折)术后咬合紊乱发生率 /%	0.39
先天性唇腭裂	先天性唇裂术后伤口延期愈合发生率 /%	1.56
	先天性腭裂术后伤口裂开及穿孔发生率 /%	0.00
骨性Ⅲ类错𬌗畸形	骨性Ⅲ类错𬌗畸形术后伤口感染发生率 /%	0.00
	骨性Ⅲ类错𬌗畸形术后咬合关系与术前设计符合率 /%	100.00

（三）2018—2019 年医疗质量数据比较

1. 口腔门诊医疗质量数据比较（表 2-338，表 2-339）

表 2-338　云南省 71 家医疗机构口腔门诊重点病种、重点技术在不同年份中的年服务量构成比比较

分类	质控指标	2019 年 /%	2018 年 /%	增量 /%	变化趋势
门诊重点病种	慢性根尖周炎	20.57	20.26	0.31	↑
	急性牙髓炎	22.04	18.56	3.48	↑
	下颌阻生第三磨牙	16.02	14.83	1.19	↑
	错𬌗畸形	12.52	15.04	−2.52	↓
	慢性牙周炎	13.00	13.99	−0.99	↓
	牙列缺损	11.38	11.51	−0.13	↓
	牙列缺失	1.96	2.71	−0.75	↓
	颞下颌关节紊乱病	1.19	1.21	−0.02	↓
	年轻恒牙牙外伤	0.89	1.24	−0.35	↓
	口腔扁平苔藓	0.43	0.65	−0.22	↓
门诊重点技术	根管治疗术	40.86	39.04	1.82	↑
	阻生牙拔除术	14.84	14.36	0.48	↑
	牙周洁治术	12.49	15.40	−2.91	↓
	错𬌗畸形矫治术	12.67	10.30	2.37	↑
	烤瓷冠修复技术	8.70	8.88	−0.18	↓
	可摘局部义齿修复技术	4.98	5.39	−0.41	↓
	慢性牙周炎系统治疗	3.61	4.74	−1.13	↓
	全口义齿修复技术	1.02	1.47	−0.45	↓
	种植体植入术	0.82	0.43	0.39	↑

表 2-339　云南省 71 家医疗机构口腔门诊常见并发症在不同年份中的年平均发生人次比较

分类	质控指标	2019 年	2018 年	增量	变化趋势
门诊患者安全类指标	口腔软组织损伤	12.65	12.11	0.54	↑
	门诊手术并发症	7.48	5.70	1.78	↑
	根管内器械分离（根管治疗断针）	4.28	3.49	0.79	↑
	种植体脱落	0.41	0.54	−0.13	↓
	治疗牙位错误	0.15	0.17	−0.02	↓
	误吞或误吸异物	0.08	0.14	−0.06	↓
	拔牙错误	0.04	0.07	−0.03	↓
	合计	25.10	22.23	2.87	↑

2. 口腔住院医疗质量数据比较（表 2-340，表 2-341）

表 2-340　云南省 12 家医疗机构口腔住院重点病种、重点手术及操作在不同年份中的年服务量构成比比较

分类	质控指标	2019 年 /%	2018 年 /%	增量 /%	变化趋势
住院重点病种	上颌骨骨折	29.14	31.16	−2.02	↓
	腮腺良性肿瘤	29.82	29.84	−0.02	↓
	口腔颌面部间隙感染	28.22	28.28	−0.06	↓
	先天性唇裂	6.21	5.45	0.76	↑
	舌癌	3.23	2.96	0.27	↑
	牙颌面畸形	3.37	2.30	1.07	↑
住院重点手术及操作	腮腺肿物切除 + 面神经解剖术	53.27	59.89	−6.62	↓
	口腔颌面部肿瘤切除整复术	22.52	12.55	9.97	↑
	唇裂修复术	16.70	16.98	−0.28	↓
	舌癌扩大切除术 + 颈淋巴清扫术	3.88	5.33	−1.45	↓
	游离腓骨复合组织瓣移植术	1.62	3.12	−1.50	↓
	牙颌面畸形矫正术：上颌 Le Fort Ⅰ 型截骨术 + 双侧下颌升支劈开截骨术	2.01	2.13	−0.13	↓
	放射性粒子组织间植入术	0.00	0.00	0.00	—

表 2-341　云南省 12 家医疗机构口腔住院部分单病种相关指标在不同年份中的发生率（或构成比）比较

单病种	质控指标	2019 年	2018 年	增量	变化趋势
腮腺浅叶良性肿瘤	腮腺浅叶良性肿瘤术前术后诊断符合率 /%	93.17	97.46	−4.29	↓
	腮腺浅叶良性肿瘤术后面神经麻痹发生率 /%	7.25	0.59	6.66	↑
	腮腺浅叶良性肿瘤术后唾液腺瘘发生率 /%	3.38	1.04	2.34	↑
口腔鳞状细胞癌	T3/T4 期初发口腔鳞状细胞癌病例构成比 /%	48.39	29.41	18.98	↑
	游离 / 带蒂组织瓣技术在初发口腔鳞状细胞癌手术治疗中的应用率 /%	66.67	51.61	15.06	↑
	游离 / 带蒂组织瓣移植成功率 /%	97.73	100.00	−2.27	↓
下颌骨骨折（不含髁突骨折）	下颌骨骨折（不含髁突骨折）术后伤口感染发生率 /%	0.78	3.48	−2.70	↓
	下颌骨骨折（不含髁突骨折）术后咬合紊乱发生率 /%	0.52	2.56	−2.04	↓
先天性唇腭裂	先天性唇裂术后伤口延期愈合发生率 /%	1.17	1.22	−0.05	↓
	先天性腭裂术后伤口裂开及穿孔发生率 /%	0.00	4.08	−4.08	↓
骨性Ⅲ类错𬌗畸形	骨性Ⅲ类错𬌗畸形术后伤口感染发生率 /%	0.00	0.00	0.00	—
	骨性Ⅲ类错𬌗畸形术后咬合关系与术前设计符合率 /%	100.00	100.00	0.00	—

三十二、浙　江　省

（一）口腔门诊工作量统计

1. **2019 年重点病种工作量统计**　在浙江省的 111 家医疗机构中，2019 年门诊共治疗 10 个重点病种患者 2 171 704 人次，按照平均就诊人次排序，排名前 5 位的病种依次为：慢性根尖周炎、下颌阻生第三磨牙、慢性牙周炎、牙列缺损、急性牙髓炎（表 2-342，图 2-94）。

表 2-342　2019 年浙江省口腔门诊 10 个重点病种在不同医疗机构中的年平均就诊人次比较

重点病种	三级		二级	二级以下		平均值(111 家)
	公立(4 家)	民营(3 家)	公立(35 家)	公立(65 家)	民营(4 家)	
慢性根尖周炎	8 964.50	9 106.00	6 358.43	3 040.08	1 036.25	4 391.63
下颌阻生第三磨牙	25 530.25	21 952.33	4 552.00	1 333.98	817.50	3 759.25
慢性牙周炎	16 779.25	9 755.33	3 705.03	1 501.06	806.75	2 944.64
牙列缺损	16 167.50	6 909.33	3 569.00	1 529.38	980.25	2 825.62
急性牙髓炎	3 536.00	6 822.00	2 879.34	2 122.74	467.00	2 479.58
错𬌗畸形	13 019.50	4 596.67	2 245.29	484.35	74.00	1 587.68
牙列缺失	4 803.25	1 268.33	1 344.66	292.42	33.50	803.80
颞下颌关节紊乱病	2 565.25	489.00	499.17	195.11	32.00	378.46
口腔扁平苔藓	2 305.00	125.00	237.89	65.72	10.75	200.32
年轻恒牙牙外伤	761.75	135.00	280.74	110.82	261.00	193.92
合计	94 432.25	61 159.00	25 671.54	10 675.66	4 519.00	19 564.90

注: 根据门急诊实际开放牙椅数,参照口腔专科医疗机构门急诊牙椅数标准对所有医疗机构进行重新分类,其中牙椅 60 台以上比照三级分析,牙椅 20~59 台比照二级分析,牙椅 3~19 台比照二级以下分析。

图 2-94　2019 年浙江省口腔门诊 10 个重点病种患者人次构成比

2. 2019 年重点技术工作量统计　在浙江省的 111 家医疗机构中,2019 年门诊 9 个重点技术患者服务总量 2 328 438 人次,按照平均就诊人次排序,排名前 5 位的技术依次为:根管治疗术、烤瓷冠修复技术、阻生牙拔除术、牙周洁治术、错𬌗畸形矫治术(表 2-343,图 2-95)。

表 2-343　2019 年浙江省口腔门诊 9 个重点技术在不同医疗机构中的年平均就诊人次比较

重点技术	三级		二级	二级以下		平均值(111 家)
	公立(4 家)	民营(3 家)	公立(35 家)	公立(65 家)	民营(4 家)	
根管治疗术	10 751.25	9 115.33	8 204.03	4 235.02	1 303.75	5 747.59
烤瓷冠修复技术	6 190.25	120 487.00	2 417.00	987.00	566.00	4 839.96
阻生牙拔除术	11 331.00	26 218.33	3 743.69	1 391.58	830.50	3 142.19

续表

重点技术	三级		二级	二级以下		平均值(111家)
	公立(4家)	民营(3家)	公立(35家)	公立(65家)	民营(4家)	
牙周洁治术	20 529.50	14 653.33	2 556.46	1 151.69	667.75	2 640.41
错𬌗畸形矫治术	5 745.75	6 095.33	3 283.49	916.11	83.00	1 946.58
可摘局部义齿修复技术	894.00	35 427.00	717.43	385.08	250.25	1 450.43
慢性牙周炎系统治疗	6 400.25	2 120.33	788.83	158.25	45.50	630.98
种植体植入术	2 716.00	2 948.00	347.20	68.37	74.50	329.75
全口义齿修复技术	922.75	3 433.33	237.06	80.15	36.00	249.03
合计	65 480.75	220 498.00	22 295.17	9 373.25	3 857.25	20 976.92

注:根据门急诊实际开放牙椅数,参照口腔专科医疗机构门急诊牙椅数标准对所有医疗机构进行重新分类,其中牙椅60台以上比照三级分析,牙椅20~59台比照二级分析,牙椅3~19台比照二级以下分析。

图 2-95　2019 年浙江省口腔门诊 9 个重点技术患者人次构成比

3. 患者安全类数据统计　在浙江省的 111 家医疗机构中,2019 年门诊患者 7 786 401 人次,门诊 7 类常见并发症共发生 9 088 例次,总体发生率为 0.12%。按照平均发生数量排序,排名前 5 位的并发症依次为:口腔软组织损伤、根管内器械分离(根管治疗断针)、门诊手术并发症、种植体脱落、治疗牙位错误 (表 2-344)。口腔门诊 7 类常见并发症构成比如图 2-96 所示。

表 2-344　2019 年浙江省口腔门诊 7 类常见并发症在每家医疗机构的年平均发生人次比较

常见并发症	三级		二级	二级以下		平均值(111家)
	公立(4家)	民营(3家)	公立(35家)	公立(65家)	民营(4家)	
口腔软组织损伤	1.25	8.00	33.00	75.11	3.00	54.76
根管内器械分离(根管治疗断针)	34.00	41.33	17.29	9.37	5.00	13.46
门诊手术并发症	8.75	25.67	12.69	6.71	6.25	9.16
种植体脱落	34.50	34.67	3.71	0.97	1.50	3.97
治疗牙位错误	0.00	0.67	0.46	0.12	0.00	0.23
误吞或误吸异物	0.00	4.67	0.20	0.05	0.00	0.22
拔牙错误	0.00	0.67	0.11	0.03	0.00	0.07
合计	78.50	115.67	67.46	92.35	15.75	81.87

图 2-96　2019 年浙江省口腔门诊 7 类常见并发症构成比

4. **口腔门诊部分单病种相关指标**　在浙江省的 111 家医疗机构中,口腔门诊根管治疗 5 项单病种相关指标如表 2-345 所示。

表 2-345　2019 年浙江省口腔门诊部分单病种相关指标在不同医疗机构中的平均值比较

质控指标	三级(7 家)		二级(35 家)	二级以下(69 家)		平均值(111 家)
	公立(4 家)	民营(3 家)	公立(35 家)	公立(65 家)	民营(4 家)	
根管治疗患牙术前拍摄 X 线根尖片的百分比 /%	73.23	71.68	85.97	81.09	95.43	82.02
根管再治疗患牙术前拍摄 X 线根尖片的百分比 /%	59.11	100.00	94.37	87.73	97.17	82.02
橡皮障隔离术在根管治疗中的使用率 /%	8.91	56.39	17.81	11.18	22.27	18.90
根管治疗患牙根管充填临床合格率 /%	74.22	93.46	95.03	87.02	96.21	90.08
根管再治疗患牙根管充填临床合格率 /%	90.75	80.66	84.61	75.53	97.23	82.60

(二)口腔住院医疗质量数据统计

1. **2019 年重点病种数据统计**　在浙江省的 50 家医疗机构中,2019 年住院共治疗 6 个重点病种患者 5 158 例。按照平均出院患者例数排序,排名前 3 位的病种依次为:腮腺良性肿瘤、上颌骨骨折、口腔颌面部间隙感染。其中舌癌平均住院日最长,先天性唇裂平均住院日最短。舌癌平均住院费用最高,先天性唇裂平均住院费用最低(表 2-346)。

表 2-346　2019 年浙江省口腔住院 6 个重点病种的 3 项质控指标年平均值比较

重点病种	平均出院患者例数	平均住院日 / 天	平均住院费用 / 元
腮腺良性肿瘤	54.14	7.07	12 459.79
上颌骨骨折	16.82	8.69	20 061.24
口腔颌面部间隙感染	14.12	9.06	11 224.02
舌癌	8.00	12.62	28 590.06
牙颌面畸形	6.42	8.00	23 007.12
先天性唇裂	3.66	5.63	7 935.01

2. 2019年重点手术及操作数据统计　在浙江省的50家医疗机构中,2019年住院共治疗7个重点手术及操作患者4 617例。按照平均手术例数排序,排名前3位的手术及操作依次为:腮腺肿物切除+面神经解剖术、口腔颌面部肿瘤切除整复术、舌癌扩大切除术+颈淋巴清扫术。其中游离腓骨复合组织瓣移植术平均住院日最长,唇裂修复术平均住院日最短。游离腓骨复合组织瓣移植术平均住院费用最高,唇裂修复术平均住院费用最低(表2-347)。

表2-347　2019年浙江省口腔住院7个重点手术及操作的3项质控指标年平均值比较

重点手术及操作	平均手术例数	平均住院日/天	平均住院费用/元
腮腺肿物切除+面神经解剖术	61.58	7.67	12 875.82
口腔颌面部肿瘤切除整复术	40.88	7.31	16 403.95
舌癌扩大切除术+颈淋巴清扫术	5.64	14.32	34 799.54
唇裂修复术	2.82	6.94	8 329.07
牙颌面畸形矫正术:上颌 Le Fort Ⅰ型截骨术+双侧下颌升支劈开截骨术	1.48	9.88	47 886.96
游离腓骨复合组织瓣移植术	1.18	18.97	75 390.78
放射性粒子组织间植入术	0.00	—	—

3. 口腔住院部分单病种相关指标　在浙江省的50家医疗机构中,口腔住院5大类12项单病种相关指标如表2-348所示。

表2-348　2019年浙江省口腔住院部分单病种相关指标在不同医疗机构中的发生率(或构成比)比较

单病种	质控指标	平均值
腮腺浅叶良性肿瘤	腮腺浅叶良性肿瘤术前术后诊断符合率/%	94.09
	腮腺浅叶良性肿瘤术后面神经麻痹发生率/%	4.91
	腮腺浅叶良性肿瘤术后唾液腺瘘发生率/%	2.73
口腔鳞状细胞癌	T3/T4期初发口腔鳞状细胞癌病例构成比/%	32.26
	游离/带蒂组织瓣技术在初发口腔鳞状细胞癌手术治疗中的应用率/%	34.04
	游离/带蒂组织瓣移植成功率/%	97.01
下颌骨骨折(不含髁突骨折)	下颌骨骨折(不含髁突骨折)术后伤口感染发生率/%	1.78
	下颌骨骨折(不含髁突骨折)术后咬合紊乱发生率/%	5.56
先天性唇腭裂	先天性唇裂术后伤口延期愈合发生率/%	2.50
	先天性腭裂术后伤口裂开及穿孔发生率/%	7.58
骨性Ⅲ类错𬌗畸形	骨性Ⅲ类错𬌗畸形术后伤口感染发生率/%	0.00
	骨性Ⅲ类错𬌗畸形术后咬合关系与术前设计符合率/%	100.00

（三）2018—2019 年医疗质量数据比较

1. 口腔门诊医疗质量数据比较（表 2-349，表 2-350）

表 2-349　浙江省 81 家医疗机构口腔门诊重点病种、重点技术在不同年份中的年服务量构成比比较

分类	质控指标	2019 年 /%	2018 年 /%	增量 /%	变化趋势
门诊重点病种	慢性根尖周炎	21.22	21.98	−0.76	↓
	下颌阻生第三磨牙	20.23	14.42	5.81	↑
	慢性牙周炎	15.80	15.31	0.49	↑
	牙列缺损	15.23	14.72	0.51	↑
	急性牙髓炎	11.33	12.88	−1.55	↓
	错𬌗畸形	8.60	12.42	−3.82	↓
	牙列缺失	3.49	2.17	1.32	↑
	年轻恒牙牙外伤	1.00	3.57	−2.57	↓
	颞下颌关节紊乱病	1.99	1.69	0.30	↑
	口腔扁平苔藓	1.09	0.83	0.26	↑
门诊重点技术	根管治疗术	31.85	38.20	−6.35	↓
	牙周洁治术	15.86	19.94	−4.08	↓
	阻生牙拔除术	18.50	15.88	2.62	↑
	烤瓷冠修复技术	10.37	9.29	1.08	↑
	错𬌗畸形矫治术	12.67	4.97	7.70	↑
	慢性牙周炎系统治疗	4.33	6.12	−1.79	↓
	可摘局部义齿修复技术	3.31	3.20	0.11	↑
	种植体植入术	2.08	1.53	0.55	↑
	全口义齿修复技术	1.02	0.86	0.16	↑

表 2-350　浙江省 81 家医疗机构口腔门诊常见并发症在不同年份中的年平均发生人次比较

分类	质控指标	2019 年	2018 年	增量	变化趋势
门诊患者安全类指标	口腔软组织损伤	67.99	98.30	−30.31	↓
	门诊手术并发症	7.77	28.52	−20.75	↓
	根管内器械分离（根管治疗断针）	14.02	13.91	0.11	↑
	种植体脱落	5.10	5.56	−0.46	↓
	治疗牙位错误	0.26	0.42	−0.16	↓
	误吞或误吸异物	0.09	0.19	−0.10	↓
	拔牙错误	0.07	0.16	−0.09	↓
	合计	95.30	147.05	−51.75	↓

2. 口腔住院医疗质量数据比较（表 2-351，表 2-352）

表 2-351　浙江省 39 家医疗机构口腔住院重点病种、重点手术及操作在不同年份中的年服务量构成比比较

分类	质控指标	2019 年 /%	2018 年 /%	增量 /%	变化趋势
住院重点病种	腮腺良性肿瘤	54.16	54.03	0.13	↑
	上颌骨骨折	15.01	16.42	−1.41	↓
	口腔颌面部间隙感染	12.68	14.39	−1.71	↓
	舌癌	8.34	7.95	0.39	↑
	牙颌面畸形	5.86	4.68	1.18	↑
	先天性唇裂	3.95	2.53	1.42	↑

续表

分类	质控指标	2019 年 /%	2018 年 /%	增量 /%	变化趋势
住院重点手术及操作	腮腺肿物切除＋面神经解剖术	53.68	48.56	5.12	↑
	口腔颌面部肿瘤切除整复术	36.20	41.67	−5.47	↓
	舌癌扩大切除术＋颈淋巴清扫术	5.08	3.92	1.16	↑
	唇裂修复术	2.59	2.18	0.41	↑
	游离腓骨复合组织瓣移植术	1.09	2.33	−1.24	↓
	牙颌面畸形矫正术：上颌 Le Fort Ⅰ 型截骨术＋双侧下颌升支劈开截骨术	1.35	1.33	0.02	↑
	放射性粒子组织间植入术	0.00	0.00	0.00	—

表 2-352　浙江省 39 家医疗机构口腔住院部分单病种相关指标在不同年份中的发生率（或构成比）比较

单病种	质控指标	2019 年	2018 年	增量	变化趋势
腮腺浅叶良性肿瘤	腮腺浅叶良性肿瘤术前术后诊断符合率 /%	93.73	95.89	−2.16	↓
	腮腺浅叶良性肿瘤术后面神经麻痹发生率 /%	4.88	7.18	−2.30	↓
	腮腺浅叶良性肿瘤术后唾液腺瘘发生率 /%	2.64	3.22	−0.58	↓
口腔鳞状细胞癌	T3/T4 期初发口腔鳞状细胞癌病例构成比 /%	31.99	46.74	−14.75	↓
	游离／带蒂组织瓣技术在初发口腔鳞状细胞癌手术治疗中的应用率 /%	32.43	53.93	−21.50	↓
	游离／带蒂组织瓣移植成功率 /%	96.98	96.70	0.28	↑
下颌骨骨折（不含髁突骨折）	下颌骨骨折（不含髁突骨折）术后伤口感染发生率 /%	1.96	1.25	0.71	↑
	下颌骨骨折（不含髁突骨折）术后咬合紊乱发生率 /%	6.28	2.16	4.12	↑
先天性唇腭裂	先天性唇裂术后伤口延期愈合发生率 /%	2.56	5.50	−2.94	↓
	先天性腭裂术后伤口裂开及穿孔发生率 /%	7.75	7.14	0.61	↑
骨性Ⅲ类错𬌗畸形	骨性Ⅲ类错𬌗畸形术后伤口感染发生率 /%	0.00	2.27	−2.27	↓
	骨性Ⅲ类错𬌗畸形术后咬合关系与术前设计符合率 /%	100.00	100.00	0.00	—

口腔专科与综合医疗机构口腔专业质控数据比较分析报告

一、数据纳入统计情况

全国 31 个省区市（香港特别行政区、澳门特别行政区、台湾省数据未统计）和新疆生产建设兵团的 2 670 家医疗机构纳入 2019 年医疗服务与质量安全数据口腔门诊相关质控指标分析，其中口腔专科医疗机构 231 家，其他专科医疗机构 196 家，综合医疗机构 2 243 家。913 家医疗机构纳入口腔住院相关质控指标分析，其中口腔专科医疗机构 78 家，其他专科医疗机构 25 家，综合医疗机构 810 家（表 3-1，图 3-1）。本章主要对口腔专科与综合医疗机构口腔专业质控数据进行比较分析。

表 3-1　2019 年医疗服务与质量安全数据纳入口腔相关质控指标的不同医疗机构数量　　　　单位：家

分类		三级		二级		二级以下		合计
		公立	民营	公立	民营	公立	民营	
门诊	口腔专科	66	12	39	72	2	40	231
	其他专科	—	—	7	—	182	7	196
	综合	28	—	321	11	1 701	1 82	2 243
住院	口腔专科	26	—	33	5	7	7	78
	其他专科	—	—	5	—	20	—	25
	综合	25	—	255	5	498	27	810

图 3-1　2019 年医疗服务与质量安全数据纳入口腔相关质控指标统计的医疗机构分类及数量

二、口腔门诊工作量统计

(一)重点病种工作量统计

在全国 31 个省区市(香港特别行政区、澳门特别行政区、台湾省数据未统计)和新疆生产建设兵团的 2 670 家医疗机构中,2019 年门诊共治疗 10 个重点病种患者 30 468 001 人次。由表 3-2 计算可知,纳入统计的口腔专科医疗机构 10 个重点病种平均就诊人次是综合医疗机构口腔科的 4.68 倍。按照平均就诊人次排序,口腔专科医疗机构排名前 5 位的病种依次为:慢性牙周炎、下颌阻生第三磨牙、牙列缺损、慢性根尖周炎、错𬌗畸形;综合医疗机构口腔科排名前 5 位的病种依次为:慢性根尖周炎、急性牙髓炎、慢性牙周炎、下颌阻生第三磨牙、牙列缺损(图 3-2,图 3-3)。

图 3-2 2019 年口腔门诊 10 个重点病种患者平均就诊人次比较

图 3-3 2019 年口腔门诊 10 个重点病种患者服务量构成比比较

(二)重点技术工作量统计

在全国 31 个省区市(香港特别行政区、澳门特别行政区、台湾省数据未统计)和新疆生产建设兵团的 2 670 家医疗机构中,2019 年门诊 9 个重点技术患者服务总量 32 078 397 人次。由表 3-2 计算可知,纳入统计的口腔专科医疗机构 9 个重点技术平均就诊人次是综合医疗机构口腔科的 5.59 倍。按照平均就诊人次排序,口腔专科医疗机构排名前 5 位的技术依次为:根管治疗术、错𬌗畸形矫治术、牙周洁治术、阻生

表3-2 2019年口腔门诊10个重点病种、9个重点技术在不同医疗机构中的年平均就诊人次比较

分类	质控指标	三级公立		三级民营		二级公立		二级民营		二级以下公立		二级以下民营		平均值	
		口腔专科	综合	口腔专科	综合	口腔专科	综合	口腔专科	综合	口腔专科	综合	口腔专科	综合	口腔专科	综合
重点病种	慢性根尖周炎	15 661.83	10 191.25	6 447.92		5 173.21	3 745.24	1 336.54	2 414.09	2 750.00	1 485.90	874.23	686.30	6 274.94	1 857.58
	慢性牙周炎	29 283.29	11 314.00	8 152.17		4 036.62	3 150.99	1 404.79	4 211.09	2 100.50	1 035.96	976.98	503.83	10 096.87	1 439.35
	下颌阻生第三磨牙	21 007.21	11 429.64	8 543.33		2 975.69	3 180.40	1 134.04	2 308.18	2 430.00	1 025.63	532.65	549.43	7 415.00	1 431.53
	急性牙髓炎	7 330.76	7 475.46	4 350.42		4 031.38	2 806.85	1 144.08	1 432.36	2 020.00	1 319.79	531.30	627.60	3 467.21	1 553.84
	牙列缺损	17 488.32	9 769.25	4 800.75		3 221.74	2 408.50	1 514.85	1 966.64	2 207.50	894.12	771.13	446.19	6 414.78	1 190.55
	错𬌗畸形	15 231.29	14 986.57	8 786.17		1 835.77	1 843.06	767.88	583.00	830.00	253.41	292.33	108.95	5 415.30	654.72
	牙列缺失	1 549.64	1 746.36	1 420.83		843.54	616.72	608.19	344.18	135.50	217.57	197.00	137.97	883.83	287.94
	颞下颌关节紊乱病	1 662.42	3 404.79	176.58		171.18	452.10	55.57	107.36	274.50	119.61	14.00	62.41	535.17	203.50
	口腔扁平苔藓	2 210.94	2 709.79	90.92		46.87	265.86	11.29	36.82	60.00	59.45	1.48	24.29	648.63	119.11
	年轻恒牙牙外伤	742.45	812.75	149.08		132.82	192.25	65.32	209.00	266.50	81.23	13.95	62.86	267.38	105.38
	合计	112 168.15	73 839.86	42 918.17		22 468.82	18 661.98	8 042.56	13 612.73	13 074.50	6 492.67	4 205.03	3 209.82	41 419.11	8 843.50
重点技术	根管治疗术	28 718.17	18 198.18	9 127.25		10 034.18	7 260.69	2 922.25	7 446.73	4 432.50	2 448.57	1 468.35	1 125.09	11 576.88	3 250.97
	阻生牙拔除术	17 553.03	10 270.86	11 761.00		3 550.26	3 194.18	1 230.79	2 404.73	1 727.50	984.75	508.45	496.59	6 712.13	1 384.22
	错𬌗畸形矫治术	28 724.89	25 069.39	14 760.75		3 686.56	2 575.62	1 575.88	1 201.09	1 090.00	366.11	1 042.03	213.08	10 277.37	982.38
	牙周洁治术	21 333.36	9 007.50	12 257.08		3 590.00	2 654.61	2 721.75	3 016.00	2 150.00	790.90	1 421.30	558.12	8 451.15	1 152.21
	烤瓷冠修复技术	6 435.61	7 972.71	32 235.67		2 559.44	1 851.86	1 195.25	1 916.82	1 805.50	659.71	569.28	332.12	4 432.19	901.19
	慢性牙周炎系统治疗	12 219.88	5 362.61	4 169.67		1 207.79	1 113.60	560.90	1 093.27	651.00	210.93	415.15	142.39	4 164.26	403.19
	可摘局部义齿修复技术	4 084.20	5 114.82	9 622.92		1 250.69	889.57	463.15	882.18	655.50	355.71	352.43	173.13	2 089.02	479.28
	全口义齿修复技术	758.09	2 045.14	1 212.33		304.77	222.40	202.39	153.36	120.00	87.56	80.80	52.51	409.14	128.77
	种植体植入术	2 045.42	1 072.82	1 787.17		213.10	249.57	426.65	245.09	143.50	36.05	197.90	34.37	881.72	80.44
	合计	121 872.65	84 114.04	96 933.83		26 396.79	20 012.10	11 299.01	18 359.27	12 775.50	5 940.29	6 055.68	3 127.38	48 993.87	8 762.66

牙拔除术、烤瓷冠修复技术；综合医疗机构口腔科排名前 5 位的技术依次为：根管治疗术、阻生牙拔除术、牙周洁治术、错𬌗畸形矫治术、烤瓷冠修复技术（图 3-4，图 3-5）。

图 3-4 2019 年口腔门诊 9 个重点技术患者平均就诊人次比较

图 3-5 2019 年口腔门诊 9 个重点技术患者服务量构成比比较

三、口腔住院医疗质量数据统计

（一）重点病种数据统计

在全国 31 个省区市（香港特别行政区、澳门特别行政区、台湾省数据未统计）和新疆生产建设兵团的 913 家医疗机构中，2019 年住院共治疗 6 个重点病种患者 92 408 例。由表 3-3 计算可知，纳入统计的口腔专科医疗机构 6 个重点病种平均出院患者例数是综合医疗机构口腔科的 2.45 倍。按照平均出院患者例数排序，口腔专科医疗机构排名前 3 位的病种依次为：牙颌面畸形、腮腺良性肿瘤、口腔颌面部间隙感染；综合医疗机构口腔科排名前 3 位的病种依次为：腮腺良性肿瘤、口腔颌面部间隙感染、上颌骨骨折（图 3-6，图 3-7）。牙颌面畸形、先天性唇裂、舌癌 3 个病种的平均住院日，口腔专科医疗机构比综合医疗机构口腔科长；上颌骨骨折、腮腺良性肿瘤、口腔颌面部间隙感染 3 个病种的平均住院日，口腔专科医疗机构比综合医疗机构口腔科短（图 3-8）。牙颌面畸形、先天性唇裂、口腔颌面部间隙感染 3 个病种的平均住院费用，口腔专科医疗机构比综合医疗机构口腔科高；舌癌、上颌骨骨折、腮腺良性肿瘤 3 个病种的平均住院费用，口腔专科医疗机构比综合医疗机构口腔科低（图 3-9）。

表3-3　2019年口腔住院3项质控指标在6个重点病种不同医疗机构中的年平均值比较

质控指标	重点病种	三级公立		二级公立		二级民营		二级以下公立		二级以下民营		平均值	
		口腔专科	综合	口腔专科	综合	口腔专科	综合	口腔专科	综合	口腔专科	综合	口腔专科	综合
平均出院患者例数	腮腺良性肿瘤	104.50	182.48	35.27	56.46	0.00	18.80	2.29	15.01	0.14	8.48	49.97	33.03
	口腔颌面部间隙感染	51.73	67.76	24.97	45.42	101.40	71.40	0.57	16.12	0.57	5.33	34.41	26.92
	上颌骨骨折	31.96	57.32	13.33	25.93	0.00	9.40	0.14	6.07	0.14	4.07	16.32	13.86
	舌癌	77.46	99.64	5.24	13.56	0.00	1.00	0.14	2.16	0.14	0.56	28.06	8.70
	牙颌面畸形	169.23	49.32	9.33	5.71	0.00	3.40	1.71	1.35	0.00	0.19	60.51	4.18
	先天性唇裂	79.00	31.28	14.76	8.89	2.40	0.00	3.71	0.52	0.29	1.11	33.09	4.12
平均住院日/天	腮腺良性肿瘤	7.84	8.38	7.47	8.85	—	12.72	5.00	7.93	4.00	7.23	7.72	8.51
	口腔颌面部间隙感染	8.90	10.69	9.67	9.33	4.53	6.86	8.00	8.04	11.50	8.36	8.31	8.91
	上颌骨骨折	9.11	10.49	8.99	11.32	—	8.02	19.00	10.44	10.00	9.30	9.08	10.94
	舌癌	13.91	12.96	12.81	14.58	—	16.76	4.00	12.80	23.00	6.79	13.83	13.72
	牙颌面畸形	8.92	8.61	9.11	8.54	—	6.53	10.08	7.68	—	9.00	8.94	8.39
	先天性唇裂	7.39	6.28	7.39	6.95	5.00	—	4.27	7.59	5.00	5.00	7.35	6.82
平均住院费用/元	腮腺良性肿瘤	12 633.84	18 213.41	11 031.56	12 574.02	—	9 598.73	6 034.39	9 763.46	2 295.00	8 516.72	12 126.20	12 712.81
	口腔颌面部间隙感染	9 290.71	16 093.16	10 587.74	8 261.07	5 751.17	5 348.26	2 952.00	5 559.93	4 753.26	5 153.77	9 003.49	7 810.11
	上颌骨骨折	24 537.14	35 290.28	16 116.53	24 397.62	—	8 653.70	14 595.80	16 419.94	1 501.13	15 421.20	21 609.37	23 490.38
	舌癌	39 680.58	62 813.72	25 682.94	30 219.05	—	16 145.40	7 547.84	30 186.76	10 797.15	12 858.93	38 641.17	41 717.45
	牙颌面畸形	44 122.31	54 853.52	33 176.84	17 470.88	—	4 495.63	38 322.64	9 483.94	—	3 889.80	43 393.32	29 468.80
	先天性唇裂	10 796.85	10 997.89	6 359.19	7 264.06	2 560.00	—	6 019.99	6 787.77	1 739.00	6 020.00	9 866.08	8 092.71

图 3-6　2019 年口腔住院 6 个重点病种平均出院患者例数比较

图 3-7　2019 年口腔住院 6 个重点病种服务量构成比比较

图 3-8　2019 年口腔住院 6 个重点病种平均住院日比较

图 3-9　2019 年口腔住院 6 个重点病种平均住院费用比较

（二）重点手术及操作数据统计

在全国 31 个省区市（香港特别行政区、澳门特别行政区、台湾省数据未统计）和新疆生产建设兵团的 913 家医疗机构中，2019 年住院共治疗 7 个重点手术及操作患者 63 351 例。由表 3-4 计算可知，纳入统计的口腔专科医疗机构 7 个重点手术及操作平均手术例数是综合医疗机构口腔科的 3.11 倍。按照平均手术例数排序，口腔专科医疗机构排名前 3 位的手术及操作依次为：腮腺肿物切除 + 面神经解剖术、口腔颌面部肿瘤切除整复术、唇裂修复术；综合医疗机构口腔科排名前 3 位的手术及操作依次为：腮腺肿物切除 + 面神经解剖术、口腔颌面部肿瘤切除整复术、舌癌扩大切除术 + 颈淋巴清扫术（图 3-10，图 3-11）。口腔颌面部肿瘤切除整复术、牙颌面畸形矫正术：上颌 Le Fort I 型截骨术 + 双侧下颌升支劈开截骨术、舌癌扩大切除术 + 颈淋巴清扫术、唇裂修复术 4 个手术及操作的平均住院日，口腔专科医疗机构比综合医疗机构口腔科长；放射性粒子组织间植入术、腮腺肿物切除 + 面神经解剖术、游离腓骨复合组织瓣移植术 3 个手术及操作的平均住院日，口腔专科医疗机构比综合医疗机构口腔科短（图 3-12）。口腔颌面部肿瘤切除整复术、牙颌面畸形矫正术：上颌 Le Fort I 型截骨术 + 双侧下颌升支劈开截骨术、游离腓骨复合组织瓣移植术、唇裂修复术、腮腺肿物切除 + 面神经解剖术 5 个手术及操作的平均住院费用，口腔专科医疗机构比综合医疗机构口腔科高；放射性粒子组织间植入术、舌癌扩大切除术 + 颈淋巴清扫术 2 个手术及操作的平均住院费用，口腔专科医疗机构比综合医疗机构口腔科低（图 3-13）。

图 3-10　2019 年口腔住院 7 个重点手术及操作平均手术例数比较

图 3-11　2019 年口腔住院 7 个重点手术及操作服务量构成比比较

图 3-12　2019 年口腔住院 7 个重点手术及操作平均住院日比较

图 3-13　2019 年口腔住院 7 个重点手术及操作平均住院费用比较

表3-4　2019年口腔住院3项质控指标在7个重点手术及操作不同医疗机构中的年平均值比较

质控指标	重点病种	三级公立		三级民营		二级公立		二级民营		二级以下公立		二级以下民营		平均值	
		口腔专科	综合	口腔专科	综合	口腔专科	综合	口腔专科	综合	口腔专科	综合	口腔专科	综合	口腔专科	综合
平均手术例数	腮腺肿物切除+面神经解剖术	128.00	220.76	0.00	—	36.03	61.87	0.00	19.80	1.29	14.40	0.14	5.26	58.04	35.44
	口腔颌面部肿瘤切除整复术	83.85	151.72	0.00	—	16.12	13.79	0.00	3.80	0.00	1.64	0.00	0.26	34.77	10.07
	唇裂修复术	71.42	29.52	0.00	—	14.00	8.38	0.00	0.80	0.43	0.59	0.29	0.00	29.79	3.92
	舌癌扩大切除术+颈淋巴清扫术	47.69	85.20	0.00	—	3.76	8.77	0.00	1.00	0.00	1.01	0.14	0.48	17.50	6.03
	牙颌面畸形矫正术*	75.92	29.44	0.00	—	4.67	1.92	0.00	0.60	1.14	0.22	0.00	0.00	27.38	1.65
	游离腓骨复合组织瓣移植术	38.31	27.64	0.00	—	1.15	1.69	0.00	0.40	0.00	0.13	0.00	0.00	13.26	1.46
	放射性粒子组织间植入术	8.92	7.64	0.00	—	0.00	0.58	0.00	0.00	0.00	0.01	0.00	0.00	2.97	0.43
平均住院日/天	腮腺肿物切除+面神经解剖术	8.62	9.69	—	—	7.57	9.29	—	13.02	7.00	8.24	4.00	8.39	8.34	9.11
	口腔颌面部肿瘤切除整复术	16.27	11.08	—	—	11.91	12.91	—	13.74	—	10.47	—	11.43	15.41	11.81
	唇裂修复术	7.93	6.22	—	—	7.39	7.46	—	9.25	8.33	7.78	5.00	—	7.82	7.20
	舌癌扩大切除术+颈淋巴清扫术	16.93	14.36	—	—	14.30	17.53	—	16.76	—	14.96	23.00	11.50	16.70	15.86
	牙颌面畸形矫正术*	9.98	8.46	—	—	10.10	9.07	—	9.00	7.50	8.42	—	—	9.98	8.68
	游离腓骨复合组织瓣移植术	18.39	17.21	—	—	13.48	21.68	—	15.50	—	16.56	—	—	18.21	18.79
	放射性粒子组织间植入术	6.03	6.77	—	—	—	10.76	—	—	—	8.33	—	—	6.03	8.51

续表

质控指标	重点病种	三级公立		二级公立		二级民营		二级以下公立		二级以下民营		平均值	
		口腔专科	综合	口腔专科	综合	口腔专科	综合	口腔专科	综合	口腔专科	综合	口腔专科	综合
平均住院费用/元	腮腺肿物切除+面神经解剖术	15 459.31	19 185.60	11 220.05	13 717.31	—	9 922.53	6 934.00	10 304.56	2 309.00	8 667.68	14 326.03	13 884.45
	口腔颌面部肿瘤切除整复术	60 656.28	42 080.34	17 280.11	27 756.48	—	12 647.31	—	16 662.78	—	8 785.71	52 147.38	33 275.42
	唇裂修复术	12 405.86	11 645.93	6 249.72	7 627.83	—	5 274.81	6 842.24	7 127.37	2 536.00	—	11 166.38	8 513.61
	舌癌扩大切除术+颈淋巴清扫术	54 819.52	74 018.29	38 219.55	40 982.53	—	16 144.20	—	26 938.94	10 797.15	13 521.75	53 279.29	53 907.50
	牙颌面畸形矫正术*	61 038.48	70 175.06	44 878.31	27 165.76	—	14 379.00	51 710.71	16 880.82	—	—	59 838.44	50 914.78
	游离腓骨复合组织瓣移植术	73 906.82	69 844.80	27 571.07	68 975.97	—	11 478.40	—	35 545.02	—	—	72 203.96	67 605.91
	放射性粒子组织间植入术	27 022.32	37 807.37	—	32 100.79	—	—	—	27 502.74	—	—	27 022.32	35 171.22

* 注：指上颌 Le Fort Ⅰ 型截骨术＋双侧下颌升支劈开截骨术。

第四章

口腔专科医疗机构医疗质控报告

一、数据纳入统计情况

全国 30 个省区市(西藏自治区、新疆生产建设兵团、香港特别行政区、澳门特别行政区、台湾省数据未统计)的 231 家医疗机构纳入 2019 年医疗服务与质量安全数据口腔门诊相关质控指标分析;全国 27 个省区市(甘肃省、海南省、青海省、西藏自治区、新疆生产建设兵团、香港特别行政区、澳门特别行政区、台湾省数据未统计)的 78 家医疗机构纳入 2019 年医疗服务与质量安全数据口腔住院相关质控指标分析(表 4-1)。各省区市和新疆生产建设兵团纳入口腔门诊、口腔住院相关质控指标统计医疗机构数量分布如图 4-1,图 4-2 所示。

表 4-1　2019 年医疗服务与质量安全数据最终纳入口腔相关质控指标统计的不同医疗机构数量　　　单位:家

质控指标	三级		二级		二级以下		合计
	公立	民营	公立	民营	公立	民营	
门诊	66	12	39	72	2	40	231
住院	26	—	33	5	7	7	78

图 4-1　2019 年各省区市纳入口腔门诊相关质控指标统计医疗机构数量

图 4-2　2019 年各省区市纳入口腔住院相关质控指标统计医疗机构数量

二、口腔门诊工作量统计

(一) 重点病种工作量统计

在全国 30 个省区市(西藏自治区、新疆生产建设兵团、香港特别行政区、澳门特别行政区、台湾省数据未统计)的 231 家医疗机构中,2019 年门诊共治疗 10 个重点病种患者 9 567 814 人次。按照平均就诊人次排序,排名前 5 位的病种依次为慢性牙周炎、下颌阻生第三磨牙、牙列缺损、慢性根尖周炎、错𬌗畸形(表 4-2)。各省区市和新疆生产建设兵团 10 个重点病种平均就诊人次构成情况如图 4-3,图 4-4 所示,其中慢性牙周炎患者构成比最高的是天津市,下颌阻生第三磨牙患者构成比最高的是云南省,牙列缺损患者构成比最高的是宁夏回族自治区,慢性根尖周炎患者构成比最高的是青海省,错𬌗畸形患者构成比最高的是湖北省(图 4-5~ 图 4-14)。

表 4-2 2019 年口腔门诊 10 个重点病种在每家医疗机构的年平均就诊人次比较

重点病种	三级		二级		二级以下		平均值
	公立	民营	公立	民营	公立	民营	
慢性牙周炎	29 283.29	8 152.17	4 036.62	1 404.79	2 100.50	976.98	10 096.87
下颌阻生第三磨牙	21 007.21	8 543.33	2 975.69	1 134.04	2 430.00	532.65	7 415.00
牙列缺损	17 488.32	4 800.75	3 221.74	1 514.85	2 207.50	771.13	6 414.78
慢性根尖周炎	15 661.83	6 447.92	5 173.21	1 336.54	2 750.00	874.23	6 274.94
错𬌗畸形	15 231.29	8 786.17	1 835.77	767.88	830.00	292.33	5 415.30
急性牙髓炎	7 330.76	4 350.42	4 031.38	1 144.08	2 020.00	531.30	3 467.21
牙列缺失	1 549.64	1 420.83	843.54	608.19	135.50	197.00	883.83
口腔扁平苔藓	2 210.94	90.92	46.87	11.29	60.00	1.48	648.63
颞下颌关节紊乱病	1 662.42	176.58	171.18	55.57	274.50	14.00	535.17
年轻恒牙牙外伤	742.45	149.08	132.82	65.32	266.50	13.95	267.38
合计	112 168.15	42 918.17	22 468.82	8 042.56	13 074.50	4 205.03	41 419.11

图 4-3 2019 年口腔门诊 10 个重点病种平均就诊人次构成情况省际比较

图 4-4　2019 年口腔门诊 10 个重点病种患者人次构成比省际比较

图 4-5　2019 年慢性牙周炎人次占口腔门诊 10 个重点病种患者人次比例省际比较

图 4-6　2019 年下颌阻生第三磨牙人次占口腔门诊 10 个重点病种患者人次比例省际比较

图 4-7　2019 年牙列缺损人次占口腔门诊 10 个重点病种患者人次比例省际比较

图 4-8　2019 年慢性根尖周炎人次占口腔门诊 10 个重点病种患者人次比例省际比较

图 4-9　2019 年错𬌗畸形人次占口腔门诊 10 个重点病种患者人次比例省际比较

图 4-10　2019 年急性牙髓炎人次占口腔门诊 10 个重点病种患者人次比例省际比较

图 4-11　2019 年牙列缺失人次占口腔门诊 10 个重点病种患者人次比例省际比较

图 4-12 2019 年口腔扁平苔藓人次占口腔门诊 10 个重点病种患者人次比例省际比较

图 4-13 2019 年颞下颌关节紊乱病人次占口腔门诊 10 个重点病种患者人次比例省际比较

图 4-14 2019 年年轻恒牙牙外伤人次占口腔门诊 10 个重点病种患者人次比例省际比较

(二)重点技术工作量统计

在全国 30 个省区市(西藏自治区、新疆生产建设兵团、香港特别行政区、澳门特别行政区、台湾省数据未统计)的 231 家医疗机构中,2019 年门诊 9 个重点技术患者服务总量 11 317 583 人次。按照平均就诊人次排序,排名前 5 位的技术依次为根管治疗术、错𬌗畸形矫治术、牙周洁治术、阻生牙拔除术、烤瓷冠修复技术(表 4-3)。各省区市 9 个重点技术平均就诊人次构成情况如图 4-15,图 4-16 所示,其中根管治疗术构成比最高的是内蒙古自治区,错𬌗畸形矫治术构成比最高的是青海省,牙周洁治术构成比最高的是海南省,阻生牙拔除术最高的是云南省,烤瓷冠修复技术构成比最高的是浙江省(图 4-17~图 4-25)。

表 4-3 2019 年口腔门诊 9 个重点技术在每家医疗机构的年平均就诊人次比较

重点技术	三级		二级		二级以下		平均值
	公立	民营	公立	民营	公立	民营	
根管治疗术	28 718.17	9 127.25	10 034.18	2 922.25	4 432.50	1 468.35	11 576.88
错𬌗畸形矫治术	28 724.89	14 760.75	3 686.56	1 575.88	1 090.00	1 042.03	10 277.37
牙周洁治术	21 333.36	12 257.08	3 590.00	2 721.75	2 150.00	1 421.30	8 451.15
阻生牙拔除术	17 553.03	11 761.00	3 550.26	1 230.79	1 727.50	508.45	6 712.13
烤瓷冠修复技术	6 435.61	32 235.67	2 559.44	1 195.25	1 805.50	569.28	4 432.19
慢性牙周炎系统治疗	12 219.88	4 169.67	1 207.79	560.90	651.00	415.15	4 164.26

续表

重点技术	三级		二级		二级以下		平均值
	公立	民营	公立	民营	公立	民营	
可摘局部义齿修复技术	4 084.20	9 622.92	1 250.69	463.15	655.50	352.43	2 089.02
种植体植入术	2 045.42	1 787.17	213.10	426.65	143.50	197.90	881.72
全口义齿修复技术	758.09	1 212.33	304.77	202.39	120.00	80.80	409.14
合计	121 872.65	96 933.83	26 396.79	11 299.01	12 775.50	6 055.68	48 993.87

图 4-15　2019 年口腔门诊 9 个重点技术在每家医疗机构的年平均就诊人次构成情况省际比较

图 4-16　2019 年口腔门诊 9 个重点技术患者人次构成比省际比较

图 4-17　2019 年根管治疗术人次占口腔门诊 9 个重点技术患者人次比例省际比较

图 4-18　2019 年错𬌗畸形矫治术人次占口腔门诊 9 个重点技术患者人次比例省际比较

图 4-19　2019 年牙周洁治术人次占口腔门诊 9 个重点技术患者人次比例省际比较

图 4-20　2019 年阻生牙拔除术人次占口腔门诊 9 个重点技术患者人次比例省际比较

图 4-21 2019 年烤瓷冠修复技术人次占口腔门诊 9 个重点技术患者人次比例省际比较

图 4-22 2019 年慢性牙周炎系统治疗人次占口腔门诊 9 个重点技术患者人次比例省际比较

图 4-23 2019 年可摘局部义齿修复技术人次占口腔门诊 9 个重点技术患者人次比例省际比较

图 4-24 2019 年种植体植入术人次占口腔门诊 9 个重点技术患者人次比例省际比较

图 4-25　2019 年全口义齿修复技术人次占口腔门诊 9 个重点技术患者人次比例省际比较

（三）患者安全类数据统计

在全国 30 个省区市（西藏自治区、新疆生产建设兵团、香港特别行政区、澳门特别行政区、台湾省数据未统计）的 231 家医疗机构中，2019 年门诊患者 32 715 408 人次，门诊 7 类常见并发症共发生 11 053 例次，总体发生率为 0.03%。按照平均发生数量排序，排名前 5 位的并发症依次为：门诊手术并发症、根管内器械分离（根管治疗断针）、种植体脱落、口腔软组织损伤、误吞或误吸异物（表 4-4）。口腔门诊 7 类常见并发症构成比如图 4-26 所示。

表 4-4　2019 年口腔门诊 7 类常见并发症在每家医疗机构的年平均发生人次比较

常见并发症	三级		二级		二级以下		平均值
	公立	民营	公立	民营	公立	民营	
门诊手术并发症	41.47	14.75	8.44	2.74	1.00	3.73	15.55
根管内器械分离（根管治疗断针）	31.82	15.50	10.05	5.24	7.00	4.68	14.10
种植体脱落	22.48	15.33	3.00	4.35	2.50	3.90	9.78
口腔软组织损伤	20.20	6.83	5.18	2.26	0.00	1.15	7.90
误吞或误吸异物	0.42	1.33	0.08	0.06	0.00	0.13	0.24
治疗牙位错误	0.11	0.25	0.38	0.14	0.00	0.08	0.16
拔牙错误	0.23	0.25	0.13	0.04	0.00	0.03	0.12
合计	116.73	54.25	27.26	14.82	10.50	13.68	47.85

图 4-26　2019 年口腔门诊 7 类常见并发症构成比

（四）口腔门诊部分单病种相关指标

在全国 30 个省区市（西藏自治区、新疆生产建设兵团、香港特别行政区、澳门特别行政区、台湾省数据未统计）的 231 家医疗机构中，口腔门诊根管治疗 5 项单病种相关指标如表 4-5 所示：根管治疗患牙术前拍摄 X 线根尖片的百分比为 89.00%，根管再治疗患牙术前拍摄 X 线根尖片的百分比为 90.40%，橡皮障隔离术在根管治疗中的使用率为 42.32%，根管治疗患牙根管充填临床合格率为 93.45%，根管再治疗患牙根管充填临床合格率为 91.73%。

表 4-5　2019 年口腔门诊部分单病种相关指标在不同医疗机构中的平均值比较

质控指标	三级		二级		二级以下		平均值
	公立	民营	公立	民营	公立	民营	
根管治疗患牙术前拍摄 X 线根尖片的百分比 /%	87.91	88.26	93.42	86.66	72.46	96.13	89.00
根管再治疗患牙术前拍摄 X 线根尖片的百分比 /%	88.29	99.12	98.04	83.49	94.24	82.52	90.40
橡皮障隔离术在根管治疗中的使用率 /%	39.29	65.55	45.60	41.02	2.37	58.69	42.32
根管治疗患牙根管充填临床合格率 /%	93.93	89.18	95.29	91.20	86.95	90.42	93.45
根管再治疗患牙根管充填临床合格率 /%	94.32	58.43	94.23	90.81	88.48	77.63	91.73

三、口腔住院医疗质量数据统计

（一）住院死亡类数据统计

在全国 27 个省区市（甘肃省、海南省、青海省、西藏自治区、新疆生产建设兵团、香港特别行政区、澳门特别行政区、台湾省数据未统计）的 78 家医疗机构中，2019 年出院患者总数 93 147 人，住院患者死亡 5 例，总体住院死亡率为 0.05‰，5 例均发生在三级公立医疗机构；1 例发生在口腔颌面部间隙感染患者。非医嘱离院患者 2 240 例，非医嘱离院率为 2.40%（表 4-6）。

表 4-6　2019 年口腔住院死亡类指标在不同医疗机构中的年平均值（或年发生率）比较

质控指标	三级	二级		二级以下		平均值
	公立	公立	民营	公立	民营	
年平均出院患者 / 人	2 601.81	669.67	337.80	195.71	48.86	1 194.19
住院死亡率 /‰	0.07	0.00	0.00	0.00	0.00	0.05
非医嘱离院率 /%	3.07	0.72	0.00	0.00	0.00	2.40
年平均出院患者手术 / 人	2 310.42	619.09	59.00	183.43	48.86	1 056.69
手术患者住院死亡率 /‰	0.07	0.00	0.00	0.00	0.00	0.05
手术患者非医嘱离院率 /%	1.38	0.26	0.00	0.00	0.00	1.07
住院择期手术患者死亡率 /‰	0.04	0.00	0.00	0.00	0.00	0.03

（二）住院重返类数据统计

在全国 27 个省区市（甘肃省、海南省、青海省、西藏自治区、新疆生产建设兵团、香港特别行政区、澳门特别行政区、台湾省数据未统计）的 78 家医疗机构中，2019 年出院患者总数 93 147 人，住院患者出院后 31 天内非预期再住院患者 311 人(其中,牙颌面畸形 20 人、舌癌 11 人、口腔颌面部间隙感染 10 人、腮腺良性肿瘤 5 人、先天性唇裂 5 人),住院患者出院后 31 天内非预期再住院率为 0.33%。2019 年出院手术患者总数 82 422 人,术后 31 天内非计划重返手术室再次手术 269 人(其中,口腔颌面部肿瘤切除整复术 93 人、舌癌扩大切除术 + 颈淋巴清扫术 50 人、游离腓骨复合组织瓣移植术 50 人、唇裂修复术 4 人、牙颌面畸形矫正术:上颌 Le Fort Ⅰ 型截骨术 + 双侧下颌升支劈开截骨术 3 人、腮腺肿物切除 + 面神经解剖术 2 人),术后 31 天内非计划重返手术室再次手术率为 0.33%(表 4-7)。住院患者出院后 31 天内非预期再住院构成比及术后 31 天内非计划重返手术室再次手术构成比如图 4-27,图 4-28 所示。

表 4-7　2019 年口腔住院重返类指标在不同医疗机构中的年平均值(或年发生率)比较

质控指标	三级	二级		二级以下		平均值
	公立	公立	民营	公立	民营	
平均住院患者出院后 31 天内非预期再住院患者 / 人	10.23	1.36	0.00	0.00	0.00	3.99
住院患者出院后 31 天内非预期再住院率 /%	0.39	0.20	0.00	0.00	0.00	0.33
住院患者出院当天非预期再住院率 /%	0.01	0.00	0.00	0.00	0.00	0.01
住院患者出院 2~15 天内非预期再住院率 /%	0.21	0.13	0.00	0.00	0.00	0.18
住院患者出院 16~31 天内非预期再住院率 /%	0.18	0.07	0.00	0.00	0.00	0.14
平均术后 31 天内非计划重返手术室再次手术 / 人	10.04	0.24	0.00	0.00	0.00	3.45
术后 31 天内非计划重返手术室再次手术率 /%	0.43	0.04	0.00	0.00	0.00	0.33
术后 48 小时内非计划重返手术室再次手术率 /%	0.24	0.02	0.00	0.00	0.00	0.18
术后 3~31 天内非计划重返手术室再次手术率 /%	0.19	0.01	0.00	0.00	0.00	0.14

图 4-27　2019 年口腔住院患者出院后 31 天内非预期再住院构成比

图 4-28　2019 年口腔住院手术患者术后 31 天内非计划重返手术室再次手术构成比

(三)患者安全类数据统计

在全国 27 个省区市(甘肃省、海南省、青海省、西藏自治区、新疆生产建设兵团、香港特别行政区、澳门特别行政区、台湾省数据未统计)的 78 家医疗机构中,2019 年出院患者总数 93 147 人,住院患者 8 类常见并发症共发生 584 例,总体发生率为 0.63%,按照平均发生数量排序,排名前 5 位的并发症依次为:手术并发症、各系统术后并发症例数(唾液腺瘘、下牙槽神经损伤、面神经损伤)、植入物的并发症(不包括脓毒血症)、住院患者发生压疮、移植的并发症(骨移植失败、皮肤移植失败)(图 4-29)。2019 年出院患者手术总例数 84 844 例,手术患者 9 类常见并发症共发生 474 例,总体发生率为 0.56%,按照平均发生数量排序,排名前 5 位的并发症依次为:与手术 / 操作相关感染、手术后出血或血肿、手术后生理 / 代谢紊乱、手术后呼吸道并发症、手术伤口裂开(图 4-30)。

图 4-29 2019 年口腔住院患者 8 类常见并发症构成比

图 4-30 2019 年口腔住院手术患者 9 类常见并发症构成比

（四）重点病种数据统计

在全国 27 个省区市(甘肃省、海南省、青海省、西藏自治区、新疆生产建设兵团、香港特别行政区、澳门特别行政区、台湾省数据未统计)的 78 家医疗机构中,2019 年住院共治疗 6 个重点病种患者 17 345 例。按照平均出院患者例数排序,排名前 3 位的病种依次为:牙颌面畸形、腮腺良性肿瘤、口腔颌面部间隙感染。其中舌癌平均住院日最长,先天性唇裂平均住院日最短;牙颌面畸形平均住院费用最高,口腔颌面部间隙感染平均住院费用最低(表 4-8~ 表 4-10,图 4-31~ 图 4-50)。

表4-8 2019年口腔住院3项质控指标在不同医疗机构6个重点病种中的年平均值比较

质控指标	医疗机构级别	牙颌面畸形	腮腺良性肿瘤	口腔颌面部间隙感染	先天性唇裂	舌癌	上颌骨骨折
平均出院患者例数	三级	169.23	104.50	51.73	79.00	77.46	31.96
	二级	8.11	30.63	35.03	13.13	4.55	11.58
	二级以下	0.86	1.21	0.57	2.00	0.14	0.14
	平均值	60.51	49.97	34.41	33.09	28.06	16.32
平均住院日/天	三级	8.92	7.84	8.90	7.39	13.91	9.11
	二级	9.11	7.47	7.71	7.33	12.81	8.99
	二级以下	10.08	4.94	9.75	4.32	13.50	14.50
	平均值	8.94	7.72	8.31	7.35	13.83	9.08
平均住院费用/元	三级	44 122.31	12 633.84	9 290.71	10 796.85	39 680.58	24 537.14
	二级	33 176.84	11 031.56	8 744.03	6 267.83	25 682.94	16 116.53
	二级以下	38 322.64	5 814.42	3 852.63	5 714.20	9 172.50	8 048.47
	平均值	43 393.32	12 126.20	9 003.49	9 866.08	38 641.17	21 609.37

表4-9 2019年各省区市口腔住院6个重点病种的年平均住院日比较　　　　单位：天

各省区市	牙颌面畸形	腮腺良性肿瘤	口腔颌面部间隙感染	先天性唇裂	舌癌	上颌骨骨折
安徽	11.00	10.10	—	7.70	18.50	7.30
北京	9.64	5.96	6.29	7.77	11.71	7.82
重庆	8.30	9.90	7.63	10.50	13.60	8.10
福建	10.22	10.20	8.50	—	16.80	7.00
广东	7.89	8.67	8.89	8.69	14.22	8.19
广西	13.28	11.32	10.37	4.73	18.95	8.84
贵州	11.32	7.67	8.30	8.26	19.06	10.14
河北	10.50	5.80	6.00	8.00	16.29	10.00
河南	10.11	9.11	9.69	7.60	12.43	9.66
黑龙江	4.57	9.28	13.36	—	20.33	14.40
湖北	9.31	8.19	8.87	5.97	12.97	10.89
湖南	8.50	—	5.29	9.50	—	—
吉林	9.35	7.49	9.86	5.96	16.21	9.59
江苏	7.92	7.53	8.61	7.43	15.55	8.68
江西	8.50	7.70	7.00	6.00	11.30	9.32
辽宁	8.85	9.74	4.59	7.54	15.64	7.50
内蒙古	—	6.00	—	11.00	4.00	19.00
宁夏	—	7.00	6.19	8.57	—	5.25
山东	9.16	7.94	5.67	7.07	11.88	9.42
山西	—	—	8.00	—	—	—
陕西	10.45	10.99	9.14	9.06	16.30	7.93
上海	9.00	—	—	—	—	—
四川	7.97	7.61	10.51	6.78	10.62	7.88
天津	11.00	7.13	9.00	9.00	18.00	9.00
新疆	14.00	—	6.00	—	—	—
云南	10.20	7.25	8.20	6.30	10.30	9.60
浙江	5.61	7.16	4.12	6.94	10.50	6.25

表 4-10　2019 年各省区市口腔住院 6 个重点病种的年平均住院费用比较　　　　单位:元

各省区市	牙颌面畸形	腮腺良性肿瘤	口腔颌面部间隙感染	先天性唇裂	舌癌	上颌骨骨折
安徽	39 528.70	10 756.25	—	6 942.35	17 183.52	15 031.90
北京	47 032.12	10 923.38	7 849.05	10 686.98	35 640.77	19 368.91
重庆	61 646.50	8 828.60	5 280.68	10 827.10	19 880.60	14 322.80
福建	15 028.15	8 856.88	7 381.84	—	28 533.65	6 578.79
广东	50 129.89	15 011.25	12 846.04	8 839.33	43 388.63	22 689.19
广西	30 116.52	12 032.12	11 901.65	13 096.59	35 691.24	18 233.96
贵州	43 166.91	12 521.14	7 251.69	6 980.40	29 597.76	30 923.35
河北	46 214.63	6 492.92	4 461.88	7 326.95	32 382.83	12 335.08
河南	22 827.32	6 773.26	5 575.14	2 720.28	15 040.43	14 043.27
黑龙江	11 321.68	10 704.18	14 138.98	—	36 190.55	27 915.86
湖北	33 820.08	6 536.89	14 312.71	8 631.50	50 436.25	34 390.61
湖南	31 398.00	—	3 051.92	10 255.00	—	—
吉林	44 289.68	12 419.49	9 584.63	5 830.07	31 912.91	39 470.42
江苏	44 771.22	13 857.98	9 131.24	11 357.82	46 429.01	24 796.61
江西	25 529.70	11 978.70	3 648.00	4 454.10	21 042.50	21 725.40
辽宁	32 149.95	12 211.98	5 817.30	7 096.56	32 738.65	28 410.45
内蒙古	—	4 968.77	—	8 744.72	7 547.84	14 595.80
宁夏	—	4 038.75	2 360.21	2 913.87	—	4 089.56
山东	45 696.52	12 093.45	5 383.12	6 456.43	22 166.69	25 627.99
山西	—	—	2 952.00	—	—	—
陕西	38 997.12	14 371.55	11 007.04	11 818.58	29 498.30	19 464.51
上海	56 472.75	—	—	—	—	—
四川	51 113.25	16 478.42	13 072.19	16 085.23	45 774.76	21 722.87
天津	35 887.97	13 593.86	7 859.03	12 322.16	32 958.73	19 062.48
新疆	53 893.97	—	2 426.00	—	—	—
云南	13 524.00	8 125.00	8 124.00	7 483.00	13 251.00	11 245.00
浙江	9 062.05	8 827.74	4 592.17	7 676.92	13 722.39	17 311.31

图 4-31　2019 年口腔住院 6 个重点病种平均出院患者例数构成情况省际比较

图 4-32　2019 年口腔住院 6 个重点病种患者人次构成比省际比较

图 4-33　2019 年牙颌面畸形人次占口腔住院 6 个重点病种患者人次比例省际比较

图 4-34　2019 年腮腺良性肿瘤人次占口腔住院 6 个重点病种患者人次比例省际比较

图 4-35　2019 年口腔颌面部间隙感染人次占口腔住院 6 个重点病种患者人次比例省际比较

图 4-36　2019 年先天性唇裂人次占口腔住院 6 个重点病种患者人次比例省际比较

图 4-37　2019 年舌癌人次占口腔住院 6 个重点病种患者人次比例省际比较

图 4-38　2019 年上颌骨骨折人次占口腔住院 6 个重点病种患者人次比例省际比较

图 4-39　2019 年牙颌面畸形平均住院日省际比较

图 4-40　2019 年腮腺良性肿瘤平均住院日省际比较

图 4-41　2019 年口腔颌面部间隙感染平均住院日省际比较

图 4-42　2019 年先天性唇裂平均住院日省际比较

图 4-43　2019 年舌癌平均住院日省际比较

图 4-44 2019 年上颌骨骨折平均住院日省际比较

图 4-45 2019 年牙颌面畸形平均住院费用省际比较

图 4-46 2019 年腮腺良性肿瘤平均住院费用省际比较

图 4-47 2019 年口腔颌面部间隙感染平均住院费用省际比较

图 4-48　2019 年先天性唇裂平均住院费用省际比较

图 4-49　2019 年舌癌平均住院费用省际比较

图 4-50　2019 年上颌骨骨折平均住院费用省际比较

（五）重点手术及操作数据统计

在全国 27 个省区市（甘肃省、海南省、青海省、西藏自治区、新疆生产建设兵团、香港特别行政区、澳门特别行政区、台湾省数据未统计）的 78 家医疗机构中，2019 年住院共治疗 7 个重点手术及操作患者 14 330 例。按照平均手术例数排序，排名前 3 位的重点手术及操作依次为：腮腺肿物切除+面神经解剖术、口腔颌面部肿瘤切除整复术、唇裂修复术。其中游离腓骨复合组织瓣移植术平均住院日最长，放射性粒子组织间植入术平均住院日最短；游离腓骨复合组织瓣移植术平均住院费用最高，唇裂修复术平均住院费用最低（表 4-11~ 表 4-13，图 4-51~ 图 4-73）。

表 4-11 2019 年口腔住院 3 项质控指标在不同医疗机构 7 个重点手术及操作中的年平均值比较

质控指标	医疗机构级别	腮腺肿物切除+面神经解剖术	口腔颌面部肿瘤切除整复术	唇裂修复术	牙颌面畸形矫正术：上颌Le Fort Ⅰ型截骨术+双侧下颌升支劈开截骨术	舌癌扩大切除术+颈淋巴清扫术	游离腓骨复合组织瓣移植术	放射性粒子组织间植入术
平均手术例数	三级	128.00	83.85	71.42	75.92	47.69	38.31	8.92
	二级	31.29	14.00	12.16	4.05	3.26	1.00	0.00
	二级以下	0.71	0.00	0.36	0.57	0.07	0.00	0.00
	平均值	58.04	34.77	29.79	27.38	17.50	13.26	2.97
平均住院日/天	三级	8.62	16.27	7.93	9.98	16.93	18.39	6.03
	二级	7.57	11.91	7.39	10.10	14.30	13.48	—
	二级以下	6.70	—	7.00	7.50	23.00	—	—
	平均值	8.34	15.41	7.82	9.98	16.70	18.21	6.03
平均住院费用/元	三级	15 459.31	60 656.28	12 405.86	61 038.48	54 819.52	73 906.82	27 022.32
	二级	11 220.05	17 280.11	6 249.72	44 878.31	38 219.55	27 571.07	—
	二级以下	6 471.50	—	5 119.74	51 710.71	10 797.15	—	—
	平均值	14 326.03	52 147.38	11 166.38	59 838.44	53 279.29	72 203.96	27 022.32

表 4-12 2019 年各省区市口腔住院 7 个重点手术及操作的年平均住院日比较　　　　　　单位：天

各省区市	腮腺肿物切除+面神经解剖术	口腔颌面部肿瘤切除整复术	唇裂修复术	牙颌面畸形矫正术：上颌Le Fort Ⅰ型截骨术+双侧下颌升支劈开截骨术	舌癌扩大切除术+颈淋巴清扫术	游离腓骨复合组织瓣移植术	放射性粒子组织间植入术
安徽	9.14	—	5.50	11.00	23.16	—	—
北京	5.94	13.77	7.73	10.29	13.59	15.81	4.90
重庆	10.00	23.00	10.70	9.00	19.80	18.90	—
福建	11.67	25.00	8.00	—	21.00	27.00	—
广东	9.00	14.57	8.22	8.62	18.33	21.64	—
广西	13.37	26.11	5.04	25.00	25.50	26.64	—
贵州	8.88	15.99	8.19	12.58	20.69	23.92	—
河北	7.00	15.70	8.45	10.50	17.50	16.80	—
河南	8.00	26.00	8.28	9.95	17.45	20.00	—
黑龙江	11.04	25.87	8.00	10.00	16.00	15.66	—
湖北	9.66	16.06	7.66	10.51	15.15	21.65	14.22
湖南	8.00	17.70	9.50	9.67	20.80	—	—
吉林	9.30	31.58	10.00	9.02	27.37	31.40	—
江苏	8.12	21.81	7.12	9.10	17.04	22.15	—
江西	7.60	—	6.70	—	14.10	18.00	—
辽宁	9.89	35.00	8.02	21.25	18.09	23.44	10.15
内蒙古	—	—	11.00	—	—	—	—

续表

各省区市	腮腺肿物切除+面神经解剖术	口腔颌面部肿瘤切除整复术	唇裂修复术	牙颌面畸形矫正术:上颌Le Fort Ⅰ型截骨术+双侧下颌升支劈开截骨术	舌癌扩大切除术+颈淋巴清扫术	游离腓骨复合组织瓣移植术	放射性粒子组织间植入术
宁夏	6.05	6.00	7.20	—	—	—	—
山东	8.60	31.17	7.93	9.61	12.69	—	—
山西	—	—	—	—	—	—	—
陕西	11.35	20.00	9.41	11.44	19.17	—	—
上海	—	—	—	—	—	—	—
四川	7.63	13.70	7.22	9.20	14.00	13.73	—
天津	7.13	37.00	10.00	12.00	20.00	47.00	—
新疆	—	—	—	14.00	—	—	—
云南	7.25	9.83	6.30	10.60	10.30	12.60	—
浙江	7.34	11.00	7.83	—	11.00	—	—

表4-13　2019年各省区市口腔住院7个重点手术及操作的年平均住院费用比较　　单位:元

各省区市	腮腺肿物切除+面神经解剖术	口腔颌面部肿瘤切除整复术	唇裂修复术	牙颌面畸形矫正术:上颌Le Fort Ⅰ型截骨术+双侧下颌升支劈开截骨术	舌癌扩大切除术+颈淋巴清扫术	游离腓骨复合组织瓣移植术	放射性粒子组织间植入术
安徽	11 024.28	—	7 329.60	39 528.70	22 394.13	—	—
北京	11 568.82	55 352.70	11 500.64	54 902.07	45 289.93	64 512.26	25 719.41
重庆	9 156.60	53 100.00	10 351.60	70 886.30	31 260.50	53 092.10	—
福建	9 782.03	60 161.08	10 687.10	—	41 212.07	64 178.77	—
广东	19 474.84	57 744.54	10 856.05	70 005.09	63 675.05	94 937.23	—
广西	15 194.96	65 762.68	14 481.41	79 934.32	54 175.37	65 659.00	—
贵州	12 343.42	26 491.21	7 790.03	46 352.22	50 571.77	82 535.65	—
河北	7 832.95	39 317.90	7 942.83	46 214.63	34 969.72	43 912.53	—
河南	6 850.23	27 132.59	3 016.40	27 322.24	17 671.00	47 999.00	—
黑龙江	12 224.94	39 663.17	6 748.10	12 035.72	33 069.67	27 134.57	—
湖北	25 476.10	61 361.87	11 325.22	59 983.79	66 214.04	109 723.83	38 392.83
湖南	16 522.81	74 167.97	10 255.00	57 296.30	89 921.30	—	—
吉林	15 200.29	84 896.05	9 215.53	64 532.17	64 454.14	99 747.54	—
江苏	15 315.61	74 344.57	11 944.48	63 025.58	57 350.67	85 720.00	—

续表

各省区市	腮腺肿物切除＋面神经解剖术	口腔颌面部肿瘤切除整复术	唇裂修复术	牙颌面畸形矫正术：上颌Le Fort Ⅰ型截骨术＋双侧下颌升支劈开截骨术	舌癌扩大切除术＋颈淋巴清扫术	游离腓骨复合组织瓣移植术	放射性粒子组织间植入术
江西	11 903.98	—	6 757.70	—	33 428.50	46 940.00	—
辽宁	12 978.86	85 419.57	8 059.34	58 584.18	37 872.71	77 653.01	31 255.12
内蒙古	—	—	8 744.72	—	—	—	—
宁夏	3 590.84	5 164.93	3 063.55	—	—	—	—
山东	12 891.66	39 886.50	7 797.11	51 840.47	25 758.51	—	—
山西							
陕西	15 187.72	49 602.42	12 495.54	53 410.53	49 043.04	—	—
上海							
四川	16 725.49	82 538.23	18 184.15	75 481.98	78 168.67	92 557.78	—
天津	13 593.86	55 694.34	15 079.81	47 058.88	42 737.42	73 910.94	—
新疆	—	—	—	53 893.97	—	—	—
云南	8 125.00	11 769.70	7 283.00	15 362.00	13 251.00	14 124.00	—
浙江	11 774.72	22 513.17	8 505.06	—	17 614.64	—	—

■ 腮腺肿物切除+面神经解剖术
■ 口腔颌面部肿瘤切除整复术
■ 唇裂修复术
■ 牙颌面畸形矫正术：上颌Le Fort Ⅰ型截骨术+双侧下颌升支劈开截骨术
■ 舌癌扩大切除术+颈淋巴清扫术
■ 游离腓骨复合组织瓣移植术
■ 放射性粒子组织间植入术

图 4-51 2019 年口腔住院 7 个重点手术及操作平均手术例数构成情况省际比较

■腮腺肿物切除+面神经解剖术
■口腔颌面部肿瘤切除整复术
■唇裂修复术
■牙颌面畸形矫正术：上颌Le Fort Ⅰ型截骨术+双侧下颌升支劈开截骨术
■舌癌扩大切除术+颈淋巴清扫术
■游离腓骨复合组织瓣移植术
■放射性粒子组织间植入术

图 4-52　2019 年口腔住院 7 个重点手术及操作患者人次构成比省际比较

图 4-53　2019 年腮腺肿物切除 + 面神经解剖术人次占口腔住院 7 个重点手术及
操作患者人次比例省际比较

图 4-54　2019 年口腔颌面部肿瘤切除整复术人次占口腔住院 7 个重点手术及操作患者人次比例省际比较

图 4-55　2019 年唇裂修复术人次占口腔住院 7 个重点手术及操作患者人次比例省际比较

图 4-56　2019 年牙颌面畸形矫正术：上颌 Le Fort Ⅰ型截骨术 + 双侧下颌升支劈开截骨术人次占口腔住院 7 个重点手术及操作患者人次比例省际比较

图 4-57　2019 年舌癌扩大切除术 + 颈淋巴清扫术人次占口腔住院 7 个重点手术及操作患者人次比例省际比较

图 4-58　2019 年游离腓骨复合组织瓣移植术人次占口腔住院 7 个重点手术及操作患者人次比例省际比较

图 4-59　2019 年放射性粒子组织间植入术人次占口腔住院 7 个重点手术及操作患者人次比例省际比较

图 4-60　2019 年腮腺肿物切除 + 面神经解剖术平均住院日省际比较

图 4-61　2019 年口腔颌面部肿瘤切除整复术平均住院日省际比较

图 4-62　2019 年唇裂修复术平均住院日省际比较

图 4-63　2019 年牙颌面畸形矫正术：上颌 Le Fort Ⅰ型截骨术 + 双侧下颌
升支劈开截骨术平均住院日省际比较

图 4-64　2019 年舌癌扩大切除术 + 颈淋巴清扫术平均住院日省际比较

图 4-65　2019 年游离腓骨复合组织瓣移植术平均住院日省际比较

图 4-66　2019 年放射性粒子组织间植入术平均住院日省际比较

图 4-67　2019 年腮腺肿物切除 + 面神经解剖术平均住院费用省际比较

图 4-68　2019 年口腔颌面部肿瘤切除整复术平均住院费用省际比较

图 4-69　2019 年唇裂修复术平均住院费用省际比较

图 4-70　2019 年牙颌面畸形矫正术：上颌 Le Fort Ⅰ型截骨术 + 双侧下颌升支劈开截骨术
平均住院费用省际比较

图 4-71　2019 年舌癌扩大切除术 + 颈淋巴清扫术平均住院费用省际比较

图 4-72　2019 年游离腓骨复合组织瓣移植术平均住院费用省际比较

图 4-73　2019 年放射性粒子组织间植入术平均住院费用省际比较

（六）口腔住院部分单病种相关指标

在全国 27 个省区市（甘肃省、海南省、青海省、西藏自治区、新疆生产建设兵团、香港特别行政区、澳门特别行政区、台湾省数据未统计）的 78 家医疗机构中，口腔住院 5 大类 12 项单病种相关指标如表 4-14 所示。

1. **腮腺浅叶良性肿瘤相关指标**　腮腺浅叶良性肿瘤术前术后诊断符合率为 93.42%，腮腺浅叶良性肿瘤术后面神经麻痹发生率为 0.40%，腮腺浅叶良性肿瘤术后唾液腺瘘发生率为 0.32%。

2. **口腔鳞状细胞癌相关指标**　T3/T4 期初发口腔鳞状细胞癌病例构成比为 36.76%，游离 / 带蒂组织瓣技术在初发口腔鳞状细胞癌手术治疗中的应用率为 51.91%，游离 / 带蒂组织瓣移植成功率为 96.05%。

3. **下颌骨骨折相关指标**　下颌骨骨折（不含髁突骨折）术后伤口感染发生率为 0.71%，下颌骨骨折（不含髁突骨折）术后咬合紊乱发生率为 1.61%。

4. **先天性唇腭裂相关指标**　先天性唇裂术后伤口延期愈合发生率为 0.84%，先天性腭裂术后伤口裂开及穿孔发生率为 0.93%。

5. **骨性Ⅲ类错𬌗畸形相关指标**　骨性Ⅲ类错𬌗畸形术后伤口感染发生率为 0.17%，骨性Ⅲ类错𬌗畸形术后咬合关系与术前设计符合率为 90.88%。

表 4-14　2019 年口腔住院部分单病种相关指标在不同医疗机构中的平均值比较

| 单病种 | 质控指标 | 三级 | 二级 | | 二级以下 | | 平均值 |
		公立	公立	民营	公立	民营	
腮腺浅叶良性肿瘤	腮腺浅叶良性肿瘤术前术后诊断符合率 /%	91.49	100.00	—	100.00	100.00	93.42
	腮腺浅叶良性肿瘤术后面神经麻痹发生率 /%	0.49	0.00	—	0.00	0.00	0.40
	腮腺浅叶良性肿瘤术后唾液腺瘘发生率 /%	0.27	0.57	—	0.00	0.00	0.32
口腔鳞状细胞癌	T3/T4 期初发口腔鳞状细胞癌病例构成比 /%	37.59	23.05	—	0.00	—	36.76
	游离 / 带蒂组织瓣技术在初发口腔鳞状细胞癌手术治疗中的应用率 /%	52.03	50.41	—	0.00	—	51.91
	游离 / 带蒂组织瓣移植成功率 /%	96.02	96.64	—	—	—	96.05
下颌骨骨折（不含髁突骨折）	下颌骨骨折（不含髁突骨折）术后伤口感染发生率 /%	0.78	0.46	—	0.00	0.00	0.71
	下颌骨骨折（不含髁突骨折）术后咬合紊乱发生率 /%	1.56	1.83	—	0.00	0.00	1.61
先天性唇腭裂	先天性唇裂术后伤口延期愈合发生率 /%	0.26	3.42	—	0.00	0.00	0.84
	先天性腭裂术后伤口裂开及穿孔发生率 /%	0.04	4.51	—	0.00	0.00	0.93
骨性Ⅲ类错𬌗畸形	骨性Ⅲ类错𬌗畸形术后伤口感染发生率 /%	0.14	0.55	—	—	—	0.17
	骨性Ⅲ类错𬌗畸形术后咬合关系与术前设计符合率 /%	90.10	100.00	—	100.00	—	90.88

（七）口腔住院临床路径数据统计

在全国 27 个省区市（甘肃省、海南省、青海省、西藏自治区、新疆生产建设兵团、香港特别行政区、澳门特别行政区、台湾省数据未统计）的 78 家医疗机构 93 147 例出院患者中，2019 年口腔住院临床路径入径率为 23.56%，完成路径比率为 92.94%，完成路径出院比率为 21.90%（表 4-15）。

表 4-15　2019 年口腔住院临床路径在不同医疗机构中的实施情况比较

| 质控指标 | 三级 | 二级 | | 二级以下 | | 平均值 |
	公立	公立	民营	公立	民营	
临床路径入径率 /%	22.10	28.58	2.96	41.90	16.08	23.56
完成路径比率 /%	92.66	93.26	100.00	95.82	96.36	92.94
完成路径出院比率 /%	20.48	26.65	2.96	40.15	15.50	21.90

四、口腔医疗机构运行管理类数据统计

（一）资源配置数据统计

1. **医疗机构开放床位数统计**　在全国 27 个省区市（甘肃省、海南省、青海省、西藏自治区、新疆生产建设兵团、香港特别行政区、澳门特别行政区、台湾省数据未统计）的 78 家医疗机构中，2019 年口腔住院实际开放床位（包括加床）平均 39.53 张。其中三级公立为 79.50 张，二级公立为 23.67 张，二级民营为 23.20 张，二级以下公立为 9.86 张，二级以下民营为 7.14 张。

2. **医疗机构实际开放牙椅数统计**　在全国 30 个省区市（西藏自治区、新疆生产建设兵团、香港特别行政区、澳门特别行政区、台湾省数据未统计）的 231 家医疗机构中，2019 年口腔门急诊实际开放牙椅数平均 71.19 台。其中三级公立为 169.59 台，三级民营为 113.33 台，二级公立为 37.72 台，二级民营为 26.51 台，二级以下公立为 15.00 台，二级以下民营为 12.03 台。

3. **人力配置数据统计**　在全国 30 个省区市（西藏自治区、新疆生产建设兵团、香港特别行政区、澳门特别行政区、台湾省数据未统计）的 230 家医疗机构中，2019 年卫生技术人员占全院员工总数的 78.91%（表 4-16）。

表 4-16　2019 年人力配置指标在不同医疗机构中的平均值比较

| 质控指标 | 三级 | | 二级 | | 二级以下 | | 平均值 |
	公立	民营	公立	民营	公立	民营	
全院员工数平均值 / 人	475.03	318.58	101.74	69.31	36.00	38.25	196.78
卫生技术人员数平均值 / 人	385.60	234.00	77.64	49.75	30.00	29.33	155.28
卫生技术人员占全院员工比 /%	81.17	73.45	76.31	71.78	83.33	76.67	78.91

4. **优质护理单元数据统计**　在全国 30 个省区市（西藏自治区、新疆生产建设兵团、香港特别行政区、澳门特别行政区、台湾省数据未统计）的 171 家医疗机构中，2019 年全院护理单元总数 1 139 个，全院优质护理单元总数 866 个，占全院护理单元总数的 76.03%。

（二）工作负荷数据统计

1. **门急诊人次数据统计**　在全国 30 个省区市（西藏自治区、新疆生产建设兵团、香港特别行政区、澳门特别行政区、台湾省数据未统计）的 231 家医疗机构中，2019 年门急诊患者共 33 228 720 人次，平均 143 847.27 人次，其中年急诊人次占门急诊人次 1.54%。年门诊手术例数占门诊人次 8.97%（表 4-17）。

表 4-17　2019 年门急诊工作负荷指标在不同医疗机构中的年平均值比较

质控指标	三级		二级		二级以下		平均值
	公立	民营	公立	民营	公立	民营	
年门诊人次平均值	350 141.02	307 733.83	75 729.97	30 811.04	24 691.00	17 301.23	141 625.14
年急诊人次平均值	6 441.89	743.17	617.03	731.82	0.00	61.85	2 222.13
年门急诊人次平均值	356 582.91	308 477.00	76 347.00	31 542.86	24 691.00	17 363.08	143 847.27
年急诊人次占门急诊人次比例 /%	1.81	0.24	0.81	2.32	0.00	0.36	1.54
年门诊手术例数平均值	36 071.11	20 084.17	3 925.56	1 994.08	542.50	409.53	12 709.26
年门诊手术例数占门诊人次比例 /%	10.30	6.53	5.18	6.47	2.20	2.37	8.97

2. **入院人次数据统计**　在全国 27 个省区市（甘肃省、海南省、青海省、西藏自治区、新疆生产建设兵团、香港特别行政区、澳门特别行政区、台湾省数据未统计）的 78 家医疗机构中，2019 年入院患者总数 93 699 人次，平均 1 201.27 人次，占门急诊总人次 0.37%（表 4-18）。

表 4-18　2019 年入院工作负荷指标在不同医疗机构中的年平均值比较

质控指标	三级	二级		二级以下		平均值
	公立	公立	民营	公立	民营	
年入院人次平均值	2 616.19	675.36	337.80	194.86	48.29	1 201.27
门急诊住院率 /%	0.50	0.26	1.95	0.12	0.02	0.37

（三）工作效率数据统计

在全国 30 个省区市（西藏自治区、新疆生产建设兵团、香港特别行政区、澳门特别行政区、台湾省数据未统计）的 229 家医疗机构中，2019 年门急诊每椅位日均接诊 5.82 人次。在全国 27 个省区市（甘肃省、海南省、青海省、西藏自治区、新疆生产建设兵团、香港特别行政区、澳门特别行政区、台湾省数据未统计）的 74 家医疗机构中，2019 年出院患者平均住院日 7.08 天，床位使用率为 61.54%，床位周转次数 31.31 次，平均病床工作日 224.60 天（表 4-19，图 4-74，图 4-75）。

表 4-19　2019 年工作效率指标在不同医疗机构中的年平均值比较

质控指标	三级		二级		二级以下		平均值
	公立	民营	公立	民营	公立	民营	
每椅位日均接诊人次	6.07	7.59	5.83	3.46	4.51	4.19	5.82
出院患者平均住院日 / 天	7.56	—	6.04	4.14	3.56	4.98	7.08
床位使用率 /%	70.44	—	48.58	25.43	18.47	7.25	61.54
床位周转次数	33.64	—	28.72	22.54	18.90	5.21	31.31
平均病床工作日 / 天	257.10	—	177.33	92.84	67.42	26.45	224.60

图 4-74 2019 年抽样医疗机构门急诊每椅位日均接诊人次省际比较

图 4-75 2019 年抽样医疗机构出院患者平均住院日省际比较

（四）患者负担数据统计

在全国 30 个省区市（西藏自治区、新疆生产建设兵团、香港特别行政区、澳门特别行政区、台湾省数据未统计）的 220 家医疗机构中，2019 年每门急诊人次费用 566.15 元，其中药费 9.57 元，药占比 1.69%。在全国 26 个省区市（甘肃省、海南省、内蒙古自治区、青海省、西藏自治区、新疆生产建设兵团、香港特别行政区、澳门特别行政区、台湾省数据未统计）的 76 家医疗机构中，2019 年每住院人次费用 14 144.91 元，其中药费 1 833.77 元，药占比 12.96%（表 4-20，图 4-76，图 4-77）。

表 4-20 2019 年患者负担指标在不同医疗机构中的平均值比较

质控指标	三级		二级		二级以下		平均值
	公立	民营	公立	民营	公立	民营	
每门急诊人次费用 / 元	570.86	591.54	533.55	528.31	290.73	542.89	566.15
其中的药费 / 元	9.08	12.71	8.34	9.96	7.09	13.89	9.57
门急诊药占比 /%	1.59	2.15	1.56	1.89	2.44	2.56	1.69
每住院人次费用 / 元	16 420.05	—	8 474.45	5 129.01	5 540.69	7 532.77	14 144.91
其中的药费 / 元	2 070.69	—	1 334.36	129.09	512.88	639.35	1 833.77
住院药占比 /%	12.61	—	15.75	2.52	9.26	8.49	12.96

图 4-76　2019 年抽样医疗机构每门急诊人次费用省际比较

图 4-77　2019 年抽样医疗机构每住院人次费用省际比较

五、2018—2019 年同样本医疗机构口腔质控数据比较

为了增强 2018 年和 2019 年数据的可比性,对 2 年数据进行筛选,保留同一医疗机构数据,最终全国 29 个省区市(内蒙古自治区、西藏自治区、新疆生产建设兵团、香港特别行政区、澳门特别行政区、台湾省数据未统计)的 153 家医疗机构纳入 2018—2019 年医疗服务与质量安全数据口腔门诊相关质控指标的比较分析;全国 25 个省区市(甘肃省、海南省、内蒙古自治区、青海省、上海市、西藏自治区、新疆生产建设兵团、香港特别行政区、澳门特别行政区、台湾省数据未统计)的 63 家医疗机构纳入 2018—2019 年医疗服务与质量安全数据口腔住院相关质控指标的比较分析。

(一)口腔门诊治疗相关指标比较

1. 门诊重点病种相关指标比较　与 2018 年相比,2019 年 153 家医疗机构口腔门诊 10 个重点病种中,下颌阻生第三磨牙、慢性牙周炎、牙列缺损 3 个重点病种平均就诊人次明显上升(图 4-78);下颌阻生第三磨牙就诊人次占比明显上升(图 4-79)。

2. 门诊重点技术相关指标比较　与 2018 年相比,2019 年 153 家医疗机构口腔门诊 9 个重点技术中,除了全口义齿修复技术、可摘局部义齿修复技术外,其余 7 个重点技术平均就诊人次均有上升(图 4-80);错𬌗畸形矫治术就诊人次占比明显上升(图 4-81)。

3. 门诊患者安全类指标比较　与 2018 年相比,2019 年 153 家医疗机构年门诊人次平均值由 171 031.63 人次上升至 184 454.29 人次,口腔门诊 7 类常见并发症平均发生人次由 57.94 人次上升至 64.45 人次(表 4-21),7 类常见并发症发生率由 0.034% 略有上升至 0.035%。

图 4-78　2018—2019 年 153 家医疗机构口腔门诊 10 个重点病种平均就诊人次比较

图 4-79　2018—2019 年 153 家医疗机构口腔门诊 10 个重点病种服务量构成比比较

图 4-80　2018—2019 年 153 家医疗机构口腔门诊 9 个重点技术平均就诊人次比较

图 4-81　2018—2019 年 153 家医疗机构口腔门诊 9 个重点技术服务量构成比比较

表 4-21　153 家医疗机构口腔门诊常见并发症在不同年份中的年平均发生人次比较

分类	质控指标	2019 年	2018 年	增量	变化趋势
门诊患者安全类指标	门诊手术并发症	21.86	26.00	-4.14	↓
	根管内器械分离（根管治疗断针）	18.20	12.97	5.22	↑
	种植体脱落	12.59	11.34	1.25	↑
	口腔软组织损伤	11.25	6.87	4.39	↑
	误吞或误吸异物	0.22	0.37	-0.14	↓
	治疗牙位错误	0.20	0.24	-0.04	↓
	拔牙错误	0.13	0.15	-0.02	↓
	合计	64.45	57.94	6.51	↑

（二）口腔住院诊疗数据比较

1. **住院死亡类、重返类指标比较**　与 2018 年相比，2019 年 63 家医疗机构口腔住院患者住院死亡率、非医嘱离院率、住院患者出院后 31 天内非预期再住院率、术后 31 天内非计划重返手术室再次手术率下降（表 4-22）。

表 4-22　63 家医疗机构住院死亡类、重返类指标在不同年份中的年平均值（年发生率）比较

分类	质控指标	2019 年	2018 年	增量	增长比例 /%	变化趋势
住院死亡类指标	年平均出院患者 / 人	1 403.89	1 282.63	121.25	9.45	↑
	住院死亡率 /‰	0.06	0.12	-0.07	—	↓
	非医嘱离院率 /%	2.53	3.25	-0.72	—	↓
	年平均出院患者手术 / 人	1 257.90	1 140.17	117.73	10.33	↑
	手术患者住院死亡率 /‰	0.05	0.07	-0.02	—	↓
	手术患者非医嘱离院率 /%	1.12	2.10	-0.98	—	↓
	住院择期手术患者死亡率 /‰	0.03	0.08	-0.05	—	↓

续表

分类	质控指标	2019 年	2018 年	增量	增长比例 /%	变化趋势
重返类指标	住院患者出院后 31 天内非预期再住院率 /‰	3.45	5.01	−1.56	—	↓
	其中出院当天非预期再住院率 /‰	0.09	0.14	−0.05	—	↓
	其中出院 2~15 天内非预期再住院率 /‰	1.83	2.54	−0.71	—	↓
	其中出院 16~31 天内非预期再住院率 /‰	1.53	2.34	−0.81	—	↓
	术后 31 天内非计划重返手术室再次手术率 /‰	3.36	4.50	−1.14	—	↓
	其中术后 48 小时以内非计划重返手术室再次手术率 /‰	1.87	2.39	−0.53	—	↓
	其中术后 3~31 天内非计划重返手术室再次手术率 /‰	1.49	2.10	−0.61	—	↓

2. **住院患者安全类指标比较** 与 2018 年相比,2019 年 63 家医疗机构出院患者人数平均值由 1 282.63 人次上升至 1 403.89 人次,口腔住院患者 8 类常见并发症平均发生人次由 11.59 人次下降至 9.25 人次,口腔住院患者 8 类常见并发症发生率由 0.90% 下降至 0.66%。与 2018 年相比,2019 年 63 家医疗机构出院手术患者人数平均值由 1 140.17 人次上升至 1 257.90 人次,口腔住院手术患者 9 类常见并发症平均发生人次由 8.79 人次下降至 7.51 人次,口腔住院手术患者 9 类常见并发症发生率由 0.77% 下降至 0.60%(表 4-23)。

表 4-23 63 家医疗机构口腔住院及手术患者常见并发症在不同年份中的年平均发生人次比较

分类		质控指标	2019 年	2018 年	增量	变化趋势
患者安全类指标	住院患者 8 类常见并发症	手术并发症	6.56	9.00	−2.44	↓
		各系统术后并发症例数(唾液腺瘘、下牙槽神经损伤、面神经损伤)	0.70	0.73	−0.03	↓
		植入物的并发症(不包括脓毒血症)	0.60	0.71	−0.11	↓
		住院患者发生压疮	0.49	0.35	0.14	↑
		移植的并发症(骨移植失败、皮肤移植失败)	0.49	0.27	0.22	↑
		输注、输血反应	0.35	0.37	−0.02	↓
		麻醉并发症	0.05	0.13	−0.08	↓
		手术患者猝死(手术后 24 小时内死亡)	0.02	0.03	−0.02	↓
		合计	9.25	11.59	−2.33	↓
	手术患者 9 类常见并发症	手术后出血或血肿	3.03	3.81	−0.78	↓
		与手术 / 操作相关感染	3.21	3.52	−0.32	↓
		手术后呼吸道并发症	0.27	0.76	−0.49	↓
		手术后生理 / 代谢紊乱	0.56	0.16	0.40	↑
		手术伤口裂开	0.21	0.41	−0.21	↓
		手术后肺栓塞	0.11	0.11	0.00	—
		手术后深静脉血栓	0.08	0.02	0.06	↑
		手术过程中异物遗留	0.03	0.00	0.03	↑
		手术后败血症	0.02	0.00	0.02	↑
		合计	7.51	8.79	−1.29	↓

3. **住院重点病种相关指标比较**　与2018年相比,2019年63家医疗机构口腔住院6个重点病种中,除口腔颌面部间隙感染外,其余5个重点病种平均出院患者例数均有上升(图4-82);牙颌面畸形患者例数占比明显上升(图4-83);除舌癌、口腔颌面部间隙感染外,其余4个重点病种平均住院日均有下降(图4-84);6个重点病种平均住院费用均有上升(图4-85)。

图4-82　2018—2019年63家医疗机构口腔住院6个重点病种平均出院患者例数比较

图4-83　2018—2019年63家医疗机构口腔住院6个重点病种服务量构成比比较

图4-84　2018—2019年63家医疗机构口腔住院6个重点病种平均住院日比较

图 4-85 2018—2019 年 63 家医疗机构口腔住院 6 个重点病种平均住院费用比较

4. **住院重点手术及操作相关指标比较** 与 2018 年相比,2019 年 63 家医疗机构口腔住院 7 个重点手术及操作中,除唇裂修复术、放射性粒子组织间植入术外,其余 5 个重点手术及操作平均手术例数均有上升(图 4-86);唇裂修复术患者例数占比明显下降(图 4-87);口腔颌面部肿瘤切除整复术平均住院日明显下降(图 4-88);除口腔颌面部肿瘤切除整复术、放射性粒子组织间植入术外,其余 5 个重点手术及操作平均住院费用上升(图 4-89)。

图 4-86 2018—2019 年 63 家医疗机构口腔住院 7 个重点手术及操作平均手术例数比较

图 4-87 2018—2019 年 63 家医疗机构口腔 7 个住院重点手术及操作服务量构成比比较

图 4-88　2018—2019 年 63 家医疗机构口腔住院 7 个重点手术及操作平均住院日比较

图 4-89　2018—2019 年 63 家医疗机构口腔住院 7 个重点手术及操作平均住院费用比较

5. **口腔住院部分单病种相关指标比较**　与 2018 年相比,2019 年 63 家医疗机构口腔住院 5 大类 12 项单病种相关指标中,腮腺浅叶良性肿瘤术前术后诊断符合率、腮腺浅叶良性肿瘤术后面神经麻痹发生率、腮腺浅叶良性肿瘤术后唾液腺瘘发生率、下颌骨骨折(不含髁突骨折)术后伤口感染发生率、骨性Ⅲ类错𬌗畸形术后伤口感染发生率 5 个指标均下降,T3/T4 期初发口腔鳞状细胞癌病例构成比、游离 / 带蒂组织瓣技术在初发口腔鳞状细胞癌手术治疗中的应用率、游离 / 带蒂组织瓣移植成功率、下颌骨骨折(不含髁突骨折)术后咬合紊乱发生率、先天性唇裂术后伤口延期愈合发生率、先天性腭裂术后伤口裂开及穿孔发生率、骨性Ⅲ类错𬌗畸形术后咬合关系与术前设计符合率 7 个指标均上升(表 4-24)。

表 4-24　63 家医疗机构口腔住院部分单病种相关指标在不同年份中的发生率(或构成比)比较

单病种	质控指标	2019 年	2018 年	增量	变化趋势
腮腺浅叶良性肿瘤	腮腺浅叶良性肿瘤术前术后诊断符合率 /%	92.10	97.85	−5.75	↓
	腮腺浅叶良性肿瘤术后面神经麻痹发生率 /%	0.46	4.51	−4.05	↓
	腮腺浅叶良性肿瘤术后唾液腺瘘发生率 /%	0.38	0.58	−0.20	↓
口腔鳞状细胞癌	T3/T4 期初发口腔鳞状细胞癌病例构成比 /%	36.52	25.69	10.83	↑
	游离 / 带蒂组织瓣技术在初发口腔鳞状细胞癌手术治疗中的应用率 /%	51.62	49.52	2.10	↑
	游离 / 带蒂组织瓣移植成功率 /%	96.04	94.87	1.17	↑

续表

单病种	质控指标	2019 年	2018 年	增量	变化趋势
下颌骨骨折	下颌骨骨折(不含髁突骨折)术后伤口感染发生率 /%	0.70	0.96	−0.26	↓
(不含髁突骨折)	下颌骨骨折(不含髁突骨折)术后咬合紊乱发生率 /%	1.70	0.00	1.70	↑
先天性唇腭裂	先天性唇裂术后伤口延期愈合发生率 /%	0.85	0.57	0.28	↑
	先天性腭裂术后伤口裂开及穿孔发生率 /%	0.94	0.64	0.30	↑
骨性Ⅲ类错𬌗畸形	骨性Ⅲ类错𬌗畸形术后伤口感染发生率 /%	0.17	0.46	−0.29	↓
	骨性Ⅲ类错𬌗畸形术后咬合关系与术前设计符合率 /%	90.86	90.38	0.48	↑

6. 口腔住院临床路径相关指标比较　与 2018 年相比,2019 年 63 家医疗机构口腔住院临床路径入径率、完成路径比率、完成路径出院比率均有上升(表 4-25)。

表 4-25　63 家医疗机构不同年份口腔住院临床路径相关指标比较

质控指标	2019 年	2018 年	增量	变化趋势
临床路径入径率 /%	23.65	21.09	2.56	↑
完成路径比率 /%	93.48	90.65	2.83	↑
完成路径出院比率 /%	22.11	19.12	2.99	↑

(三) 医院运行管理类指标比较

与 2018 年相比,2019 年口腔门诊 153 家(含住院 63 家)医疗机构中,实际开放牙椅(口腔综合治疗台)数、卫生技术人员占全院员工比、全院开展优质护理单元比例均上升,实际开放床位(包括加床数据)下降;年门急诊人次、年门诊手术例数、年入院人次均上升,年急诊人次占门急诊人次比例下降,年门诊手术例数占门诊人次比例上升;门急诊每椅位日均接诊人次、床位使用率、床位周转次数、平均病床工作日均上升,出院患者平均住院日下降;每门急诊人次费用、每住院人次费用均上升,门急诊药占比、住院药占比均下降(表 4-26)。

表 4-26　门诊 153 家(含住院 63 家)医疗机构运行管理类指标在不同年份中的平均值比较

分类	质控指标	2019 年	2018 年	增量	增长比例 /%	变化趋势
资源配置	实际开放床位(包括加床数据)平均值 / 床	46.65	57.87	−11.22	−19.39	↓
	实际开放牙椅(口腔综合治疗台)数平均值 / 台	91.73	91.35	0.38	0.41	↑
	全院员工总数平均值 / 人	257.12	239.12	18.00	7.53	↑
	卫生技术人员数平均值 / 人	205.45	190.35	15.10	7.94	↑
	卫生技术人员占全院员工比 /%	79.90	79.60	0.30	—	↑
	全院护理单元设置个数平均值	7.24	7.92	−0.68	−8.64	↓
	全院开展优质护理单元个数平均值	5.61	5.86	−0.25	−4.28	↓
	全院开展优质护理单元比例 /%	77.52	73.99	3.53	—	↑

分类	质控指标	2019 年	2018 年	增量	增长比例 /%	变化趋势
工作负荷	年门诊人次平均值	184 454.29	171 031.63	13 422.66	7.85	↑
	年急诊人次平均值	3 260.75	3 613.42	−352.67	−9.76	↓
	年门急诊人次平均值	187 715.04	174 645.05	13 069.99	7.48	↑
	年急诊人次占门急诊人次比例 /%	1.74	2.07	−0.33	—	↓
	年门诊手术例数平均值	17 441.80	11 330.47	6 111.33	53.94	↑
	年门诊手术例数占门诊人次比例 /%	9.46	6.62	2.84	—	↑
	年入院人次平均值	1 412.46	1 295.08	117.38	9.06	↑
工作效率	门急诊每椅位日均接诊人次	5.90	5.59	0.31	5.53	↑
	出院患者平均住院日 / 天	7.14	7.46	−0.32	−4.32	↓
	床位使用率 /%	63.20	46.31	16.89	—	↑
	床位周转次数	31.88	22.66	9.22	40.66	↑
	平均病床工作日 / 天	230.67	169.03	61.64	36.47	↑
患者负担	每门急诊人次费用 / 元	585.22	510.09	75.13	14.73	↑
	其中的药费 / 元	10.16	12.87	−2.71	−21.07	↓
	门急诊药占比 /%	1.74	2.52	−0.78	—	↓
	每住院人次费用 / 元	14 367.06	13 148.23	1 218.83	9.27	↑
	其中的药费 / 元	1 831.14	1 824.55	6.59	0.36	↑
	住院药占比 /%	12.75	13.88	−1.13	—	↓

国家卫生健康委员会司（局）便函

国卫医质量便函〔2020〕146 号

医政医管局关于开展《2020 年国家医疗服务与质量安全报告》数据抽样调查工作的函

各省、自治区、直辖市及新疆生产建设兵团卫生健康委医政医管处（局）：

自 2015 年以来，我局连续 5 年编制了年度《国家医疗服务与质量安全报告》（以下简称《报告》），对帮助各级卫生健康行政部门和各级各类医疗机构全面了解我国医疗服务和医疗质量安全工作形势，提高医疗质量安全管理科学化和精细化水平，加强医疗质量持续改进发挥了积极作用。为做好 2020 年《报告》编写工作，经研究，我局决定在全国范围开展 2020 年《报告》数据抽样调查工作。现将有关事项通知如下：

一、调查医疗机构

（一）三级医院。

辖区内全部三级（含民营、专科）医院。鼓励有条件的中医类医院开展数据填报工作。

（二）二级医院。

1. 综合医院：每个县（区）至少 1 家二级公立综合医院

和辖区内全部二级民营综合医院。

2.专科医院：辖区内全部二级（含民营）儿童专科、肿瘤专科、精神专科、妇产专科、传染病专科、口腔专科、康复专科、整形美容专科、心血管病专科、眼科专科、耳鼻喉专科医院和妇幼保健院。

（三）质控哨点医院。

辖区内全部质控哨点医院，由各专业国家级质控中心自行通知。

二、调查内容

（一）2019 年 1 月 1 日至 2019 年 12 月 31 日期间医疗质量相关数据信息，具体内容参照数据收集系统要求。

（二）全部抽样医院的 2019 年度出院患者病案首页（已在二级、三级公立医院绩效考核工作中填报病案首页信息的医疗机构不需再次上传）。

三、调查形式

（一）本次调查采用网络调查的形式，各相关医疗机构登录 www.ncis.cn 网站"全国医疗质量数据抽样调查"专栏，认真阅读填报说明及要求，按照填报要求注册并填报数据（既往已注册的可直接登录）。

（二）"全国医疗质量数据抽样调查"专栏于 2020 年 8 月 3 日至 8 月 31 日开放，请各地卫生健康行政部门指导辖区内参加抽样调查的医疗机构按时保质完成相关数据的填报。各抽样调查医疗机构应于 2020 年 8 月 31 日前完成全部数据信息的网络填报工作。

（三）病案首页信息按照数据收集系统要求打包后上传至指定端口（附件 1）。

四、其他

（一）本次调查数据仅用于编写 2020 年《报告》，帮助各地和各医疗机构做好医疗质量管理控制与持续改进工作，不作为绩效考核、医院评审评价、重点专科建设等工作依据。我局和有关单位将依照国家有关规定采取有效措施，加强数据安全保护，保障数据信息安全。各有关医疗机构务必指定 1 名责任人对本机构内部上报数据进行把关，保证数据填报的准确性和及时性。

（二）数据填报过程中涉及各专业具体数据指标解读及统计方法等问题，请按照填报系统说明所示联系方式咨询。

（三）各省份指定 1 名同志具体负责辖区内相关工作的组织与指导，并于 2020 年 7 月 25 日下班前将各省负责同志名单（附件 2）反馈至我局医疗质量与评价处。

（四）各省级管理员可使用原有账号、密码登陆系统实时掌握辖区内有关医疗质控数据及医疗机构参与数据填报情况。鼓励有条件的省份充分利用调查数据（可通过省级管理员账号下载导出），探索撰写本省医疗服务与质量安全报告，不断提升医疗管理的科学化、精细化水平。

联 系 人：孙佳璐、高嗣法

传　　真：010-68792067

电子邮箱：yzygjzlc@nhc.gov.cn

附件：1.医疗机构医疗质量数据填报工作指引

2.2020年各省数据上报联络员（负责人）名单

国家卫生健康委医政医管局

2020 年 7 月 17 日

（信息公开形式：依申请公开）

抄送：国家卫生健康委医疗管理服务指导中心、国家卫生健康委医院
管理研究所、各国家级质控中心。

附件 1

医疗机构医疗质量数据填报工作指引

住院病案首页数据上传说明书

　　2020年度全国医疗质量数据抽样调查工作中所有上报病案首页信息的医疗机构，用NCIS系统分配给本机构的主账号登录"NCIS医疗质量控制数据收集系统"下载相关技术方案，医院病案或信息技术部门根据技术方案要求生成文件后，由医院管理员用户上传系统。

病案首页上传工作流程图

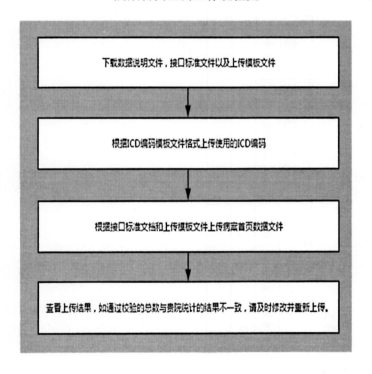

附件 2

2020 年各省数据上报联络员（负责人）名单
（省级卫生健康行政部门）

省（自治区、直辖市）	姓名	工作单位	职务	手机号码	传真

附件二 口腔医学质控哨点医疗机构名单

各省区市	机构名称	各省区市	机构名称
安徽	安徽医科大学附属口腔医院	安徽	合肥市口腔医院
安徽	安徽医科大学第一附属医院	安徽	中国科技大学附属第一医院
安徽	蚌埠医学院第一附属医院	安徽	安庆市立医院
安徽	六安市人民医院	安徽	滁州市第一人民医院
安徽	宿州市立医院	安徽	安徽医科大学第四附属医院
安徽	安徽中医药大学第一附属医院	安徽	安徽医科大学第二附属医院
安徽	池州市人民医院	安徽	芜湖市口腔医院
安徽	安庆朱小龙口腔医院	安徽	铜陵渡江口腔医院
北京	北京大学口腔医院	北京	首都医科大学附属北京口腔医院
北京	中日友好医院	北京	首都医科大学附属北京安贞医院
北京	北京医院	北京	航天中心医院
北京	首都医科大学附属北京友谊医院	北京	北京大学第三医院
北京	首都医科大学附属北京同仁医院	北京	中国医学科学院北京协和医院
北京	首都医科大学附属北京朝阳医院	北京	北京积水潭医院
北京	北京华信医院(清华大学第一附属医院)	北京	北京电力医院
北京	航空总医院	北京	北京市顺义区医院
北京	北京瑞程医院管理有限公司瑞泰口腔医院	北京	北京大兴兴业口腔医院
北京	北京优颐口腔医院	北京	北京市石景山医院
北京	北京市房山区第一医院	北京	北京市昌平区医院
北京	北京大学国际医院	北京	北京清华长庚医院
北京	北京市垂杨柳医院	北京	首都医科大学宣武医院
北京	北京大学人民医院	北京	北京怀柔医院
北京	北京市密云区医院	北京	北京市延庆区医院(北京大学第三医院延庆医院)
北京	清华大学玉泉医院	北京	北京瑞城口腔医院
北京	北京市平谷区京东口腔医院	北京	北京市密云区渔阳口腔医院
重庆	重庆医科大学附属口腔医院	重庆	重庆医科大学附属第一医院
重庆	重庆医科大学附属第二医院	重庆	重庆医科大学附属永川医院
重庆	重庆市第九人民医院	重庆	重庆市大足区人民医院
重庆	重庆市璧山区人民医院	重庆	重庆市开州区人民医院
重庆	重庆市涪陵中心医院	重庆	重庆市黔江区中心医院
重庆	重庆市垫江县人民医院	重庆	重庆三峡中心医院
重庆	重庆市永川口腔医院	重庆	合川口腔医院
重庆	武隆兴胜健美口腔医院	重庆	重庆牙科医院
重庆	重庆市沙坪坝区陈家桥医院	重庆	重庆市荣昌区人民医院
重庆	石柱土家族自治县人民医院	重庆	重庆市铜梁区人民医院
重庆	重庆市潼南区人民医院	重庆	巫山县人民医院

各省区市	机构名称	各省区市	机构名称
重庆	重钢总医院	重庆	重庆市巴南区人民医院
重庆	梁平县人民医院	重庆	重庆市沙坪坝区人民医院
重庆	重庆市渝北区人民医院	重庆	重庆市忠县人民医院
重庆	重庆牙卫士口腔医院	福建	福建医科大学附属口腔医院
福建	厦门医学院附属口腔医院	福建	福建医科大学附属第一医院
福建	福建医科大学附属协和医院	福建	福建省立医院
福建	福州市第一医院	福建	厦门大学附属第一医院
福建	福建医科大学附属漳州市医院	福建	福建医科大学附属第二医院
福建	泉州市第一医院	福建	晋江市医院
福建	莆田市第一医院	福建	三明市第一医院
福建	三明市第二医院	福建	南平市第一医院
福建	宁德市医院	福建	福鼎市医院
福建	宁德市闽东医院	福建	龙岩市第二医院
福建	龙岩人民医院	福建	漳州卫生职业学院附属口腔医院
福建	福建省级机关医院	福建	厦门大学附属中山医院
福建	莆田市城厢区医院	福建	南平市第二医院
福建	泉州丰泽汪晓华口腔诊所	福建	厦门湖里齐安口腔门诊部
甘肃	兰州大学口腔医院	甘肃	兰州大学第一医院
甘肃	兰州大学第二医院	甘肃	甘肃省人民医院
甘肃	甘肃省第二人民医院	甘肃	甘肃省中医院
甘肃	甘肃中医药大学附属医院	甘肃	甘肃省妇幼保健院
甘肃	甘肃宝石花医院	甘肃	兰州市第二人民医院
甘肃	庆阳市人民医院	甘肃	平凉市人民医院
甘肃	平凉市第二人民医院	甘肃	天水市第一人民医院
甘肃	定西市人民医院	甘肃	白银市第一人民医院
甘肃	武威市人民医院	甘肃	金川集团有限公司职工医院
甘肃	河西学院附属张掖人民医院	甘肃	酒泉市人民医院
甘肃	酒钢医院	甘肃	嘉峪关市第一人民医院
甘肃	临夏回族自治州人民医院	甘肃	陇南市第一人民医院
甘肃	兰州市口腔医院	甘肃	西北民族大学口腔医院
甘肃	兰州康美口腔医院	甘肃	兰州惠安齿科
甘肃	兰州德尔口腔医院	广东	广东医科大学附属医院
广东	江门市口腔医院	广东	深圳爱康健口腔医院
广东	广州市妇女儿童医疗中心	广东	梅州市人民医院/梅州市人民医源网络医院/黄塘医院/中山大学附属梅州医院(扶大院区、泰康院区、广梅院区、客天下院区)
广东	清远市清新区人民医院	广东	广州市第一人民医院

续表

各省区市	机构名称	各省区市	机构名称
广东	韶关市口腔医院	广东	翁源县人民医院
广东	深圳市龙岗中心医院	广东	湛江珠江口腔医院
广东	中山市人民医院	广东	南方医科大学口腔医院（广东省口腔医院）
广东	梅州泽山口腔医院	广东	佛山市口腔医院
广东	罗定市人民医院	广东	珠海市口腔医院
广东	广州医科大学附属口腔医院	广东	中山大学附属第一医院
广东	佛山市第一人民医院	广东	河源市人民医院
广东	深圳市人民医院	广东	中山大学孙逸仙纪念医院
广东	茂名市人民医院	广东	惠州市第三人民医院
广东	中山市小榄人民医院	广东	汕头大学医学院第二附属医院
广东	佛山市第二人民医院	广东	广东药科大学附属第一医院
广东	中山大学附属口腔医院	广东	清远中大口腔医院
广东	北京大学深圳医院	广东	阳江市人民医院
广东	清远市人民医院	广西	广西医科大学附属口腔医院
广西	北海市人民医院	广西	防城港市第一人民医院
广西	广西科技大学第一附属医院	广西	广西壮族自治区民族医院
广西	广西壮族自治区人民医院	广西	贵港市人民医院
广西	河池市第一人民医院	广西	来宾市人民医院
广西	南宁市第二人民医院	广西	梧州市红十字会医院
广西	玉林市第一人民医院	广西	百色市人民医院
广西	广西医科大学第一附属医院	广西	广西中医药大学第一附属医院
广西	广西壮族自治区南溪山医院	广西	桂林市人民医院
广西	河池市人民医院	广西	柳州市工人医院
广西	柳州市人民医院	广西	南宁市第一人民医院
广西	钦州市第一人民医院	广西	梧州市人民医院
贵州	贵阳市口腔医院	贵州	贵州医科大学附属口腔医院
贵州	遵义医科大学附属口腔医院	贵州	贵州省安顺市人民医院
贵州	贵州省人民医院	贵州	六盘水市人民医院
贵州	黔东南苗族侗族自治州人民医院	贵州	黔南州人民医院
贵州	黔西南布依族苗族自治州人民医院	贵州	石阡县人民医院
贵州	遵义市播州区人民医院	贵州	贵州省水矿控股集团有限责任公司总医院
贵州	贵州航天医院	贵州	兴义市人民医院
贵州	赤水市人民医院	贵州	贵州省毕节市第一人民医院
贵州	贵州医科大学第三附属医院	贵州	黔南州中医院
贵州	中国贵航集团三〇二医院	贵州	德江县人民医院
贵州	清镇第一人民医院	贵州	遵义市妇幼保健院
贵州	贵州医科大学第二附属医院	贵州	遵义市第一人民医院

续表

各省区市	机构名称	各省区市	机构名称
贵州	安顺欣缘口腔医院	贵州	贵阳林陈口腔医院
贵州	六盘水戴氏口腔医院(附设钟山门诊部)	贵州	遵义市红花岗区口腔医院
贵州	印江土家族苗族自治县人民医院	贵州	务川仡佬族民族自治县人民医院
贵州	兴仁市人民医院	贵州	沿河土家族自治县人民医院
贵州	关岭布依族苗族自治县人民医院	贵州	遵义市红花岗区人民医院
贵州	贵州省织金县人民医院	贵州	黔西县人民医院
贵州	余庆县人民医院	贵州	汇川深圳路杨维建口腔诊所
贵州	瓮安康美健口腔诊所	贵州	毕节京州口腔医院
海南	海口市人民医院口腔医学中心	海南	海南省人民医院口腔科
海南	海南医学院第一附属医院口腔科	海南	海南医学院第二附属医院口腔科
海南	三亚市人民医院口腔科	海南	三亚中心医院口腔科
海南	儋州市人民医院口腔科	海南	海南西部中心医院口腔科
海南	琼海市人民医院口腔科	海南	乐东黎族自治县第二人民医院口腔科
海南	文昌市人民医院口腔科	海南	万宁市人民医院口腔科
海南	海口市第四人民医院口腔科	海南	琼中黎族苗族自治县人民医院口腔科
海南	陵水县人民医院口腔科	海南	海口市第三人民医院口腔科
海南	海南口腔医院	海南	海南泰康拜博口腔医院
海南	三亚口腔医院	河北	河北医科大学口腔医院
河北	河北省眼科医院	河北	河北医科大学第二医院
河北	河北北方学院附属第一医院	河北	河北医科大学第三医院
河北	河北医科大学第四医院	河北	邯郸市中心医院
河北	沧州市中心医院	河北	承德市附属医院
河北	保定市第二医院	河北	衡水市人民医院
河北	唐山协和医院	河北	唐山工人医院
河北	秦皇岛市第一医院	河北	承德市口腔医院
河北	张家口市口腔医院	河北	邯郸市口腔医院
河北	石家庄市桥西区口腔医院	河北	廊坊口腔专科医院
河北	唐山博创口腔医院	河北	保定牙博士口腔医院
河北	石家庄和协口腔医院	河北	三河靓美燕郊口腔医院
河北	廊坊圣洁口腔医院	河北	河北中石油中心医院
黑龙江	哈尔滨医科大学附属第一医院	黑龙江	哈尔滨医科大学附属第二医院
黑龙江	牡丹江市口腔医院	湖北	武汉大学口腔医院
湖北	襄阳市口腔医院	湖北	武汉存济口腔医院
湖北	武汉大学中南医院	湖北	华中科技大学同济医学院附属同济医院
湖北	华中科技大学同济医学院附属协和医院	湖北	荆门市口腔医院
湖北	潜江市口腔医院	湖北	黄冈皓雅口腔医院
湖北	武汉达美口腔门诊部	湖北	荆门市第一人民医院

各省区市	机构名称	各省区市	机构名称
湖北	宜昌市中心人民医院 三峡大学附属中心人民医院	湖北	恩施土家族苗族自治州中心医院
湖北	十堰市人民医院	湖北	武汉大学人民医院(湖北省人民医院)
湖北	十堰国药东风口腔医院	湖北	孝感口腔医院
湖北	十堰市太和医院(湖北医药学院附属医院)	湖北	武汉大众口腔医院
湖南	长沙市口腔医院	湖南	湖南中南大学湘雅口腔医院
湖南	中南大学湘雅二医院	湖南	中南大学湘雅医院
湖南	中南大学湘雅三医院	湖南	长沙市中心医院
湖南	岳阳市第一医院	湖南	湘潭市中心医院
湖南	株洲市中心医院	湖南	南华大学附属第一医院
湖南	南华大学附属第二医院	湖南	邵阳市中心医院
湖南	常德市第一人民医院	湖南	益阳市中心医院
湖南	岳阳市口腔医院	湖南	湘潭市口腔医院
湖南	长沙科尔雅口腔医院	吉林	吉林大学口腔医院
吉林	四平诺雅口腔医院	吉林	四平市口腔医院
吉林	长春市口腔医院	吉林	吉林市化工医院
吉林	吉林医药学院附属医院	吉林	北华大学附属医院
吉林	吉林市人民医院	吉林	白山市中心医院
吉林	梅河口市中心医院	吉林	松原吉林油田医院
吉林	松原市中心医院(松原市儿童医院)	吉林	延边大学附属医院
吉林	吉林市中心医院(吉林大学附属吉林医院)	江苏	南京市口腔医院
江苏	南京医科大学附属口腔医院	江苏	徐州市口腔医院
江苏	盐城市口腔医院	江苏	南通市口腔医院
江苏	江苏省人民医院	江苏	南京医科大学第二附属医院
江苏	东南大学附属中大医院	江苏	苏州大学附属第一医院
江苏	南通大学附属医院	江苏	徐州医科大学附属医院
江苏	南京市第一医院	江苏	南京医科大学附属江宁医院
江苏	南京江北人民医院	江苏	南京同仁医院
江苏	南京明基医院	江苏	无锡市人民医院
江苏	江南大学附属医院(无锡市第四人民医院)	江苏	江阴市人民医院
江苏	徐州市第一人民医院	江苏	徐州市中心医院
江苏	徐州矿务集团总医院	江苏	常州市第一人民医院
江苏	常州市第二人民医院	江苏	常州市第三人民医院
江苏	常州市肿瘤医院	江苏	常州市武进人民医院
江苏	苏州市立医院	江苏	昆山市第一人民医院
江苏	常熟市第二人民医院	江苏	太仓市第一人民医院
江苏	南通市第一人民医院	江苏	南通瑞慈医院

续表

各省区市	机构名称	各省区市	机构名称
江苏	海安市人民医院	江苏	连云港市东方医院
江苏	连云港市第二人民医院	江苏	淮安市第一人民医院
江苏	淮安市第二人民医院	江苏	淮安市肿瘤医院
江苏	苏北人民医院	江苏	扬州大学附属医院
江苏	江苏大学附属医院	江苏	镇江市第一人民医院
江苏	丹阳市人民医院	江苏	泰州市人民医院
江苏	靖江市人民医院	江苏	盐城市第一人民医院
江苏	盐城市第二人民医院	江苏	盐城市第三人民医院
江苏	东台市人民医院	江苏	宿迁市第一人民医院
江苏	南京鼓楼医院集团宿迁市人民医院	江苏	沭阳县人民医院
江苏	淮安市口腔医院	江苏	镇江市口腔医院
江苏	常州市口腔医院	江苏	泰州市口腔医院
江苏	连云港市口腔医院	江苏	扬州市口腔医院
江苏	苏州市华夏口腔医院	江苏	宿迁口腔医院
江苏	无锡口腔医院	江苏	苏州口腔医院
江苏	常州现代口腔医院	江苏	雪峰口腔诊所
江苏	常熟玉蕙口腔医院	江苏	南京立登尔河西口腔诊所
江西	南昌大学附属口腔医院(江西省口腔医院)	江西	南昌大学第一附属医院
江西	南昌大学第二附属医院	江西	南昌大学第四附属医院
江西	江西中医药大学附属医院	江西	江西省人民医院
江西	赣南医学院第一附属医院	江西	赣州市人民医院
江西	井冈山大学附属医院	江西	江西省中西医结合医院
江西	南昌市第一医院	江西	九江学院附属口腔医院
江西	萍乡市人民医院	江西	抚州市第一人民医院
江西	抚州市第二人民医院(抚州市妇幼保健院)	江西	吉安市中心人民医院
江西	宜春市人民医院	江西	新余钢铁集团有限公司中心医院
江西	上饶市人民医院	江西	鹰潭市人民医院
江西	景德镇市第一人民医院	江西	新余市人民医院
江西	九江中山口腔医院有限公司	江西	江西拜博口腔医院
江西	南昌拜博尚东口腔医院	江西	赣州卫华口腔医院
江西	景德镇市牙病防治所	辽宁	中国医科大学附属口腔医院
辽宁	大连市口腔医院	辽宁	中国医科大学附属盛京医院
辽宁	中国医科大学附属第四医院	辽宁	大连医科大学附属第一医院
辽宁	大连医科大学附属第二医院	辽宁	辽阳市中心医院
辽宁	辽阳市第三人民医院	辽宁	鞍山市中心医院
辽宁	抚顺市中心医院	辽宁	丹东市第一医院
辽宁	辽健集团阜新矿总医院	辽宁	朝阳市第二医院

续表

各省区市	机构名称	各省区市	机构名称
辽宁	葫芦岛市中心医院	辽宁	锦州市口腔医院
辽宁	丹东市口腔医院	辽宁	营口市口腔医院
辽宁	沈阳奥新全民口腔医院	辽宁	大连泰康拜博口腔医院有限公司
辽宁	大连东尼口腔医院有限公司	辽宁	葫芦岛奥新全民口腔医院有限公司
辽宁	锦州医科大学附属第二医院	辽宁	沈阳市沈河区第六医院(沈阳奥新全民口腔分院)
辽宁	鞍山立山区自由金威口腔门诊部	辽宁	抚顺金贺美口腔门诊部
辽宁	冠亚口腔门诊部	辽宁	王伟口腔诊所
辽宁	朝阳市康达口腔门诊部有限责任公司	内蒙古	呼和浩特市口腔医院
内蒙古	内蒙古第一机械集团有限公司医院(内蒙古医科大学附属包头口腔医院)	内蒙古	国药北方医院
内蒙古	赤峰学院附属医院	内蒙古	乌兰察布市市中心医院
内蒙古	乌海市人民医院	内蒙古	兴安盟人民医院
内蒙古	内蒙古自治区人民医院	内蒙古	锡林郭勒盟中心医院
内蒙古	鄂尔多斯口腔医院	内蒙古	通辽职业学院附属口腔医院
内蒙古	巴彦淖尔兄弟口腔医院	内蒙古	包头鹿城口腔医院
宁夏	宁夏医科大学总医院	宁夏	宁夏回族自治区人民医院
宁夏	银川市第一人民医院	宁夏	吴忠市人民医院
宁夏	石嘴山市第二人民医院	宁夏	固原市人民医院
宁夏	银川市口腔医院	宁夏	固原舒康口腔医院
宁夏	宁夏思迈尔口腔医院	宁夏	吴忠西典口腔医院
宁夏	中卫市沙坡头区人民医院	宁夏	石嘴山市第三人民医院(平罗县人民医院)
宁夏	银川市第二人民医院	青海	青海省人民医院
青海	青海大学附属医院	青海	青海红十字医院
青海	青海省海东市平安区中医院	青海	青海省第五人民医院
青海	西宁市口腔医院	青海	西宁市第三人民医院
青海	青海省格尔木市人民医院	青海	西宁市第一人民医院
青海	玉树州藏族自治州人民医院	青海	青海省海南藏族自治州人民医院
青海	青海省果洛州玛沁县人民医院	青海	西宁市第二人民医院
山东	山东省口腔医院(山东大学口腔医院)	山东	济南市口腔医院
山东	烟台市口腔医院	山东	青岛市口腔医院
山东	青岛大学附属医院	山东	山东省立医院
山东	山东大学齐鲁医院	山东	临沂市人民医院
山东	菏泽市立医院	山东	淄博市中心医院
山东	德州市人民医院	山东	滨州医学院附属医院
山东	胜利油田中心医院	山东	威海市立医院
山东	山东省千佛山医院	山东	潍坊医学院附属医院

各省区市	机构名称	各省区市	机构名称
山东	聊城市人民医院	山东	泰安市口腔医院
山东	济宁口腔医院	山东	枣庄市口腔医院
山东	威海口腔医院	山东	德州可恩口腔医院
山东	潍坊口腔医院	山东	日照口腔医院
山东	济南市章丘区口腔医院	山东	烟台毓璜顶医院
山东	青岛市市立医院	山东	济宁医学院附属医院
山东	济宁市第一人民医院	山东	潍坊市人民医院
山东	东营市人民医院	山东	济南市中心医院
山东	山东省宁津县人民医院	山东	牟平区口腔医院
山东	泰安市中心医院	山东	山东第一医科大学第二附属医院
山东	山东大学第二医院	山东	张店区第二人民医院
山东	青岛市黄岛区中心医院	山西	山西医科大学口腔医院(山西省口腔医院)
山西	山西省人民医院	山西	长治市人民医院
山西	大同市第三人民医院	山西	太原市恒伦口腔医院有限公司
山西	运城市口腔卫生学校附属口腔医院(运城市口腔医院)	山西	阳泉市口腔医院
山西	山西盛大齿科医院	山西	阳泉康贝齿科医院
山西	临汾胜杰齿科医院	山西	晋中市第一人民医院
山西	晋城市人民医院	山西	绛县口腔医院
山西	山西省汾阳医院	陕西	西安交通大学口腔医院
陕西	西安交通大学第一附属医院	陕西	西安市中心医院
陕西	陕西省人民医院	陕西	西安医学院第一附属医院
陕西	西安高新医院有限公司	陕西	西安市第一医院
陕西	西安市第三医院	陕西	西电集团医院
陕西	西安市第九医院	陕西	安康市中心医院
陕西	汉中市中心医院	陕西	商洛市中心医院
陕西	渭南市中心医院	陕西	榆林市第一医院
陕西	铜川矿务局中心医院	陕西	宝鸡市人民医院
陕西	渭南市第一医院	陕西	延安市人民医院
陕西	延安大学附属医院	陕西	延安大学咸阳医院
陕西	三二〇一医院	陕西	咸阳市中心医院
陕西	榆林市中医医院	陕西	神木市医院

各省区市	机构名称	各省区市	机构名称
陕西	安康市人民医院	陕西	汉中市人民医院
陕西	汉中市口腔医院	陕西	宝鸡市口腔医院
陕西	靖边启慧口腔医院	陕西	榆林口腔医院
陕西	西安雁塔欢乐口腔医院	陕西	陕西省森林工业职工医院
陕西	扶风县人民医院	陕西	商南县医院
陕西	陕西省康复医院	陕西	商洛国际医学中心医院有限公司
陕西	宁陕县医院	陕西	汉中市南郑区人民医院
陕西	汉滨区第三人民医院	陕西	靖边县人民医院
陕西	吴堡县医院	陕西	汉滨区第一医院
陕西	延川县人民医院	陕西	平利县医院
陕西	岐山县医院	陕西	陕西省汉阴县人民医院
陕西	陕西省府谷县人民医院	陕西	旬阳县医院
陕西	安康小白兔口腔医院	陕西	宝鸡小白兔口腔医院
陕西	西安未央小白兔口腔门诊部	陕西	西安小白兔口腔医疗股份有限公司高新区口腔门诊部
陕西	西安雁塔小白兔口腔医院	陕西	西安市鄠邑区品清口腔门诊部
陕西	西安未央正元口腔门诊部	陕西	西安新城联邦口腔医院
陕西	西安雁塔和美口腔门诊部	陕西	咸阳市口腔医院
陕西	西安碑林德雅口腔门诊部	陕西	平利城关微笑口腔诊所
上海	同济大学附属口腔医院	上海	上海市口腔病防治院
上海	上海交通大学医学院附属第九人民医院	上海	上海市第十人民医院
上海	同济大学附属东方医院	上海	上海交通大学附属第六人民医院
上海	上海交通大学附属第一人民医院	上海	上海交通大学医学院附属仁济医院
上海	上海交通大学医学院附属瑞金医院	上海	上海市第五人民医院
上海	上海市第七人民医院	上海	上海市杨浦区中心医院
上海	上海市奉贤区中心医院	上海	上海市嘉定区牙病防治所
上海	上海市黄浦区牙病防治所	上海	上海市虹口区牙病防治所
上海	上海市普陀区眼病牙病防治所	上海	上海市杨浦区牙病防治所
上海	上海市闵行区中心医院	上海	上海市浦东新区公利医院
上海	上海市嘉定区中心医院	上海	上海市同仁医院
上海	上海市松江区中心医院	上海	上海市徐汇区中心医院
上海	上海市普陀区人民医院	上海	上海市普陀区利群医院

各省区市	机构名称	各省区市	机构名称
上海	上海虹口区建工医院	上海	上海市浦东新区周浦医院
上海	上海徐汇区恺宏口腔门诊部	上海	上海徐汇区拜博昌仁医院
上海	上海优德口腔门诊部	上海	上海雅悦口腔门诊部
上海	上海简恩口腔门诊部	上海	上海枫璟口腔门诊部
上海	上海代梦口腔门诊部	四川	四川大学华西口腔医院
四川	西南医科大学附属口腔医院	四川	德阳市口腔医院
四川	攀钢集团总医院	四川	南充市中心医院
四川	绵阳市中心医院	四川	宜宾市第一人民医院
四川	自贡市第一人民医院	四川	四川省医学科学院·四川省人民医院
四川	成都市第三人民医院	四川	成都市中西医结合医院（成都市第一人民医院）
四川	宜宾市第二人民医院	四川	广元市中心医院
四川	成都市第二人民医院	四川	遂宁市中心医院
四川	达州市中心医院	四川	内江市第一人民医院
四川	川北医学院附属医院	四川	眉山市中医医院
四川	绵阳口腔医院	四川	梓潼县严德虎口腔诊所
天津	天津市口腔医院	天津	天津医科大学口腔医院
天津	天津医科大学总医院	天津	天津医科大学第二医院
天津	天津市第一中心医院	天津	天津市第五中心医院
天津	天津市人民医院	天津	天津市第三中心医院
天津	天津市第四中心医院	天津	天津市中西医结合医院
天津	天津市天津医院	天津	天津市北辰医院
天津	天津市海河医院	天津	天津市第三中心医院分院
天津	天津市蓟州区人民医院	天津	天津市宝坻区人民医院
天津	天津市武清区人民医院	天津	天津市静海区医院
天津	天津市宁河区医院	天津	天津市西青医院
天津	南开大学附属医院（天津市第四医院）	天津	天津市泰达医院
天津	天津市红桥医院	天津	天津市黄河医院
天津	天津市第一医院	天津	天津市东丽区东丽医院
天津	天津市津南医院	天津	天津河西环湖美奥口腔医院
天津	天津南开中诺口腔医院	天津	天津南开爱齿口腔医院
天津	天津市滨海新区塘沽口腔医院	天津	天津市红桥区口腔医院

各省区市	机构名称	各省区市	机构名称
天津	天津南开区和惠康口腔医疗门诊部	天津	天津中医药大学第一附属医院
天津	天津中医药大学第二附属医院	天津	天津市中医药研究院附属医院
天津	天津市第二医院	天津	天津市南开区王顶堤医院
天津	天津市南开区三潭医院	天津	天津市滨海新区大港医院
天津	天津海滨人民医院	天津	天津医科大学总医院滨海医院
天津	天津港口医院	天津	天津市永久医院
天津	天津市公安医院	天津	天津市武清区第二人民医院
天津	天津北大医疗海洋石油医院	天津	天津市河西医院
天津	天津和平海德堡联合口腔医院	天津	天津和平泰康拜博口腔医院
天津	天津市和平区口腔医院	天津	天津市河西区口腔医院
天津	天津市南开区口腔医院	新疆	乌鲁木齐市口腔医院
新疆	新疆医科大学第一附属医院	新疆	新疆维吾尔自治区人民医院口腔科
新疆	喀什地区第一人民医院	新疆	伊犁哈萨克自治州友谊医院
新疆	新疆哈密市中心医院	新疆	新疆巴州人民医院
新疆	新疆昌吉回族自治州人民医院	新疆	新疆维吾尔自治区中医医院
新疆	新疆医科大学第二附属医院	新疆	新疆医科大学第五附属医院
新疆	新疆阿克苏地区第一人民医院	新疆	喀什地区第二人民医院
新疆	克拉玛依市中心医院	新疆	新疆医科大学第六附属医院
新疆	博尔塔拉蒙古自治州人民医院	新疆	墨玉县人民医院
新疆	哈密市口腔病防治院	新疆	阿克陶县人民医院
新疆	乌鲁木齐优佳贝口腔医院	新疆	天山区红山路晓峰口腔诊所
新疆兵团	石河子大学医学院第一附属医院	新疆兵团	新疆生产建设兵团第一师医院
新疆兵团	新疆生产建设兵团医院（石河子大学医学院第二附属医院）	新疆兵团	新疆生产建设兵团第二师库尔勒医院
新疆兵团	新疆生产建设兵团第十三师红星医院	新疆兵团	石河子市人民医院
云南	昆明医学院附属口腔医院	云南	昆明市口腔医院
云南	曲靖市第一人民医院口腔医院	云南	云南省第一人民医院
云南	云南省第二人民医院	云南	昆明市第一人民医院
云南	昆明市延安医院	云南	文山州人民医院
云南	保山德康口腔医院	云南	临沧洁美口腔医院
云南	昆明蓝橙口腔医院	云南	云县人民医院
云南	玉溪市人民医院	云南	保山市人民医院

各省区市	机构名称	各省区市	机构名称
云南	大理州医院	云南	怒江州人民医院
云南	龙陵县人民医院	云南	会泽县人民医院
云南	迪庆藏族自治州人民医院	浙江	台州市中心医院（台州学院附属医院）
浙江	丽水市中医院	浙江	绍兴市中心医院医共体总院
浙江	绍兴市上虞人民医院	浙江	衢州市中医医院
浙江	浙江省舟山医院	浙江	嘉兴市第一医院（嘉兴学院附属第一医院）
浙江	嘉兴市中医医院	浙江	温州医科大学附属第二医院
浙江	瑞安市人民医院	浙江	金华市人民医院
浙江	杭州市中医院	浙江	东阳市人民医院
浙江	宁海县第一医院医疗健康集团总院（宁海县第一医院）	浙江	淳安县第一人民医院（浙江省人民医院淳安分院）

《国家医疗服务与质量安全报告》
口腔专业质控指标
定义集

国家口腔医学质控中心

（二〇一九年十二月）

指标类别	指标名称	定义	出处
指标 1：住院死亡类指标	1.1 年出院患者人数	指报告期内所有住院后出院的人数。包括医嘱离院、医嘱转其他医疗机构、非医嘱离院、死亡及其他人数，不含家庭病床撤床人数。统计界定原则为：① "死亡"：包括已办住院手续后死亡、未办理住院手续而实际上已收容入院的死亡者；② "其他"：未治和住院经检查无病出院者	北京市公共卫生信息中心医疗卫生机构年报表（医院类）
指标 1：住院死亡类指标	1.1.1 其中：住院死亡人数	指报告期内所有住院后出院的人数。包括医嘱离院、医嘱转其他医疗机构、非医嘱离院、死亡及其他人数。不含家庭病床撤床人数。①包括已办理手续后死亡、未办理住院手续而实际已收容入院的死亡者；② "其他"：未治和住院经检查无病出院者	北京市卫计委统计工作培训材料 2017
指标 1：住院死亡类指标	1.1.2 其中：非医嘱离院人数	指患者未按照医嘱要求而自动离院的人数，如：患者疾病需要住院治疗，但患者出于个人原因要求出院，此种出院并非由医务人员根据患者病情决定，属于非医嘱离院	国家卫生计生委网站：政务公开专栏《卫生标准：电子病历基本数据集：住院病案首页》
指标 1：住院死亡类指标	1.2 出院手术患者人数	住院患者有正规手术通知单和麻醉单施行手术的人数（外科的去除内固定装置等手术）	三级口腔医院评审标准（2011年版）实施细则
指标 1：住院死亡类指标	1.2.1 其中：手术患者住院死亡人数	住院手术患者死亡人数	
指标 1：住院死亡类指标	1.2.2 其中：手术患者非医嘱出院人数	指住院手术患者未按照医嘱要求而自行离院的人数	
指标 1：住院死亡类指标	1.3 住院择期手术患者出院人数	择期手术指手术时间的迟早不影响疗效，可选择适当的时期施行的手术，但亦有最适合手术时机。行择期手术出院的患者人数	北京地区 18 家医院例行检查统计信息（试用版）
指标 1：住院死亡类指标	1.3.1 其中：住院择期手术患者死亡人数	行择期手术在住院期间发生死亡的人数	
指标 2：重返类指标	2.1 住院患者出院后 31 天内非预期再住院患者人数（不用填报，系统自动生成）	是指同一患者在出院后 31 天内，因各种原因引起的非预期内的再次办理入院的患者人数	
指标 2：重返类指标	2.1.1 其中：住院患者出院当天非预期再住院患者人数	是指同一患者在出院当天，因各种原因引起的非预期内的再次办理入院的患者人数	
指标 2：重返类指标	2.1.2 其中：住院患者出院 2~15 天内非预期再住院人数	是指同一患者在 2~15 天内，因各种原因引起的非预期内的再次办理入院的患者人数	
指标 2：重返类指标	2.1.3 其中：住院患者出院 16~31 天内非预期再住院人数	是指同一患者在 16~31 天内，因各种原因引起的非预期内的再次办理入院的患者人数	

指标类别	指标名称	定义	出处
指标 2：重返类指标	2.2 其中术后 31 天内非计划重返手术室再次手术人数（不用填报，系统自动生成）	非计划再次手术，是指同一患者在同一次住院期间，因各种原因引起的需要进行计划外再次手术的人数	北京大学口腔医院非计划再次手术管理暂行规定（征求意见稿）
指标 2：重返类指标	2.2.1 术后 48 小时内非计划重返手术室再次手术人数	是指同一患者在同一次住院期间，在第一次手术后 48 小时内因各种原因引起的需要进行计划外的再次手术的人数	
指标 2：重返类指标	2.2.2 术后 3~31 天内非计划重返手术室再次手术人数	是指同一患者在同一次住院期间，在第一次手术后 3~31 天内因各种原因引起的需要进行计划外的再次手术的人数	
指标 3：医院获得性类指标（住院）	3.1 手术患者出院总例数	住院患者有正规手术通知单和麻醉单施行的手术出院的总数（外科的去除内固定装置等手术）	三级口腔医院评审标准（2011 年版）实施细则
指标 3：医院获得性类指标（住院）	3.2 手术并发症例数：T81.1，T81.2，T81.3，T81.7，T81.8	并发于手术或手术后发生的疾病或情况，如手术后出血或血肿、手术后伤口裂开、手术中发生或由于手术造成的休克、手术后的血管并发症及其他并发症	三级综合医院医疗质量管理与控制指标（2011 年版）
指标 3：医院获得性类指标（住院）	3.2.1 手术患者手术后肺栓塞例数：I26.9	肺栓塞排除病例：①年龄 ≥ 90 岁的患者；②新生儿患者；③入院时，肺栓塞待排除病例；④入院时，已经出现肺栓塞情况（主诊断为肺栓塞或其他诊断为肺栓塞，但在入院时已存在）的患者	三级口腔医院评审标准（2011 年版）实施细则
指标 3：医院获得性类指标（住院）	3.2.2 手术患者手术后深静脉血栓例数：I80.2，I82.8	深静脉血栓排除病例：①年龄 ≥ 90 岁的患者；②新生儿患者；③入院时，深静脉血栓待排除病例；④入院时，已经出现深静脉血栓情况（主诊断为深静脉血栓或其他诊断深静脉血栓，但在入院时已存在）的患者	三级口腔医院评审标准（2011 年版）实施细则
指标 3：医院获得性类指标（住院）	3.2.3 手术患者手术后败血症 T81.4	排除病例：①已经存在（主诊断或其他诊断，入院时已存在）败血症或感染情况的患者；②有免疫功能低下或癌症编码的患者；③住院日 <4 天的患者	三级口腔医院评审标准（2011 年版）实施细则
指标 3：医院获得性类指标（住院）	3.2.4 手术患者手术后出血或血肿例数：T81.0	排除病例：①已存在（主诊断或其他诊断，入院时已存在）手术后出血或手术后血肿的患者；②唯一的手术是手术后出血控制或血肿清除的患者；③手术后出血控制或血肿清除在第一次手术进行之前进行的患者	三级口腔医院评审标准（2011 年版）实施细则

续表

指标类别	指标名称	定义	出处
指标3：医院获得性类指标（住院）	3.2.5 手术患者手术伤口裂开例数：T81.3	手术后伤口裂开 分子：满足分母纳入与排除标准，任何手术/操作 ICD9-CM-3 编码为手术后裂开缝合术的出院患者； 分母：年龄≥18岁的所有外科手术出院患者； 排除病例：①外科手术后裂开缝合术在第一次手术之前或当天作为第一个手术进行的患者；②平均住院日<2天的患者；③免疫功能不全的患者	三级口腔医院评审标准（2011年版）实施细则
指标3：医院获得性类指标（住院）	3.2.6 手术患者手术后呼吸道并发症例数：J95.0 至 J95.9，J96.0，J96.9		
指标3：医院获得性类指标（住院）	3.2.7 手术患者手术后生理/代谢紊乱例数：E86.0，E87.0 至 E87.8，E88.8，E88.9，E89.0 至 E89.9	排除病例：①已经存在（主诊断或其他诊断，入院时已存在）生理性和代谢性紊乱或慢性肾衰竭的患者；②诊断编码有酮症酸中毒、高渗透压或其他昏迷（生理性和代谢性紊乱编码亚组）且主诊断为糖尿病的患者；③其他诊断编码有急性肾衰竭（生理性和代谢性紊乱编码亚组）且主诊断为急性心肌梗死、心律失常、心脏骤停、休克、出血或消化道出血的患者	三级口腔医院评审标准（2011年版）实施细则
指标3：医院获得性类指标（住院）	3.2.8 与手术/操作相关感染例数：T81.4	医院感染控制质量改进：是以特定对象的结果指标（即使用导尿管、手术部位所致感染的结果指标）为重点	三级口腔医院评审标准（2012年版）实施细则
指标3：医院获得性类指标（住院）	3.2.9 手术过程中异物遗留例数：T81.5	排除病例：入院时，主诊断 ICD9-CM-3 编码为手术/操作过程中异物遗留或其他诊断为手术/操作过程中异物遗留的患者	三级口腔医院评审标准（2011年版）实施细则
指标3：医院获得性类指标（住院）	3.3 手术患者猝死（手术后24小时内死亡）例数：R96.0，R96.1		
指标3：医院获得性类指标（住院）	3.4 麻醉并发症例数：T88.2，T88.3，T88.4，T88.5	麻醉时，由于麻醉及手术前准备不足，麻醉药物的影响，麻醉操作和手术的创伤及不良的神经反射都可导致麻醉并发症，如不及时处理会危及生命的患者人数	张震康，俞光岩．口腔颌面外科学．2版．北京：北京医科大学出版社，2013
指标3：医院获得性类指标（住院）	3.5 输注、输血反应例数：T80.0 至 T80.9	排除病例：已经存在（主诊断或其他诊断，入院时已存在）输血/输液反应的患者	三级口腔医院评审标准（2011年版）实施细则
指标3：医院获得性类指标（住院）	3.6 住院患者发生压疮例数：L89.0 至 L89.9	患者住院期间发生的一处或多处压疮	三级口腔医院评审标准（2011年版）实施细则

续表

指标类别	指标名称	定义	出处
指标 3：医院获得性类指标(住院)	3.7 各系统术后并发症例数：(口腔)K11.4(唾液腺瘘),S04.3(下牙槽神经损伤),S04.5(面神经损伤)(试用)	肺栓塞、深静脉血栓、败血症、出血或血肿、伤口裂开、猝死、呼吸衰竭、生理/代谢紊乱、肺部感染、人工气道意外脱出	三级口腔医院评审标准(2012年版)实施细则
指标 3：医院获得性类指标(住院)	3.8 植入物的并发症(不包括脓毒血症)例数：内固定装置引起的感染和炎症性反应 T84.6	骨科植入物主要包括骨接合植入物及骨与关节植入物。骨接合植入物主要包括接骨板、接骨螺钉、髓内针、矫形用棒、矫形用钉、带锁髓内针、脊柱内固定植入物等；骨与关节植入物主要包括人工髋关节、人工膝关节、人工肘关节等。其在使用中可能会发生导致或者可能导致人体伤害的可疑不良事件,主要表现为植入物变形、折弯、断裂、松动、脱落、磨损等	
指标 3：医院获得性类指标(住院)	3.9 移植的并发症例数：T86.8805 骨移植失败,T86.8809 皮肤移植失败—北京版临床扩展编码(试用)	如血肿、口鼻腔漏、皮瓣血管危象、复视、伤口感染等	三级口腔医院评审标准(2012年版)实施细则
指标 4：6 个重点病种相关指标(住院)	4.1 先天性唇裂 ICD-10：Q36	是胎儿面部各突起间在特定时间不能正常融合所产生的各种面裂畸形中最常见的一种,表现为新生儿一出生时,上唇一侧或双侧就部分或完全裂开	三级口腔医院评审标准(2011年版)实施细则
	4.1.1 先天性唇裂 ICD-10：Q36 总例数	主要诊断 ICD-10：Q36 编码为先天性唇裂的患者的总例数	
指标 4：6 个重点病种相关指标(住院)	4.1.2 先天性唇裂_住院死亡例数	主要诊断 ICD-10：Q36 编码为先天性唇裂的死亡患者总例数	
指标 4：6 个重点病种相关指标(住院)	4.1.3 先天性唇裂_出院 0~31 天内非预期再住院例数	是指同一先天性唇裂患者在出院 0~31 天内,因各种原因引起的非预期内的再次办理入院的患者人数	
指标 4：6 个重点病种相关指标(住院)	4.1.4 先天性唇裂_平均住院日(天)	所有先天性唇裂患者住院总天数与先天性唇裂患者住院总人数之比	
指标 4：6 个重点病种相关指标(住院)	4.1.5 先天性唇裂_平均住院费用(元)	所有先天性唇裂患者住院总费用与先天性唇裂患者住院总人数之比	
指标 4：6 个重点病种相关指标(住院)	4.2 腮腺良性肿瘤 ICD-10：D11.0	发生在腮腺一侧或双侧的肿瘤,经病理学诊断良性	张震康,俞光岩.口腔颌面外科学.第 2 版.北京：北京医科大学出版社,2013
	4.2.1 腮腺良性肿瘤 ICD-10：D11.0 总例数	主要诊断为 ICD-10：D11.0 的患者总例数	

续表

指标类别	指标名称	定义	出处
指标 4 : 6 个重点病种相关指标(住院)	4.2.2 腮腺良性肿瘤 _ 住院死亡例数	腮腺良性肿瘤患者在住院期间发生的死亡总例数	
指标 4 : 6 个重点病种相关指标(住院)	4.2.3 腮腺良性肿瘤 _ 出院 0~31 天内非预期再住院例数	是指同一腮腺良性肿瘤患者在出院 0~31 天内,因各种原因引起的非预期内的再次办理入院的患者人数	
指标 4 : 6 个重点病种相关指标(住院)	4.2.4 腮腺良性肿瘤 _ 平均住院日(天)	所有腮腺良性肿瘤患者住院总天数与腮腺良性肿瘤住院患者人数之比	
指标 4 : 6 个重点病种相关指标(住院)	4.2.5 腮腺良性肿瘤 _ 平均住院费用(元)	所有腮腺良性肿瘤患者住院总费用与腮腺良性肿瘤住院患者人数之比	
指标 4 : 6 个重点病种相关指标(住院)	4.3 舌癌 ICD-10 : C01-C02	指发生在舌体部位的上皮源性恶性肿瘤,病理类型以鳞状细胞癌为主,少部分为腺源性癌等	三级口腔医院评审标准(2011年版)实施细则
	4.3.1 舌癌 _ 患者总例数	主要诊断 ICD-10 :C01-C02 编码为舌癌的患者总例数	
指标 4 : 6 个重点病种相关指标(住院)	4.3.2 舌癌 _ 住院死亡例数	主要诊断 ICD-10 :C01-C02 编码为舌癌的患者在住院期间死亡的总例数	
指标 4 : 6 个重点病种相关指标(住院)	4.3.3 舌癌 _ 出院 0~31 天内非预期再住院例数	是指同一舌癌患者在出院 0~31 天内,因各种原因引起的非预期内的再次办理入院的患者人数	
指标 4 : 6 个重点病种相关指标(住院)	4.3.4 舌癌 _ 平均住院日(天)	所有舌癌患者住院总天数与舌癌患者住院总人数之比	
指标 4 : 6 个重点病种相关指标(住院)	4.3.5 舌癌 _ 平均住院费用(元)	所有舌癌患者住院总费用与舌癌患者住院总人数之比	
指标 4 : 6 个重点病种相关指标(住院)	4.4 牙颌面畸形 ICD-10 :K07	指由于颌骨发育异常所引起的颌骨在体积上、形态上的异常,上下颌骨之间以及颌骨与颅面其他骨骼之间的关系异常和伴发的牙𬌗关系及口颌系统的功能异常与颜面形态的异常	三级口腔医院评审标准(2011年版)实施细则
	4.4.1 牙颌面畸形 ICD- 10 :K07 患者总例数	主要诊断 ICD-10 :K07 编码为牙颌面畸形的患者总例数	
指标 4 : 6 个重点病种相关指标(住院)	4.4.2 牙颌面畸形 _ 住院死亡例数	主要诊断 ICD-10 :K07 编码为牙颌面畸形的患者再住院期间死亡的总例数	
指标 4 : 6 个重点病种相关指标(住院)	4.4.3 牙颌面畸形 _ 出院 0~31 天内非预期再住院例数	是指同一牙颌面畸形患者在出院 0~31 天内,因各种原因引起的非预期内的再次办理入院的患者人数	
指标 4 : 6 个重点病种相关指标(住院)	4.4.4 牙颌面畸形 _ 平均住院日(天)	所有牙颌面畸形患者住院总天数与牙颌面畸形患者住院总人数之比	

续表

指标类别	指标名称	定义	出处
指标 4：6 个重点病种相关指标(住院)	4.4.5 牙颌面畸形_平均住院费用(元)	所有牙颌面畸形患者住院总费用与牙颌面畸形患者住院总人数之比	
指标 4：6 个重点病种相关指标(住院)	4.5 上颌骨骨折 ICD-10：S02.4	因外力导致上颌骨连续性中断和／或骨折块移位	三级口腔医院评审标准(2011年版)实施细则
	4.5.1 上颌骨骨折 ICD-10：S02.4 患者总例数	主要诊断 ICD-10：S02.4 编码为上颌骨骨折的患者总例数	
指标 4：6 个重点病种相关指标(住院)	4.5.2 上颌骨骨折_住院死亡例数	主要诊断 ICD-10：S02.4 编码为上颌骨骨折的患者在住院期间死亡的总例数	
指标 4：6 个重点病种相关指标(住院)	4.5.3 上颌骨骨折_出院 0~31 天内非预期再住院例数	是指同一上颌骨骨折患者在出院 0~31 天内,因各种原因引起的非预期内的再次办理入院的患者人数	
指标 4：6 个重点病种相关指标(住院)	4.5.4 上颌骨骨折_平均住院日(天)	所有上颌骨骨折患者住院总天数与上颌骨骨折患者住院总人数之比	
指标 4：6 个重点病种相关指标(住院)	4.5.5 上颌骨骨折_平均住院费用(元)	所有上颌骨骨折患者住院总费用与上颌骨骨折患者住院总人数之比	
指标 4：6 个重点病种相关指标(住院)	4.6 口腔颌面部间隙感染 ICD-10：K12.2	因致病微生物侵入颌周间隙并繁殖,导致颌周某一间隙或多个间隙出现感染	三级口腔医院评审标准(2011年版)实施细则
	4.6.1 口腔颌面部间隙感染 ICD-10：K12.2 患者总例数	主要诊断 ICD-10：K12.2 编码为口腔颌面部间隙感染的患者总例数	
指标 4：6 个重点病种相关指标(住院)	4.6.2 口腔颌面部间隙感染住院死亡例数	主要诊断 ICD-10：K12.2 编码为口腔颌面部间隙感染的患者再住院期间发生死亡总例数	
指标 4：6 个重点病种相关指标(住院)	4.6.3 口腔颌面部间隙感染出院 0~31 天内非预期再住院例数	是指同一口腔颌面部间隙感染患者在出院 0~31 天内,因各种原因引起的非预期内的再次办理入院的患者人数	
指标 4：6 个重点病种相关指标(住院)	4.6.4 口腔颌面部间隙感染_平均住院日(天)	所有口腔颌面部间隙感染患者住院总天数与口腔颌面部间隙感染患者住院总人数之比	
指标 4：6 个重点病种相关指标(住院)	4.6.5 口腔颌面部间隙感染_平均住院费用(元)	所有口腔颌面部间隙感染患者住院总费用与口腔颌面部间隙感染患者住院总人数之比	
指标 5：7 个重点手术及操作 ICD-9-CM-3 相关指标(住院)	5.1 唇裂修复术 ICD-9-CM-3：27.54	通过特定的手术方式对患儿裂开的上唇畸形进行修复,以期尽量恢复上唇和鼻的正常解剖形态,以及口轮匝肌的连续性	张震康,俞光岩.口腔颌面外科学.2 版.北京:北京医科大学出版社,2013 三级口腔医院评审标准(2011年版)实施细则

指标类别	指标名称	定义	出处
指标5：7个重点手术及操作 ICD-9-CM-3 相关指标(住院)	5.1.1 唇裂修复术 ICD-9-CM-3：27.54 的患者总例数	手术/操作编码为 ICD-9-CM-3：27.54 唇裂修复术的出院患者总例数	
指标5：7个重点手术及操作 ICD-9-CM-3 相关指标(住院)	5.1.2 唇裂修复术_住院死亡例数	手术/操作编码为 ICD-9-CM-3：27.54 唇裂修复术后的患者在住院期间发生死亡的例数	
指标5：7个重点手术及操作 ICD-9-CM-3 相关指标(住院)	5.1.3 唇裂修复术_术后48小时内非计划重返手术室再次手术人数	是指同一患者在同一次住院期间，在第一次唇裂修复手术后48小时内因各种原因引起的需要进行计划外的再次手术的人数	
指标5：7个重点手术及操作 ICD-9-CM-3 相关指标(住院)	5.1.4 唇裂修复术_术后3~31天内非计划重返手术室再次手术人数	是指同一患者在同一次住院期间，在第一次行唇裂修复手术后3~31天内因各种原因引起的需要进行计划外的再次手术的人数	
指标5：7个重点手术及操作 ICD-9-CM-3 相关指标(住院)	5.1.5 唇裂修复术_平均住院日(天)	所有行唇裂修复术患者住院总天数与行唇裂修复术患者住院总人数之比	
指标5：7个重点手术及操作 ICD-9-CM-3 相关指标(住院)	5.1.6 唇裂修复术_平均住院费用(元)	所有行唇裂修复术患者住院总费用与行唇裂修复术患者住院总人数之比	
指标5：7个重点手术及操作 ICD-9-CM-3 相关指标(住院)	5.2 腮腺肿物切除 ICD-9-CM-3：26.29/26.31/26.32+面神经解剖术 ICD-9-CM-3：04.42	在解剖和尽量保护面神经的前提下，切除腮腺肿瘤和周围不同程度腺体组织，以治疗腮腺肿瘤的手术方式	张震康,俞光岩.口腔颌面外科学.2版.北京：北京医科大学出版社,2013 三级口腔医院评审标准(2011年版)实施细则
指标5：7个重点手术及操作 ICD-9-CM-3 相关指标(住院)	5.2.1 腮腺肿物切除 ICD-9-CM-3：26.29/26.31/26.32+面神经解剖术 ICD-9-CM-3：04.42 的出院患者总例数	手术/操作编码确定为 ICD-9-CM-3：26.29 伴 04.07 的出院患者总例数	
指标5：7个重点手术及操作 ICD-9-CM-3 相关指标(住院)	5.2.2 腮腺肿物切除+面神经解剖术_住院死亡例数	手术/操作编码确定为 ICD-9-CM-3：26.29 伴 04.07 的术后患者在住院期间发生死亡的例数	
指标5：7个重点手术及操作 ICD-9-CM-3 相关指标(住院)	5.2.3 腮腺肿物切除+面神经解剖术_术后48小时内非计划重返手术室再次手术人数	是指同一患者在同一次住院期间，在第一次腮腺肿物切除+面神经解剖手术后48小时内因各种原因引起的需要进行计划外的再次手术的人数	
指标5：7个重点手术及操作 ICD-9-CM-3 相关指标(住院)	5.2.4 腮腺肿物切除+面神经解剖术_术后3~31天内非计划重返手术室再次手术人数	是指同一患者在同一次住院期间，在第一次腮腺肿物切除+面神经解剖手术后3~31天内因各种原因引起的需要进行计划外的再次手术的人数	

续表

指标类别	指标名称	定义	出处
指标5：7个重点手术及操作 ICD-9-CM-3相关指标(住院)	5.2.5 腮腺肿物切除+面神经解剖术_平均住院日(天)	所有行腮腺肿物切除+面神经解剖术患者住院总天数与行腮腺肿物切除+面神经解剖术患者住院总人数之比	
指标5：7个重点手术及操作 ICD-9-CM-3相关指标(住院)	5.2.6 腮腺肿物切除+面神经解剖术_平均住院费用(元)	所有行腮腺肿物切除+面神经解剖术患者住院总费用与行腮腺肿物切除+面神经解剖术患者住院总人数之比	
指标5：7个重点手术及操作 ICD-9-CM-3相关指标(住院)	5.3 舌癌扩大切除术 ICD-9-CM-3：25.3/25.4+ 颈淋巴清扫术 ICD-9-CM-3：40.4	将原发于舌体的癌瘤于周围正常组织边界内切除,同时对颈部引流区淋巴结转移灶或可能存在的隐匿性淋巴转移灶进行一定范围的廓清式切除	张震康,俞光岩.口腔颌面外科学.2版.北京：北京医科大学出版社,2013 三级口腔医院评审标准(2011年版)实施细则
指标5：7个重点手术及操作 ICD-9-CM-3相关指标(住院)	5.3.1 舌癌扩大切除术 ICD-9-CM-3：25.3/25.4+ 颈淋巴清扫术 ICD-9-CM-3：40.4 的患者总例数	手术/操作编码确定为 ICD-9-CM-3：25.3/25.4 伴 40.4 的出院患者总例数	
指标5：7个重点手术及操作 ICD-9-CM-3相关指标(住院)	5.3.2 舌癌扩大切除术+颈淋巴清扫术_住院死亡例数	手术/操作编码确定为 ICD-9-CM-3：25.3/25.4 伴 40.4 的术后患者在住院期间发生死亡的例数	
指标5：7个重点手术及操作 ICD-9-CM-3相关指标(住院)	5.3.3 舌癌扩大切除术+颈淋巴清扫术_术后48小时内非计划重返手术室再次手术人数	是指同一患者在同一次住院期间,在第一次舌癌扩大切除术+颈淋巴清扫手术后48小时内因各种原因引起的需要进行计划外的再次手术的人数	
指标5：7个重点手术及操作 ICD-9-CM-3相关指标(住院)	5.3.4 舌癌扩大切除术+颈淋巴清扫术_术后3~31天内非计划重返手术室再次手术人数	是指同一患者在同一次住院期间,在第一次舌癌扩大切除术+颈淋巴清扫手术后3~31天内因各种原因引起的需要进行计划外的再次手术的人数	
指标5：7个重点手术及操作 ICD-9-CM-3相关指标(住院)	5.3.5 舌癌扩大切除术+颈淋巴清扫术_平均住院日(天)	所有行舌癌扩大切除术+颈淋巴清扫术患者住院总天数与行舌癌扩大切除术+颈淋巴清扫术患者住院总人数之比	
指标5：7个重点手术及操作 ICD-9-CM-3相关指标(住院)	5.3.6 舌癌扩大切除术+颈淋巴清扫术_平均住院费用(元)	所有行舌癌扩大切除术+颈淋巴清扫术患者住院总费用与行舌癌扩大切除术+颈淋巴清扫术患者住院总人数之比	
指标5：7个重点手术及操作 ICD-9-CM-3相关指标(住院)	5.4.1 部分上颌骨切除术+上颌骨缺损即刻修复重建 ICD-9-CM-3：76.39+76.46	为了治疗的彻底性,在切除上颌骨病变的同时,需要连同一部分上颌骨也一并切除。为了提高患者术后生活质量,对缺损的部分上颌骨同期进行修复和重建	张震康,俞光岩.口腔颌面外科学.2版.北京：北京医科大学出版社,2013

续表

指标类别	指标名称	定义	出处
5：7个重点手术及操作 ICD-9-CM-3 相关指标（住院）	5.4.1.1 部分上颌骨切除术＋上颌骨缺损即刻修复重建 ICD-9-CM-3：76.39+76.46 的患者总例数	手术操作码为 ICD-9-CM-3：76.39+76.46 的患者总例数	
指标5：7个重点手术及操作 ICD-9-CM-3 相关指标（住院）	5.4.1.2 部分上颌骨切除术＋上颌骨缺损即刻修复重建_住院死亡例数	住院患者行部分上颌骨切除术＋上颌骨缺损即刻修复重建术后发生死亡的例数	
指标5：7个重点手术及操作 ICD-9-CM-3 相关指标（住院）	5.4.1.3 部分上颌骨切除术＋上颌骨缺损即刻修复重建_术后48小时内非计划重返手术室再次手术人数	是指同一患者在同一次住院期间，在第一次部分上颌骨切除术＋上颌骨缺损即刻修复重建手术后48小时内因各种原因引起的需要进行计划外的再次手术的人数	
指标5：7个重点手术及操作 ICD-9-CM-3 相关指标（住院）	5.4.1.4 部分上颌骨切除术＋上颌骨缺损即刻修复重建_术后3~31天内非计划重返手术室再次手术人数	是指同一患者在同一次住院期间，在第一次部分上颌骨切除术＋上颌骨缺损即刻修复重建手术后3~31天内因各种原因引起的需要进行计划外的再次手术的人数	
指标5：7个重点手术及操作 ICD-9-CM-3 相关指标（住院）	5.4.1.5 部分上颌骨切除术＋上颌骨缺损即刻修复重建_平均住院日（天）	所有行部分上颌骨切除术＋上颌骨缺损即刻修复重建术患者住院总天数与行部分上颌骨切除术＋上颌骨缺损即刻修复重建术患者住院总人数之比	
指标5：7个重点手术及操作 ICD-9-CM-3 相关指标（住院）	5.4.1.6 部分上颌骨切除术＋上颌骨缺损即刻修复重建_平均住院费用（元）	所有行部分上颌骨切除术＋上颌骨缺损即刻修复重建术患者住院总费用与行部分上颌骨切除术＋上颌骨缺损即刻修复重建术患者住院总人数之比	
指标5：7个重点手术及操作 ICD-9-CM-3 相关指标（住院）	5.4.2 上颌骨全切除术＋上颌骨缺损即刻修复重建术 ICD-9-CM-3：76.44	为了治疗的彻底性，在切除范围广泛的上颌骨病变时，需要连同整个上颌骨也一并切除。为了提高患者术后生活质量，对缺损的整个上颌骨同期进行修复和重建	张震康,俞光岩.口腔颌面外科学.2版.北京：北京医科大学出版社,2013
指标5：7个重点手术及操作 ICD-9-CM-3 相关指标（住院）	5.4.2.1 上颌骨全切除术＋上颌骨缺损即刻修复重建术 ICD-9-CM-3：76.44 的患者总例数	手术操作码为 ICD-9-CM-3：76.44 的患者总例数	
指标5：7个重点手术及操作 ICD-9-CM-3 相关指标（住院）	5.4.2.2 上颌骨全切除术＋上颌骨缺损即刻修复重建术_住院死亡例数	住院患者行上颌骨全切除术＋上颌骨缺损即刻修复重建术后发生死亡的例数	

续表

指标类别	指标名称	定义	出处
指标 5 : 7 个重点手术及操作 ICD-9-CM-3 相关指标(住院)	5.4.2.3 上颌骨全切除术 + 上颌骨缺损即刻修复重建术 _ 术后 48 小时内非计划重返手术室再次手术人数	是指同一患者在同一次住院期间,在第一次上颌骨全切除术 + 上颌骨缺损即刻修复重建手术后 48 小时内因各种原因引起的需要进行计划外的再次手术的人数	
指标 5 : 7 个重点手术及操作 ICD-9-CM-3 相关指标(住院)	5.4.2.4 上颌骨全切除术 + 上颌骨缺损即刻修复重建术 _ 术后 3~31 天内非计划重返手术室再次手术人数	是指同一患者在同一次住院期间,在第一次上颌骨全切除术 + 上颌骨缺损即刻修复重建手术后 3~31 天内因各种原因引起的需要进行计划外的再次手术的人数	
指标 5 : 7 个重点手术及操作 ICD-9-CM-3 相关指标(住院)	5.4.2.5 上颌骨全切除术 + 上颌骨缺损即刻修复重建术 _ 平均住院日(天)	所有行上颌骨全切除术 + 上颌骨缺损即刻修复重建术患者住院总天数与行上颌骨全切除术 + 上颌骨缺损即刻修复重建术患者住院总人数之比	
指标 5 : 7 个重点手术及操作 ICD-9-CM-3 相关指标(住院)	5.4.2.6 上颌骨全切除术 + 上颌骨缺损即刻修复重建术 _ 平均住院费用(元)	所有行上颌骨全切除术 + 上颌骨缺损即刻修复重建术患者住院总费用与行上颌骨全切除术 + 上颌骨缺损即刻修复重建术患者住院总人数之比	
指标 5 : 7 个重点手术及操作 ICD-9-CM-3 相关指标(住院)	5.4.3 部分下颌骨切除术 + 下颌骨缺损即刻修复重建术 ICD-9-CM-3 : 76.31+76.43	为了治疗的彻底性,在切除下颌骨病变的同时,需要连同一部分下颌骨也一并切除。为了提高患者术后生活质量,对缺损的部分下颌骨同期进行修复和重建	张震康,俞光岩.口腔颌面外科学.2 版.北京:北京医科大学出版社,2013
指标 5 : 7 个重点手术及操作 ICD-9-CM-3 相关指标(住院)	5.4.3.1 部分下颌骨切除术 + 下颌骨缺损即刻修复重建术 ICD-9-CM-3 : 76.31+76.43 的患者总例数	手术操作码为 ICD-9-CM-3 : 76.31+76.43 患者总例数	
指标 5 : 7 个重点手术及操作 ICD-9-CM-3 相关指标(住院)	5.4.3.2 部分下颌骨切除术 + 下颌骨缺损即刻修复重建术 _ 住院死亡例数	住院患者行部分下颌骨切除术 + 下颌骨缺损即刻修复重建术后发生死亡的例数	
指标 5 : 7 个重点手术及操作 ICD-9-CM-3 相关指标(住院)	5.4.3.3 部分下颌骨切除术 + 下颌骨缺损即刻修复重建术 _ 术后 48 小时内非计划重返手术室再次手术人数	是指同一患者在同一次住院期间,在第一次部分下颌骨切除术 + 下颌骨缺损即刻修复重建手术后 48 小时内因各种原因引起的需要进行计划外的再次手术的人数	

续表

指标类别	指标名称	定义	出处
指标 5：7 个重点手术及操作 ICD-9-CM-3 相关指标（住院）	5.4.3.4 部分下颌骨切除术＋下颌骨缺损即刻修复重建术 _ 术后 3~31 天内非计划重返手术室再次手术人数	是指同一患者在同一次住院期间,在第一次部分下颌骨切除术＋下颌骨缺损即刻修复重建手术后 3~31 天内因各种原因引起的需要进行计划外的再次手术的人数	
指标 5：7 个重点手术及操作 ICD-9-CM-3 相关指标（住院）	5.4.3.5 部分下颌骨切除术＋下颌骨缺损即刻修复重建术 _ 平均住院日（天）	所有行部分下颌骨切除术＋下颌骨缺损即刻修复重建术患者住院总天数与行部分下颌骨切除术＋下颌骨缺损即刻修复重建术患者住院总人数之比	
指标 5：7 个重点手术及操作 ICD-9-CM-3 相关指标（住院）	5.4.3.6 部分下颌骨切除术＋下颌骨缺损即刻修复重建术 _ 平均住院费用（元）	所有行部分下颌骨切除术＋下颌骨缺损即刻修复重建术患者住院总费用与行部分下颌骨切除术＋下颌骨缺损即刻修复重建术患者住院总人数之比	
指标 5：7 个重点手术及操作 ICD-9-CM-3 相关指标（住院）	5.4.4 下颌骨全切除术＋下颌骨缺损即刻修复重建术 ICD-9-CM-3：76.41	为了治疗的彻底性,在切除范围广泛的下颌骨病变时,需要连同整个下颌骨也一并切除。为了提高患者术后生活质量,对缺损的整个下颌骨同期进行修复和重建	张震康,俞光岩 . 口腔颌面外科学 .2 版 . 北京: 北京医科大学出版社,2013
指标 5：7 个重点手术及操作 ICD-9-CM-3 相关指标（住院）	5.4.4.1 下颌骨全切除术＋下颌骨缺损即刻修复重建术 ICD-9-CM-3：76.41 患者总例数手术编码为 ICD-9-CM-3：76.41 患者总例数	手术编码为 ICD-9-CM-3：76.41 患者总例数	
指标 5：7 个重点手术及操作 ICD-9-CM-3 相关指标（住院）	5.4.4.2 下颌骨全切除术＋下颌骨缺损即刻修复重建术 _ 死亡例数	住院患者行下颌骨全切除术＋下颌骨缺损即刻修复重建术后发生死亡的例数	
指标 5：7 个重点手术及操作 ICD-9-CM-3 相关指标（住院）	5.4.4.3 下颌骨全切除术＋下颌骨缺损即刻修复重建术 _ 术后 48 小时内非计划重返手术室再次手术人数	是指同一患者在同一次住院期间,在第一次下颌骨全切除术＋下颌骨缺损即刻修复重建手术后 48 小时内因各种原因引起的需要进行计划外的再次手术的人数	
指标 5：7 个重点手术及操作 ICD-9-CM-3 相关指标（住院）	5.4.4.4 下颌骨全切除术＋下颌骨缺损即刻修复重建术 _ 术后 3~31 天内非计划重返手术室再次手术人数	是指同一患者在同一次住院期间,在第一次下颌骨全切除术＋下颌骨缺损即刻修复重建手术后 3~31 天内因各种原因引起的需要进行计划外的再次手术的人数	

续表

指标类别	指标名称	定义	出处
指标5：7个重点手术及操作ICD-9-CM-3相关指标(住院)	5.4.4.5 下颌骨全切除术＋下颌骨缺损即刻修复重建术_平均住院日(天)	所有行下颌骨全切除术＋下颌骨缺损即刻修复重建术患者住院总天数与行下颌骨全切除术＋下颌骨缺损即刻修复重建术患者住院总人数之比	
指标5：7个重点手术及操作ICD-9-CM-3相关指标(住院)	5.4.4.6 下颌骨全切除术＋下颌骨缺损即刻修复重建术_平均住院费用(元)	所有行下颌骨全切除术＋下颌骨缺损即刻修复重建术患者住院总费用与行下颌骨全切除术＋下颌骨缺损即刻修复重建术患者住院总人数之比	
指标5：7个重点手术及操作ICD-9-CM-3相关指标(住院)	5.5 牙颌面畸形矫正术：上颌Le Fort Ⅰ型截骨术ICD-9-CM-3：76.65+双侧下颌升支劈开截骨术 ICD-9-CM-3：76.62	通过上颌骨牙槽突水平截骨，将牙槽突骨块荡下折断后，重新固定在设计好的位置上，同时对双侧下颌骨升支进行矢状截骨、劈开后，将远端骨块重新固定在设计好的位置上，以期获得协调和谐的上颌与颅骨，下颌与上颌、颜面形态比例位置关系以及牙𬌗关系的正颌常用组合式	张震康,俞光岩.口腔颌面外科学.2版.北京:北京医科大学出版社,2013 三级口腔医院评审标准(2011年版)实施细则
指标5：7个重点手术及操作ICD-9-CM-3相关指标(住院)	5.5.1 上颌Le Fort Ⅰ型截骨术ICD-9-CM-3：76.65+双侧下颌升支劈开截骨术 ICD-9-CM-3：76.62 的患者总数	手术/操作编码确定为ICD-9-CM-3：76.65(上颌Le Fort Ⅰ型截骨术)+ICD-9-CM-3：76.61(双侧下颌升支劈开截骨术)的出院患者总例数	
指标5：7个重点手术及操作ICD-9-CM-3相关指标(住院)	5.5.2 牙颌面畸形矫正术：上颌Le Fort Ⅰ型截骨术＋双侧下颌升支劈开截骨术_住院死亡例数	住院患者行上颌Le Fort Ⅰ型截骨术＋双侧下颌升支劈开截骨术后发生死亡的例数	
指标5：7个重点手术及操作ICD-9-CM-3相关指标(住院)	5.5.3 牙颌面畸形矫正术：上颌Le Fort Ⅰ型截骨术＋双侧下颌升支劈开截骨术_术后48小时内非计划重返手术室再次手术人数	是指同一患者在同一次住院期间，在第一次上颌Le Fort Ⅰ型截骨术＋双侧下颌升支劈开截骨手术后48小时内因各种原因引起的需要进行计划外的再次手术的人数	
指标5：7个重点手术及操作ICD-9-CM-3相关指标(住院)	5.5.4 牙颌面畸形矫正术：上颌Le Fort Ⅰ型截骨术＋双侧下颌升支劈开截骨术_术后3~31天内非计划重返手术室再次手术人数	是指同一患者在同一次住院期间，在第一次上颌Le Fort Ⅰ型截骨术＋双侧下颌升支劈开截骨手术后3~31天内因各种原因引起的需要进行计划外的再次手术的人数	
指标5：7个重点手术及操作ICD-9-CM-3相关指标(住院)	5.5.5 牙颌面畸形矫正术：上颌Le Fort Ⅰ型截骨术＋双侧下颌升支劈开截骨术_平均住院日(天)	所有行上颌Le Fort Ⅰ型截骨术＋双侧下颌升支劈开截骨术患者住院总天数与行上颌Le Fort Ⅰ型截骨术＋双侧下颌升支劈开截骨术患者住院总人数之比	

续表

指标类别	指标名称	定义	出处
指标 5 : 7 个重点手术及操作 ICD-9-CM-3 相关指标(住院)	5.5.6 牙颌面畸形矫正术:上颌 Le Fort Ⅰ型截骨术 + 双侧下颌升支劈开截骨术 _ 平均住院费用(元)	所有行上颌 Le Fort Ⅰ型截骨术 + 双侧下颌升支劈开截骨术患者住院总费用与行上颌 Le Fort Ⅰ型截骨术 + 双侧下颌升支劈开截骨术患者住院总人数之比	
指标 5 : 7 个重点手术及操作 ICD-9-CM-3 相关指标(住院)	5.6 放射性粒子组织间植入术 ICD-9-CM-3 : 92.27	将放射性籽源按剂量学要求植入肿瘤内和周围进行放射治疗的技术	张震康,俞光岩. 口腔颌面外科学 .2 版 . 北京:北京医科大学出版社,2013 三级口腔医院评审标准(2011年版)实施细则
指标 5 : 7 个重点手术及操作 ICD-9-CM-3 相关指标(住院)	5.6.1 放射性粒子组织间植入术 ICD-9-CM-3 : 92.27 患者总例数	手术 / 操作编码为 ICD-9-CM-3 : 92.27 放射性粒子组织间植入术的出院患者总例数	
指标 5 : 7 个重点手术及操作 ICD-9-CM-3 相关指标(住院)	5.6.2 放射性粒子组织间植入术 _ 住院死亡例数	住院患者行放射性粒子组织间植入术后发生死亡的例数	
指标 5 : 7 个重点手术及操作 ICD-9-CM-3 相关指标(住院)	5.6.3 放射性粒子组织间植入术 _ 术后 48 小时内非计划重返手术室再次手术人数	是指同一患者在同一次住院期间,在第一次放射性粒子组织间植入手术后 48 小时内因各种原因引起的需要进行计划外的再次手术的人数	
指标 5 : 7 个重点手术及操作 ICD-9-CM-3 相关指标(住院)	5.6.4 放射性粒子组织间植入术 _ 术后 3~31 天内非计划重返手术室再次手术人数	是指同一患者在同一次住院期间,在第一次放射性粒子组织间植入手术后 3~31 天内因各种原因引起的需要进行计划外的再次手术的人数	
指标 5 : 7 个重点手术及操作 ICD-9-CM-3 相关指标(住院)	5.6.5 放射性粒子组织间植入术 _ 平均住院日(天)	所有行放射性粒子组织间植入术患者住院总天数与行放射性粒子组织间植入术患者住院总人数之比	
指标 5 : 7 个重点手术及操作 ICD-9-CM-3 相关指标(住院)	5.6.6 放射性粒子组织间植入术 _ 平均住院费用(元)	所有行放射性粒子组织间植入术患者住院总费用与行放射性粒子组织间植入术患者住院总人数之比	
指标 5 : 7 个重点手术及操作 ICD-9-CM-3 相关指标(住院)	5.7 游离腓骨复合组织瓣移植术 ICD-9-CM-3 : 86.70	指将带有拇长屈肌和皮岛的血管化腓骨瓣制备、游离并移植修复口腔颌面部软组织和骨组织复合缺损的修复重建方式	张震康,俞光岩. 口腔颌面外科学 .2 版 . 北京:北京医科大学出版社,2013
指标 5 : 7 个重点手术及操作 ICD-9-CM-3 相关指标(住院)	5.7.1 游离腓骨复合组织瓣移植术 ICD-9-CM-3 : 86.70 的患者总例数	手术 / 操作编码为 ICD-9-CM-3 : 86.70 的患者总例数	
指标 5 : 7 个重点手术及操作 ICD-9-CM-3 相关指标(住院)	5.7.2 游离腓骨复合组织瓣移植术 _ 死亡例数	住院患者行游离腓骨复合组织瓣移植术后发生死亡的例数	

指标类别	指标名称	定义	出处
指标 5 : 7 个重点手术及操作 ICD-9-CM-3 相关指标(住院)	5.7.3 游离腓骨复合组织瓣移植术_术后 48 小时内非计划重返手术室再次手术人数	是指同一患者在同一次住院期间,在第一次游离腓骨复合组织瓣移植手术后 48 小时内因各种原因引起的需要进行计划外的再次手术的人数	
指标 5 : 7 个重点手术及操作 ICD-9-CM-3 相关指标(住院)	5.7.4 游离腓骨复合组织瓣移植术_术后 3~31 天内非计划重返手术室再次手术人数	是指同一患者在同一次住院期间,在第一次游离腓骨复合组织瓣移植手术后 3~31 天内因各种原因引起的需要进行计划外的再次手术的人数	
指标 5 : 7 个重点手术及操作 ICD-9-CM-3 相关指标(住院)	5.7.5 游离腓骨复合组织瓣移植术_平均住院日(天)	所有行游离腓骨复合组织瓣移植术患者住院总天数与行游离腓骨复合组织瓣移植术患者住院总人数之比	
指标 5 : 7 个重点手术及操作 ICD-9-CM-3 相关指标(住院)	5.7.6 游离腓骨复合组织瓣移植术_平均住院费用(元)	所有行游离腓骨复合组织瓣移植术患者住院总费用与行游离腓骨复合组织瓣移植术患者住院总人数之比	
指标 6 : 住院类部分单病种相关指标	6.1 腮腺浅叶良性肿瘤 D11.0		
指标 6 : 住院类部分单病种相关指标	6.1.1 腮腺浅叶良性肿瘤术前术后诊断符合率	术前诊断是指根据临床表现和影像学检查形成的综合判断;术前术后诊断符合率是指手术前诊断与手术后病理诊断均为良性肿瘤的病例数比例 是反映腮腺肿瘤的临床诊断水平的重要指标	
指标 6 : 住院类部分单病种相关指标	6.1.2 腮腺浅叶良性肿瘤术后面神经麻痹发生率	腮腺浅叶良性肿瘤手术后出现面神经麻痹症状的病例数比例 是反映腮腺肿瘤的临床治疗水平的重要指标	
指标 6 : 住院类部分单病种相关指标	6.1.3 腮腺浅叶良性肿瘤术后唾液腺瘘发生率	腮腺浅叶良性肿瘤手术后出现术后唾液腺瘘的病例数比例 是反映腮腺肿瘤的临床治疗水平的重要指标	
指标 6 : 住院类部分单病种相关指标	6.2 口腔鳞状细胞癌(COO-C06/M8070)		
指标 6 : 住院类部分单病种相关指标	6.2.1 T3/T4 期初发口腔鳞状细胞癌病例构成比	T3/T4 期初发口腔鳞状细胞癌病例在全部初发口腔癌病例中所占的比例 T3/T4 期初发口腔鳞状细胞癌临床治疗设计复杂,复杂口腔鳞状细胞癌病例数的比例 是反映医疗机构口腔鳞状细胞癌临床治疗水平的重要指标	

指标类别	指标名称	定义	出处
指标 6：住院类部分单病种相关指标	6.2.2 游离 / 带蒂组织瓣技术在初发口腔鳞状细胞癌手术治疗中的应用率	应用游离 / 带蒂组织瓣技术修复初发口腔鳞状细胞癌切除术后缺损的应用比例 游离 / 带蒂组织瓣技术要求高，治疗效果好，游离 / 带蒂组织瓣在原发口腔鳞状细胞癌手术治疗中的应用比例是反映医疗机构口腔鳞状细胞癌临床治疗水平的重要指标	
指标 6：住院类部分单病种相关指标	6.2.3 游离 / 带蒂组织瓣移植成功率	游离 / 带蒂组织瓣移植成功病例数的比例是反映口腔鳞状细胞癌的临床治疗水平的重要指标	
指标 6：住院类部分单病种相关指标	6.3 下颌骨骨折(不含髁突骨折)(S02.6)		
指标 6：住院类部分单病种相关指标	6.3.1 术后伤口感染发生率	下颌骨骨折(不含髁突骨折)1 月内术后伤口感染发生的比例 反映下颌骨骨折手术治疗的治疗效果	
指标 6：住院类部分单病种相关指标	6.3.2 术后咬合紊乱发生率	术后咬合紊乱是指手术后未能恢复到骨折前的咬合关系。术后咬合紊乱发生率是指下颌骨骨折(不含髁突骨折)术后咬合关系紊乱发生的比例 反映下颌骨骨折的临床治疗水平	
指标 6：住院类部分单病种相关指标	6.4 先天性唇腭裂(Q35- Q37)		
指标 6：住院类部分单病种相关指标	6.4.1 先天性唇裂术后伤口延期愈合发生率	术后伤口延期愈合是指术后伤口愈合时间超过 7 天。术后伤口延期愈合发生率是指术后伤口延期愈合发生的比例 反映先天性唇裂手术治疗的早期治疗效果	
指标 6：住院类部分单病种相关指标	6.4.2 先天性腭裂术后伤口裂开及穿孔发生率	术后伤口裂开及穿孔发生率是指术后 7 天内伤口裂开及穿孔发生的比例 反映先天性腭裂手术治疗的早期治疗效果	
指标 6：住院类部分单病种相关指标	6.5 骨性 Ⅲ 类错𬌗畸形(K07.1)		
指标 6：住院类部分单病种相关指标	6.5.1 骨性Ⅲ类错𬌗畸形术后伤口感染发生率	骨性Ⅲ类错𬌗畸形是指下颌前突或上颌后缩，或两者皆有的骨性错𬌗畸形 矫正骨性Ⅲ类错𬌗畸形的手术方式包括上颌 Le Fort Ⅰ 型截骨术、下颌升支矢状劈开术和颏成形术。术后伤口感染率是指骨性Ⅲ类错𬌗畸形手术后 1 月内伤口感染发生的比例 反映正颌外科手术治疗的效果	
指标 6：住院类部分单病种相关指标	6.5.2 骨性Ⅲ类错𬌗畸形术后咬合关系与术前设计符合率	术后咬合关系与术前设计符合是指术后咬合关系完全进入终末咬合导板。术后咬合关系与术前设计符合率是指术后咬合关系与术前设计符合的病例数所占的比例 反映正颌外科手术治疗的效果	

续表

指标类别	指标名称	定义	出处
指标7：口腔门诊治疗相关指标	7.1 10个口腔门诊重点疾病		
指标7：口腔门诊治疗相关指标	7.1.1 颞下颌关节紊乱病人次	是指累计颞下颌关节或(和)咀嚼肌,具有一些共同症状(如疼痛、弹响、张口受限等)的许多临床问题的总称 这里指的是凡有上述症状的患者的人次	张震康,俞光岩.口腔颌面外科学.2版.北京:北京医科大学出版社,2013
指标7：口腔门诊治疗相关指标	7.1.2 下颌阻生第三磨牙人次	指由于邻牙、骨或软组织的阻碍而只能部分萌出或完全不能萌出,且以后也不能萌出的下颌第三磨牙 这里指的是凡是能记录到的第三磨牙阻生的患者的人次	张震康,俞光岩.口腔颌面外科学.2版.北京:北京医科大学出版社,2013
指标7：口腔门诊治疗相关指标	7.1.3 急性牙髓炎人次	牙髓组织受病源刺激物影响而发生的急性炎症,发病急,疼痛剧烈,常表现为自发性阵发性痛,夜间疼痛较白天剧烈,温度刺激加剧疼痛以及放散性疼痛,常不能定位患牙。主要诊断ICD-10:K04.0编码为急性牙髓炎的患者 指的是不仅仅为牙体牙髓科,还包括牙周科、口腔急诊科等各个可能相关科室记录的急性牙髓炎的人次总和。现阶段由于不能轻易地区分初诊治疗还是复诊治疗,故将每一次治疗都记录为一个人次	高学军,岳林.牙体牙髓病学.2版.北京:北京大学医学出版社,2013 三级口腔医院评审标准(2012年版)实施细则
指标7：口腔门诊治疗相关指标	7.1.4 慢性根尖周炎人次	因根管内长期存在感染及病源刺激物而导致的根尖周围组织呈现慢性炎症性反应,病变类型主要有根尖肉芽、慢性根尖周脓肿、根尖周囊肿和根尖周致密性骨炎。主要诊断ICD-10:K04.5编码为慢性根尖周炎的患者 指的不仅仅为牙周科,还包括各个可能相关科室记录的慢性根尖周炎的人次总和。现阶段由于不能轻易地区分初诊治疗还是复诊治疗,故将每一次治疗都记录为一个人次	高学军,岳林.牙体牙髓病学.2版.北京:北京大学医学出版社,2013 三级口腔医院评审标准(2012年版)实施细则
指标7：口腔门诊治疗相关指标	7.1.5 慢性牙周炎人次	牙周炎是由牙菌斑中的微生物所引起的慢性感染性疾病,由长期存在的龈炎向深部牙周组织发展,导致牙周支持组织的炎症和破坏,如牙周袋形成、进行性附着丧失和牙槽骨吸收,最后可导致牙松动和被拔除。慢性牙周炎是最常见的一类牙周炎,约占牙周炎患者的95%。主要诊断ICD-10:K05.3编码为慢性牙周炎的患者 指的不仅仅为牙周科,还包括各个可能相关科室记录的慢性牙周炎的人次总和。现阶段由于不能轻易地区分初诊治疗还是复诊治疗,故将每一次治疗都记录为一个人次	曹采方.临床牙周病学.2版.北京:北京大学医学出版社,2014 三级口腔医院评审标准(2013年版)实施细则

续表

指标类别	指标名称	定义	出处
指标 7：口腔门诊治疗相关指标	7.1.6 年轻恒牙牙外伤人次	指临床上牙冠已形成、牙根尚未完全形成的牙，由于外力作用导致的牙体、牙髓、牙周组织的损伤 应该包括牙外科、儿牙等所有相关科室的人次统计	
指标 7：口腔门诊治疗相关指标	7.1.7 口腔扁平苔藓人次	口腔扁平苔藓是一种常见口腔黏膜慢性炎性疾病，黏膜及皮肤可单独或同时发病，因其有潜在恶变风险而被列为口腔潜在恶性疾患。主要诊断 ICD-10：L43 编码为口腔扁平苔藓的患者 包括所有相关科室的人次统计	陈谦明.口腔黏膜病学.4 版.北京：人民卫生出版社，2013 三级口腔医院评审标准(2015 年版)实施细则
指标 7：口腔门诊治疗相关指标	7.1.8 牙列缺损人次	牙列缺损是指牙列中部分牙齿的缺失。牙列中从缺一颗牙到只剩一颗牙均称牙列缺损。主要诊断 ICD-10：K08.1 编码为牙列缺损的患者 包括修复科等所有相关科室的治疗人次统计	冯海兰，徐军.口腔修复学.2 版.北京：北京大学医学出版社，2013：105 三级口腔医院评审标准(2016 年版)实施细则
指标 7：口腔门诊治疗相关指标	7.1.9 牙列缺失人次	牙列缺失是指因各种原因导致的上颌或(和)下颌牙齿全部缺失。主要诊断 ICD-10：K08.1 编码为牙列缺失的患者 包括修复科等所有相关科室的治疗人次统计	冯海兰，徐军.口腔修复学.2 版.北京：北京大学医学出版社，2013：105 三级口腔医院评审标准(2017 年版)实施细则
指标 7：口腔门诊治疗相关指标	7.1.10 错𬌗畸形人次	指儿童在生长发育过程中，由先天的遗传因素或后天的环境因素，如疾病、口腔不良习惯、替牙异常等导致的牙齿、颌骨、颜面的畸形，如牙齿排列不齐，上下牙弓间的关系异常，颌骨大小、形态、位置异常等。包括牙颌、颅面间关系不调而引起的各种畸形 应该包括错𬌗畸形年度内所有初诊检查人次，即检查后开始正畸治疗的及检查后没有开始正畸治疗的总的初诊人次	傅民魁.口腔正畸学.2 版.北京：北京大学医学出版社，2014
指标 7：口腔门诊治疗相关指标	7.2 9 个口腔门诊重点技术		
指标 7：口腔门诊治疗相关指标	7.2.1 阻生牙拔除术人次	阻生牙拔除术指通过各种器械和手法，解除阻生牙周围的软组织阻力、邻牙阻力、冠部阻力及根部阻力，达到可脱位的程度 拔除一颗阻生牙就算一个人次	张震康，俞光岩.口腔颌面外科学.2 版.北京：北京医科大学出版社，2013

指标类别	指标名称	定义	出处
指标7：口腔门诊治疗相关指标	7.2.2 根管治疗术人次	根管治疗术是治疗牙髓病和根尖周病的主要方法。根管治疗术由系列技术环节构成，包括对感染根管进行切割成形、冲洗消毒（根管预备和消毒）、使用生物相容性材料将根管空腔封闭（根管充填）以及修复根管治疗后的牙体缺损。根管治疗的目的是防止根尖周病变或促进已有根尖周组织病变的愈合 后牙根管可能有多个，但是一颗牙就算一个人次；根管治疗可能需要3~4次，每一次治疗算一个人次	中华口腔医学会牙体牙髓病学专业委员会.根管治疗技术指南.中华口腔医学杂志，2014，49（5）：272-274
指标7：口腔门诊治疗相关指标	7.2.3 牙周洁治术人次	用洁治器械去除龈上牙石、菌斑和牙面上沉积的色素，并抛光牙面。在洁治时还应将龈沟内与龈上牙石相连的浅的龈下牙石一并清除 治疗几次，算几个人次；一次治疗可能就做了半口，那也算一个人次	曹采方.临床牙周病学.2版.北京：北京大学医学出版社，2014
指标7：口腔门诊治疗相关指标	7.2.4 慢性牙周炎系统治疗人次	针对慢性牙周炎的序列综合治疗，包括重建和维护口腔健康的一整套过程，分为牙周基础治疗、牙周手术治疗、修复治疗和正畸治疗、牙周支持治疗四大阶段；ICD-9-CM-3：96 几次治疗就算作几个人次	曹采方.临床牙周病学.2版.北京：北京大学医学出版社，2014 三级口腔医院评审标准（2017年版）实施细则
指标7：口腔门诊治疗相关指标	7.2.5 烤瓷冠修复技术人次	烤瓷冠是瓷粉经过高温烧结熔附于金属内冠表面而形成的全冠修复体。烤瓷冠修复技术就是用烤瓷冠修复牙体缺损的技术 一次治疗可能治疗了不仅一个牙冠，比如说1颗或者10颗等，都算一个人次；烤瓷冠、全瓷冠、金属冠等都算作烤瓷冠类	冯海兰，徐军.口腔修复学.2版.北京：北京大学医学出版社，2013：136
指标7：口腔门诊治疗相关指标	7.2.6 可摘局部义齿修复技术人次	可摘局部义齿是牙列缺损的修复方法之一，是利用余留天然牙和义齿所覆盖的黏膜、骨组织作支持和固位，修复一颗或多颗缺失牙，患者能自行摘戴的一种修复体，由固位体、连接体、基托和人工牙组成 一次治疗就算一个人次	冯海兰，徐军.口腔修复学.2版.北京：北京大学医学出版社，2013：135
指标7：口腔门诊治疗相关指标	7.2.7 全口义齿修复技术人次	全口义齿是采用人工材料替代缺失的上颌或者下颌完整牙列及相关组织的可摘义齿修复体。 一次治疗就算一个人次	冯海兰，徐军.口腔修复学.2版.北京：北京大学医学出版社，2013：136
指标7：口腔门诊治疗相关指标	7.2.8 错𬌗畸形矫治术人次	采用各种治疗手段对错𬌗畸形进行治疗。包括使用活动矫治器、功能性矫治器、固定矫治器和无托槽隐形矫治器等各类矫治装置，在乳牙及替牙期的早期矫治、恒牙期的综合性矫治及正颌正畸联合治疗 一次治疗就算一个人次	

指标类别	指标名称	定义	出处
指标7：口腔门诊治疗相关指标	7.2.9.1 种植体植入术人次	将牙种植体植入骨内的外科手术一次治疗就算一个人次；每一次治疗，植入的植体数目可能不同	LANEY W R. 口腔颌面种植学词汇. 林野,译. 北京：人民军医出版社,2010：148
指标7：口腔门诊治疗相关指标	7.2.9.2 植入种植体数	植入种植体的个数	
指标7：口腔门诊治疗相关指标	7.3 9 个口腔门诊安全类指标		
指标7：口腔门诊治疗相关指标	7.3.1 根管内器械分离人次	目前称为根管内器械分离。由于根管解剖变异、操作困难、器械材料疲劳等不确定因素，偶尔可以发生根管治疗器械分离并遗留于根管内的情况，称为根管内器械分离即根管治疗断针；不良事件上报中来指根管内器械分离发生的人次	中华口腔医学会牙体牙髓病学专业委员会. 根管治疗技术指南. 中华口腔医学杂志,2014,49(5)：272-274
指标7：口腔门诊治疗相关指标	7.3.2 治疗牙位错误发生人次	各年龄段的所有在门诊实施患牙治疗的患者排除病例：①就诊时已存在治疗牙位发生错误的患者；②牙位发生错误但已经存在牙疾需要治疗的患者指牙体治疗中的治疗牙错位发生的人次	三级口腔医院评审标准(2017年版)实施细则
指标7：口腔门诊治疗相关指标	7.3.3 误吞或误吸异物发生人次	各年龄段的所有在门诊实施患牙治疗的患者排除病例：就诊时已存在误吞或误吸异物发生的患者	三级口腔医院评审标准(2017年版)实施细则
指标7：口腔门诊治疗相关指标	7.3.4 种植体脱落发生人次	种植体从患者口内取出的情况(包括早期脱落和后期脱落)	LANEY W R. 口腔颌面种植学词汇. 林野,译. 北京：人民军医出版社,2010：147
指标7：口腔门诊治疗相关指标	7.3.5 门诊手术并发症人次	指在门诊手术中或手术后,合并发生了与已治疗疾病有关的另一种或几种疾病或症状的人次	
指标7：口腔门诊治疗相关指标	7.3.5.1 其中手术后切口感染发生人次	指外科手术所暴露的切口发生的浅表化脓性感染的人次	
指标7：口腔门诊治疗相关指标	7.3.5.2 其中手术后出血或血肿发生人次	指外科手术后出现切口或创口持续性出血或切口周围软组织突发持续快速肿胀,可伴有切口出血或周围皮肤或黏膜颜色的改变的人次	
指标7：口腔门诊治疗相关指标	7.3.6 口腔软组织损伤发生人次	①任何其他诊断 ICD9-CM-3 编码显示手术/操作过程中发生了意外切开、穿刺、穿孔或裂伤的门诊治疗患者；②年龄 ≥ 18 岁的所有门诊治疗患者排除病例：就诊时已存在口腔软组织损伤的患者	三级口腔医院评审标准(2017年版)实施细则
指标7：口腔门诊治疗相关指标	7.3.7 拔牙错误发生人次	指错误地将非属拔牙适应证的牙拔除的人次	

指标类别	指标名称	定义	出处
指标7：口腔门诊治疗相关指标	7.3.8 口腔门诊开展临床路径病种数	临床路径(clinical pathway)是一个事先写好的标准化的工作流程,是由各学科的专业人员根据循证医学的原则将某疾病或手术的关键性治疗、检查和护理活动标准化,按照预计住院天数设计成表格,将治疗、检查和护理活动的顺序以及时间的安排尽可能地达到最优化,使大多数罹患此病或实施此手术的患者由入院到出院都能依此流程接受治疗	北京大学医学部医院管理处.临床路径实施手册.北京:北京医科大学出版社,2002
指标7：口腔门诊治疗相关指标	7.3.9 口腔门诊进入临床路径例数	临床路径(clinical pathway)是一个事先写好的标准化的工作流程,是由各学科的专业人员根据循证医学的原则将某疾病或手术的关键性治疗、检查和护理活动标准化,按照预计住院天数设计成表格,将治疗、检查和护理活动的顺序以及时间的安排尽可能地达到最优化,使大多数罹患此病或实施此手术的患者由入院到出院都能依此流程接受治疗	北京大学医学部医院管理处.临床路径实施手册.北京:北京医科大学出版社,2002
指标8：医院运行管理类指标	8.1 资源配置 8.1.1 编制床位数		
指标8：医院运行管理类指标	8.1.2 平均开放床位数(包括加床数据)	即实际开放总床日数/本年日历数 对综合医院口腔中心(科)是指口腔医学相关疾病收治的病床	北京市公共卫生信息中心医疗卫生机构年报表(医院类)
指标8：医院运行管理类指标	8.1.2.1 其中重症监护室(ICU)/或麻醉复苏室平均开放床位数	即实际开放重症监护室(ICU)或麻醉复苏室开放总床日数/本年日历数。不论该病床是否被人占用,都应计算在内。包括因故(如消毒、小修理等)暂时停用的病床,不包括因医院扩建、大修理、搬迁或粉刷而停用的病床及临时增设的病床 对综合医院口腔中心(科)是指口腔医学相关疾病收治的症监护室(ICU)/或麻醉复苏室	
指标8：医院运行管理类指标	8.1.3 门诊平均开放牙椅(口腔综合治疗台)数	即门急诊实际开放总牙椅数/本年日历数	
指标8：医院运行管理类指标	8.1.4 急诊平均开放牙椅(口腔综合治疗台)数	仅指单独设置口腔急诊科室的医疗机构填写,即急诊实际开放总牙椅数/本年日历数	
指标8：医院运行管理类指标	8.1.5 员工总数	包括口腔专科医院卫生技术人员、工程技术人员、工勤人员、党政管理人员 对综合医院或其他专科医院口腔中心(科)来说是仅指服务于口腔中心(科)相关的全部员工总数,不包括医院院长、财务、后勤等医院整体其他人员	郭子恒.医院管理学.3版.北京:人民卫生出版社,2010

指标类别	指标名称	定义	出处
指标 8：医院运行管理类指标	8.1.5.1 卫生技术人员数	包括执业医师、执业助理医师、注册护士、药师(士)、检验及影像技师(士)、口腔技工、卫生监督员和见习医(药、护、技)师(士)等卫生专业人员。不包括从事管理工作的卫生技术人员(如院长、副院长、党委书记等) 对综合医院口腔中心(科)来说是仅指服务于口腔中心(科)相关的全部卫生技术人员数	北京市公共卫生信息中心医疗卫生机构年报表(医院类)
指标 8：医院运行管理类指标	8.1.5.1.1 其中：医师数	指持有执业医师证书并在本院临床工作的全部医师及执业助理医师	NCIS 二级、三级口腔医疗机构医疗质量控制指标 - 北大口腔医院
指标 8：医院运行管理类指标	8.1.5.1.2 其中：护理人员数	持有护士执业证书并在本院临床工作的全部护理人员,不包括护工	NCIS 二级、三级口腔医疗机构医疗质量控制指标 - 北大口腔医院
指标 8：医院运行管理类指标	8.1.5.1.3 其中：医技人数	指在本院工作的或是综合医院口腔中心(科)工作的全部检验及影像技师(士)、口腔技工人数	NCIS 二级、三级口腔医疗机构医疗质量控制指标 - 北大口腔医院
指标 8：医院运行管理类指标	8.1.5.1.3.1 其中口腔技工人数	口腔技工是指从事义齿制作的工艺技术人员,分为初级口腔技工、中级口腔技工、高级口腔技工三大类	
指标 8：医院运行管理类指标	8.1.5.1.4 其中药学人数	指仅服务于口腔医疗的药学相关人员人数 对综合医院或其他专科医院口腔中心(科)来说,可以为零	NCIS 二级、三级口腔医疗机构医疗质量控制指标 - 北大口腔医院
指标 8：医院运行管理类指标	8.1.6 医院医用建筑面积(平方米)	指口腔专科医院门诊部、住院病房及其附属建筑和医技部门所占用的面积 对综合医院或其他专科医院口腔中心(科)来说仅指服务于口腔中心(科)的建筑面积	郭子恒.医院管理学.3 版.北京：人民卫生出版社,2010
指标 8：医院运行管理类指标	8.1.7 全院护理单元设置个数	护理单元是以医护单位来划分病房,有一定数量的床位和护理组成,与病房医师诊疗小组密切配合,是住院医疗的基本诊疗护理单位。一般一个护理单元就是一个病房单元 对综合医院口腔中心(科)来说仅指服务于口腔中心(科)的护理单元数目	郭子恒.医院管理学.3 版.北京：人民卫生出版社,2010
指标 8：医院运行管理类指标	8.1.7.1 其中全院开展优质护理单元个数	优质护理服务是指以患者为中心,强化基础护理,全面落实护理责任制,深化护理专业内涵,整体提升护理服务水平。医院开展优质护理的单元数量 对综合医院口腔中心(科)来说仅指服务于口腔中心(科)的优质护理单元数目	
指标 8：医院运行管理类指标	8.2 工作负荷		

指标类别	指标名称	定义	出处
指标8：医院运行管理类指标	8.2.1 实际开放总床日数	指报告期内医院各科每日夜晚12点实际开放病床数的总和，不论该床是否被占用，都应计算在内。包括：因故如消毒、小修理等暂时停用的病床，超过半年的加床；不包括：因病房扩建或大修理而停用的病床，以及临时增加的病床	
指标8：医院运行管理类指标	8.2.2 年门急诊人次	患者前来门诊，经挂号后由门诊医师诊断及处理的诊疗人次数。它不受初、复诊的限制。包括普通门诊人次和专科专家门诊人次，不包括全身健康检查人数、出诊和义诊人次数 对综合医院口腔中心（科）来说仅指口腔中心（科）的年门诊人次	北京地区18家医院例行检查统计信息（试用版）
指标8：医院运行管理类指标	8.2.3 年急诊人次	医师在急诊室或急诊时间内诊疗的急症患者人次数。凡实行挂号费的医院必须建立分健全接诊登记，按接诊登记统计 对综合医院口腔中心（科）来说仅指口腔中心（科）的年急诊人次	北京地区18家医院例行检查统计信息（试用版）
指标8：医院运行管理类指标	8.2.4 年入院人次	指经门、急诊医生初步诊断认为病情需要住院治疗，签发住院证并办理入院手续者；或由于病情危急在紧急情况下来不急办理入院手续直接进入病房补办入院手续者均作为入院人数统计 对综合医院口腔中心（科）来说是仅指口腔中心（科）的年入院人次	北京地区18家医院例行检查统计信息（试用版）
指标8：医院运行管理类指标	8.2.5 年出院患者实际占用总床日数	指所有出院人数的住院床日之总和 对综合医院口腔中心（科）来说仅指口腔中心（科）的年出院患者实际占用总床日数	刘爱民.病案信息学.北京：人民卫生出版社，2010
指标8：医院运行管理类指标	8.2.6 实际占用总床日数	指报告期内医院各科每日夜晚12点实际占用病床数的综合，即各科每晚12点的住院患者总数。包括实际占用的临时加床；不包括占用的观察室床和陪护床等	刘爱民.病案信息学.北京：人民卫生出版社，2010
指标8：医院运行管理类指标	8.2.7 年门诊手术人次数（病例数）	指年度门诊手术数量 对综合医院口腔中心（科）来说仅指口腔中心（科）的年门诊手术例数	
指标8：医院运行管理类指标	8.2.8 住院开展临床路径病种数	临床路径是一个事先写好的标准化的工作流程，是由各学科的专业人员根据循证医学的原则将某疾病或手术的关键性治疗、检查和护理活动标准化，按照预计住院天数设计成表格，将治疗、检查和护理活动的顺序以及时间的安排尽可能地达到最优化，使大多数罹患此病或实施此手术的患者由入院到出院都能依此流程接受治疗 年度住院开展临床路径的总病种数	北京大学医学部医院管理处.临床路径实施手册.北京：北京医科大学出版社，2002

续表

指标类别	指标名称	定义	出处
指标8：医院运行管理类指标	8.2.9 年进入临床路径例数(住院)	年度住院患者进入临床路径的总例数 对综合医院口腔中心(科)来说仅指口腔中心(科)的年进入临床路径例数(住院)	
指标8：医院运行管理类指标	8.2.10 年度完成路径出院数(住院)	年度住院患者完成临床路径的总例数 对综合医院口腔中心(科)来说仅指口腔中心(科)的年度完成路径出院数(住院)	
指标8：医院运行管理类指标	8.2.11 住院收治病种数	收治住院患者的病种总数 对综合医院口腔中心(科)来说仅指口腔中心(科)的住院收治病种数	
指标8：医院运行管理类指标	8.2.12 同期接受了输血的出院患者例数	接受输血的出院患者例数 对综合医院口腔中心(科)来说是仅指口腔中心(科)的接受了输血的出院患者例数	三级口腔医院评审标准(2017年版)实施细则
指标8：医院运行管理类指标	8.2.13 同期接受了输液的出院患者例数	接受输液的出院患者例数 对综合医院口腔中心(科)来说仅指口腔中心(科)的接受了输液的出院患者例数	三级口腔医院评审标准(2017年版)实施细则
指标8：医院运行管理类指标	8.2.14 同期门诊、急诊、住院接受CT检查例数	对综合医院口腔中心(科)来说仅指口腔中心(科)的门诊、急诊、住院接受CT检查例数	
指标8：医院运行管理类指标	8.2.15 同期门诊、急诊、住院接受CBCT检查例数	对综合医院口腔中心(科)来说仅指口腔中心(科)的门诊、急诊、住院接受CBCT检查例数	
指标8：医院运行管理类指标	8.3 工作效率		
指标8：医院运行管理类指标	8.3.1 出院患者平均住院日	指出院者占用总床日数与出院人数之比 对综合医院或其他专科医院口腔中心(科)来说仅指口腔中心(科)的出院者	2007国家卫生统计调查制度.北京：中国协和医科大学出版社,2007
指标8：医院运行管理类指标	8.3.2 平均病床工作日	指实际占用总床日数与平均开放床位数之比 对综合医院口腔中心(科)来说仅指口腔中心(科)的平均病床工作日	2007国家卫生统计调查制度.北京：中国协和医科大学出版社,2007
指标8：医院运行管理类指标	8.3.3 病床使用率	指实际占用总床日数与实际开放总出日数之比再乘以百分率 对综合医院口腔中心(科)来说仅指口腔中心(科)的病床使用率	2007国家卫生统计调查制度.北京：中国协和医科大学出版社,2007
指标8：医院运行管理类指标	8.3.4 病床周转次数	指出院人数与实际开放床位(包括加床数据)之比 对综合医院口腔中心(科)来说仅指口腔中心(科)的病床周转次数	2007国家卫生统计调查制度.北京：中国协和医科大学出版社,2007
指标8：医院运行管理类指标	8.3.5 门诊实际开诊日数	门诊实际接诊患者的工作日数 对综合医院口腔中心(科)来说仅指口腔中心(科)的门诊实际工作日数	
指标8：医院运行管理类指标	8.3.6 门诊每椅位日均接诊人次	门诊人次 / 椅位 / 工作日	

指标类别	指标名称	定义	出处
指标8：医院运行管理类指标	8.3.7 急诊每椅位日均接诊人次	急诊人次/椅位/工作日	
指标8：医院运行管理类指标	8.4 医疗费用的情况		
指标8：医院运行管理类指标	8.4.1 每门诊（含急诊）人次费用（元）	指医疗门诊收入与药品门诊收入之和同总诊疗人次之比 对综合医院口腔中心（科）来说仅指口腔中心（科）的每门诊（含急诊）人次费用	2007 国家卫生统计调查制度.北京：中国协和医科大学出版社,2007
指标8：医院运行管理类指标	8.4.1.1 其中每门诊（含急诊）人次药费（元）	指每门诊（含急诊）人次费用（元）之中的药费	
指标8：医院运行管理类指标	8.4.2 每住院人次费用（元）	指医疗住院收入与药品住院收入之和与出院人数之比 对综合医院口腔中心（科）来说仅指口腔中心（科）的出院者人均医疗费用	2007 国家卫生统计调查制度.北京：中国协和医科大学出版社,2007
指标8：医院运行管理类指标	8.4.2.1 其中每住院人次药费（元）	指患者人均住院费用之中的药费	